김인강의 태식호흡법

영혼을 아름답게 가꾸는 숨공부

김인강의 태식호흡법

중판 1쇄 인쇄일 · 2013년 09월 02일

지은이 · 도전 김인강
그 림 · 백송 김태은
기 획 · 플랜미디어
전 화 · 02-549-0459
펴낸이 · 김중영
펴낸곳 · 오성출판사
주 소 · 서울 영등포구 영등포동6가 147-7
전 화 · 02-2635-5667
팩 스 · 02-835-5550
ISBN 978-89-7336-159-5 13690

- 가격은 뒤표지에 있습니다.
- 저자와 협의하여 인지는 생략합니다.
- 잘못된 책은 바꾸어 드립니다.

산소는 생명이요, 목숨이다
영혼은, 사람의 씨앗이다

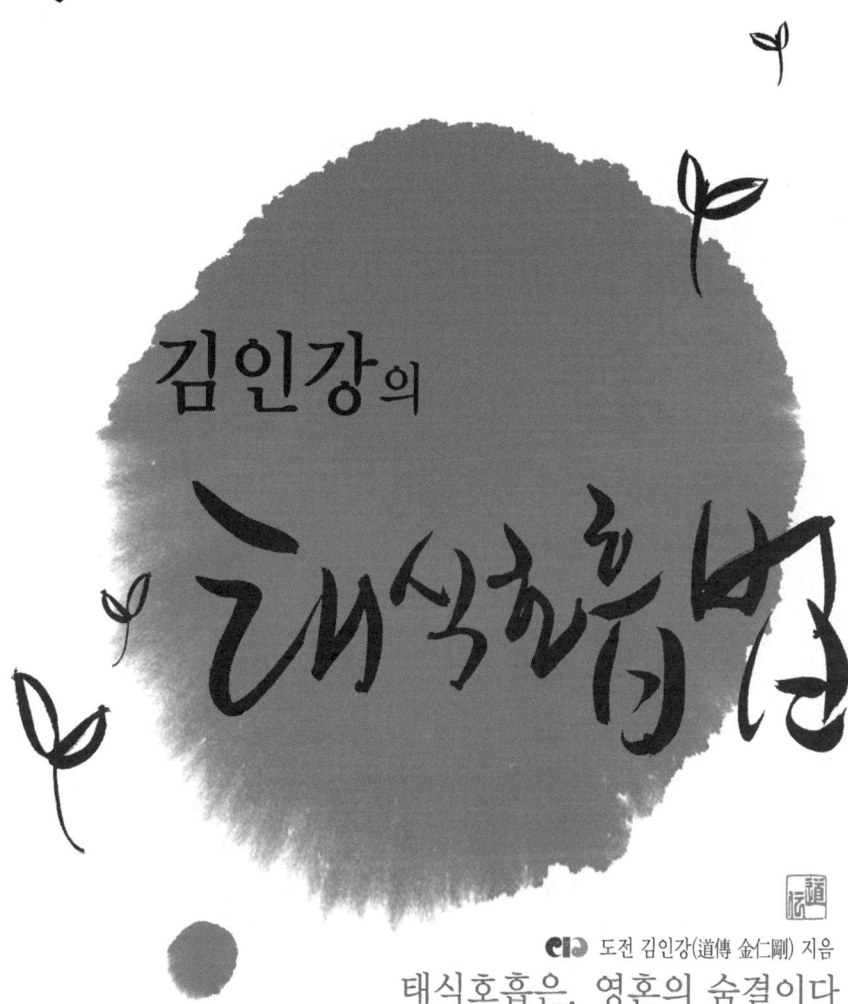

김인강의

태식호흡법

도전 김인강(道傳 金仁剛) 지음

태식호흡은, 영혼의 숨결이다

오성출판사

나는 영원합니다

나는 영원합니다. 전생의 나와, 금생의 나와, 내 생(다음생)의 나는, 하나의 영혼입니다. 나는 삶과 죽음을 따라, 죽었다 살았다하면서 영원히 삽니다. 그래서 나는 하나님입니다. 하나인 나의 영혼에, 생명의 숨을 불어 넣어주신 분이 바로 나의 아버지입니다. 그래서 하나님아버지요, 아버지하나님입니다. 나는 아버지의 숨이요, 아버지의 자식(子息)인 것입니다.

하나님 아버지는 영혼과 육신이 하나인 나요, 영생(永生)의 나요, 생사불이(生死不二)의 나요, 지금 현재의 나 자신이요, 영원히 살아있음의 나입니다. 하나님은 목숨의 숨이 숨어있는 영혼의 나요, 아버지는 목숨이 살아 숨쉬는 육신의 나입니다. 나는 영혼과 육신을 따라 숨을 쉬었다 멈추었다 하면서 영원히 살아갑니다. 때문에 나의 숨이 바로 하나님 아버지요, 아버지 하나님입니다. 천지신명(天地神明)과 천상천하유아독존(天上天下唯我獨存)도 마찬가지입니다. 천지와 천상천하는 목숨의 나요, 신명과 유아독존은 영혼의 나입니다. 모두가 다 자기자신(自己自神)을 말하는 것입니다. 자기자신 또한 마찬가지입니다. 자기는 몸이요, 자신은 영혼인 것입니다. 우리의 영혼과 육체는 하나입니다. 그리고 우리는 영원합니다.

우리는 목숨의 산소로, 모두가 한 마음이요, 한 몸이요, 한 형제요, 한 동포요, 한 삶을 살고 있습니다. 그래서 이 세상에는 하나님 아님이 없고, 하나님의 숨결로 살아갑니다. 영혼의 숨결로 하나인 것입니다. 나는 영원합니다. 혹은 선한 사람으로 혹은 악한 사람으로 왔다갔다하면서 영원히 살아갑니다. 나는 나 자신으로부터 와서, 나 자신을 위해 살다가, 나 자신(自神=영혼)으로 또다시 돌아갑니다. 그래서 나는 영원합니다. 영혼은 나의 씨앗으로, 나는 나의 씨앗을 가꾸기 위해 살아갑니다. 더 건강하고, 더 지혜로운 영혼을 위해 살아갑니다. 영생을 잘 살기 위해 살아갑니다. 영혼의 진급을 위해 살아 갑니다. 지금 현재, 숨을 쉬고 있는 나는, 나 자신을 위해 숨을 쉬다가, 숨이 멈춘 숨진 나로, 또다시 돌아갑니다. 나는 숨을 쉬었다 숨을 멈추었다하면서, 영원히 살아갑니다. 나는 생로병사를 따라, 끊임없이 진화하기도 하고, 퇴화하기도 하면서 영원히 살아갑니다.

흥망성쇠를 따라 왔다갔다하면서 영원히 살아갑니다. 나의 영혼은 불생불멸(不生不滅)이요, 생사불이(生死不二)입니다. 태어났으되 태어난 바가 없고, 죽었으되 죽은 바가 없으며, 순간이 영생이요 영생이 순간으로, 영원히 살아갑니다.

나는 산소입니다. 산소는 나의 생명이요, 목숨입니다. 나는 산소없이는 한 순간도 살 수 없습니다. 나는 산소의 결정체인 밝음의 빛으로부터 와서, 기체산소(숨)와 액체산소(물)와 고체산소(음식)로 살다가 또다시 산소의 결정체인 영혼으로 돌아갑니다. 그래서 나의 영혼은 빛이요 혼불입니다. 영혼은 나의 주인입니다. 나는 오직 나의 영혼을 빛나게 하기 위해 살아갑니다. 나의 영혼은, 아버지의 산소정자와 어머니의 영양소난자가 서로 만나서, 비로소 새로운 한 생명체가 됩니다. 나는 숨쉬는 생명체로 새롭게 태어나서, 바닷물이 고여있는 어머니의 자궁(집)을 찾아갑니다. 나의 영혼은 어머니의 자궁속에서 10개월 동안을 편안히 살아갑니다. 그래서 어머니의 자궁은 하늘이 내린 집으로, 천당(天堂)인 것입니다. 에덴동산이요, 지상낙원인 것입니다. 아버지는 나에게 빛과 산소를 주셨고, 어머니는 나에게 물과 영양분을 주셨습니다. 나는 어머니께서 만들어 주신 양수라고 하는 바닷물속에서, 나의 오장육부를 새롭게 만들어, 세상밖으로 나옵니다. 새 생명으로 새 사람으로 새롭게 태어납니다. 나의 어머니는 10개월 동안을 품안에 안으셔서, 새가족으로 맞이하여 키워주셨습니다. 그래서 어머니는 나를 보고 내새끼라고 하십니다. 나의 고향은 바닷물입니다. 어머니의 자궁속 바닷물에서 왔습니다. 산소와 영양분이 풍부한 바닷물을 만들어주신 분이 바로 나의 어머니이시고, 나에게 생명의 숨을 주신 분은 나의 아버지이십니다. 그래서 나의 아버지는 나를 보고 내 자식(子息=아버지의 숨)이라 합니다. 아버지와 어머니와 나는 한마음 한몸 한삶을 살아 갑니다. 그래서 삼신(三神)할머니요, 삼위일체(三位一體)인 것입니다. 사람은 세사람이 만나야, 하나의 새사람이 태어나는 것입니다.

사람들은 빈손으로 왔다가 빈손으로 간다고들 합니다. 그러나 그렇지가 않습니다. 호리도 틀림이 없이 자기자신이 뿌린대로 거두며 살다가, 뿌린대로 거두어서 갑니다. 그리고 또다시 뿌린대로 거두어서 옵니다. 그래서 건강하고 지혜롭게 잘 뿌리며 잘 살아야, 뿌린대로 잘 거두게 됩니다. 잘 뿌리고 잘 거두어야 행복하게 잘 살 수 있습니다. 영생을 잘 살 수 있습니다. 사람은 넋이 나가거나 혼이 빠지면, 불행해집니다. 사람구실을 할 수도 없고, 영생을 잘 살 수도 없습니다. 사람은 빛산소로 와서, 빛산소로 가야, 참으로 잘 살았다 할 것입니다. 환영받는 영혼으로 왔다가, 아름다운 영혼으로 살아야, 빛나는 영혼으로 또다시 잘 돌아갈 수 있습니다. 영원히 빛나게 잘 살 수 있습니다. 빛나는 영혼으로 길이 길이 빛날 것입니다. 우리는 우리의 영혼을 아름답고 빛나게 잘 가꾸기 위해서, 정신수양을 하고, 道를 닦고, 참선을 하고, 기도를 하고, 명상을 합니다. 우리는 우리의 영혼을 가장 빠르고, 가장 바르고, 가장 잘 닦는 길을, 잘 알고 있습니다. 영혼으로 숨을 쉬며 사는 것입니다. 영혼의 숨결로 사는 것입니다. 영혼이 주인이 되어 사는 것입니다. 태식호흡으로 사는 것입니다. 태아호흡으로 돌아가는 것입니다.

애기숨으로 돌아가면, 아름다운 사람이 됩니다. 아름다운 영혼으로, 영원히 빛납니다. 영생(永生)을 행복하게 잘 살 수 있습니다.

나는 지금까지 아주 거창하고 대단한 것을 깨친 것이 아닙니다. 나는 너무도 당연하고 아주 기본적인 상식 하나를 발견했을 뿐입니다. 이 세상에 산소가 없다면 나는 존재할 수도, 살아갈 수도 없음을 알았을 뿐입니다. 그래서 나는 끊임없이 산소를 만들어 주는 풀과 나무와 햇빛과 물과 자연과 우주에 대해 감사하면서 살아갑니다. 그동안 내가 그토록 찾았던, 건강과 지혜와 행복이 바로 나의 코밑에 숨어있음을 알았습니다. 코밑에 뚫려있는 두 개의 콧구멍은 온도와 습도를 조절해주고, 코털은 이물질을 걸러주는데 코가 만일에 고장이 나면 폐와 심장이 고장나고 혈관과 오장육부도 따라서 고장이 납니다. 그래서 결국은 모든 것을 다 잃게 된다는 사실을 까마득히 잊고 살았습니다. 산소숨과 코와 목숨과 건강과 행복은 하나입니다. 그래서 산소와 목숨의 나와 영혼의 나는 하나입니다. 나는 산소숨을 쉬었다 멈추었다, 죽었다 살았다 하면서 영원히 살아갑니다. 지구마을에 산소가 만들어지는 동안 우리는 영원합니다.

2013. 9. 2
道傳 合掌

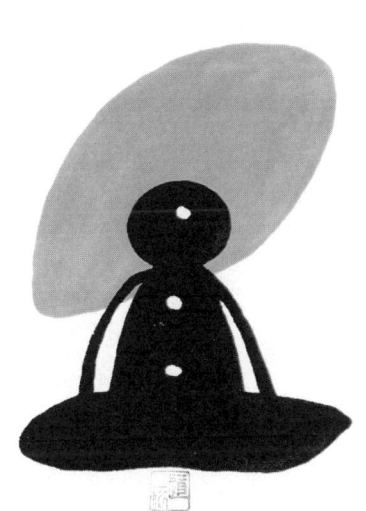

제2부 태식호흡 수련법

제3부 맺음말

태식호흡 이야기

태식호흡(胎息工夫)은
우리의 영혼을
더 밝고, 더 아름답고
더 빛나게 하는 공부법이다.

태식호흡이란
태아들의 호흡이요,
갓난 아이들의 호흡이다.

Chapter 1

영혼은, 사람의 씨앗이다

사람은 왜 사는가.

우리의 영혼을 보다 더 건강하고 지혜롭고 아름답게 가꾸기 위해서다.

그렇다면 우리의 영혼을 아름답게 가꾸는 방법은 무엇일까.

그것은 다름아닌 정신수양이요, 참선과 기도와 염불과 명상이다. 우리들 영혼의 숨결인, 태식호흡이다.

사람은 어디에서 왔는가.

자기 자신의 영혼으로부터 새롭게 다시 태어난 것이다.

사람은 죽어서 어디로 돌아갈까.

사람씨앗인, 자기 자신의 영혼으로 되돌아 간다.

육신과 혼불이 분리된, 우리의 목숨(숨=호흡)이 숨어 있는 영혼으로 돌아 간다.

사람은 결국, 자기 자신(自神=영혼)으로부터 와서(태어나서), 자기 자신을 위해 살다가, 자기 자신으로 또다시 돌아가는(죽음) 것이다.

그래서 생(生)과 사(死)가 둘이 아니요(生死不二:생사불이), 생과 사를 끊임없이 반복하면서 돌고 돈다(生死輪廻:생사윤회)한 것이다.

그렇다면 우리의 영혼은, 어떤 존재일까.

우리의 영혼은, 아주 투명한 산소의 결정체(영체:靈體=영성:靈性)다. 마치 탄소의 결정체가 다이아몬드인 것처럼, 우리의 몸속 산소가 명문단전을 통하여 고온(高溫)과 고압(高壓)으로 농축하게 되면, 사람의 근본씨앗인 영혼이 아름답게 빛나는 것이다. 마치 햇볕을 볼록렌즈에 초점을 맞추어서 오래도록 비추게 되면, 불씨를 얻을 수 있는 것과도 같다. 산소호흡이 명문혈을 중심점으로하여 오래도록 이루어지면, 우리의 영혼이 빛나게 된다.

탄소의 결정체인 다이아몬드는 크면 클수록 귀하고 값이 나가듯, 우리의 영혼인 산소의 결정체도, 크면 클수록 아름답고, 밝음의 지혜가 샘솟는다.

때문에 道를 닦기 위해, 참선이나 기도를 한다는 것은, 우리의 영혼인 산소의 결정체를 만들고 키우기 위함이다. 그래서 육체가 없는 영혼만으로는 산소의 결정체를 만들 수도 키울 수도 없다. 살아있는 목숨이 있어야만 가능한 것이다.

건강한 몸으로 명문단전을 만들어 태식호흡에 이르러야만, 건강하고 지혜롭고 행복한 삶을 살 수 있다. 영생을 잘 살 수 있는 것이다.

왜 우리의 영혼이, 산소의 결정체일까.
지구상에서 맨처음으로 생명체가 출현한 것은, 물로부터다. 물속에서 식물성 프랑크톤이 생겨나면서, 산소가 생성되기 시작했고, 비로소 생명체가 나타난 것이다.
지구상에서 살아움직이는 모든 생명체들은 모두가 다 산소가 목숨이다. 산소가 생명이요, 생명체요, 목숨인 것이다.
때문에 사람은 산소로부터 출발하여, 산소가 목숨이 되고 육체가 되어, 우리의 몸과 마음과 영혼과 생활이 진화한 것이다. 종(種:사람씨앗)의 진화가 끊임없이 이루어진 것이다. 그래서 사람은 산소덩어리요 산소방인 동시에, 우리의 영혼은 아주 투명한 산소의 결정체인 것이다.
때문에 산소를 만들고, 산소로 살아가는 세상만물에 정령이 있고, 영혼이 깃들었다고 하는 것이다.

인류의 진화를 살펴보면 최초 산소에서 산소생명체로, 허파인 폐로 숨을 쉬는 기체산소의 인간으로, 석문단전을 중심으로 숨을 쉬는 액체산소(진기)의 인간으로, 항문인 회음혈을 중심으로 숨을 쉬는 고체산소(진기환 진기단 채약)의 인간으로, 명문단전(명문혈)을 중심으로 숨을 쉬는 광체(光體)산소의 인간으로 끊임없이 진화해왔고, 진화하고 있는 것이다.

우리는 광체산소(빛산소)인 인간의 모습을, 서양에서는 주로 신(神)이라 말했고, 동양에서는 주로 영혼(혼불) 신명이라 했고, 불교에서는 주로 지혜 광명 불(佛=부처님)이라 했고, 도교에서는 주로 신선(神仙), 양신, 도체(道體)라 한 것이다. 우리는 빛의 광체인간을 성인(聖人) 도인(道人) 신인(神人)이라 하고, 광체가 나고 후광이 난다고 하는 것이다.

우리는 태양계를 중심으로 일어나고 있는 우주의 변화를, 진리요 道요 음양오행이요 자연의 섭리요 하늘의 뜻이라 말을 하고, 우리의 목숨이 숨어있는 영혼을, 신이요 신명이요 양신이요 광명이요 빛이요 혼불이라 말하고 있는 것이다. 결국 우리 인간들에게는 주위의 환경변화에 잘 순응하고, 환경변화를 잘 활용하기 위해서, 건강한 몸과 지혜로운 마음과 과학문명을 필요로 하고, 우리의 영혼을 아름답고 빛나게 잘 가꾸기 위해서, 道를 닦고 진리를 깨치며, 정신수양을 하는 것이다. 우리 인간이 간절히 바라고 원하는 것은 건강한 몸과 지혜로운 마음과 행복한 삶과 평화로운 세상인 것이다. 지구의 역사와 인류의 기원을 알면 우리의 몸과 마음과 영혼이 하나임을 알 것이다. 산소가 바로, 우리의 목숨이요, 영혼임을 알 것이다.

사람도 죽으면, 씨앗을 남긴다. 우리들 생명의 근본씨앗인 영혼을 남기는 것이다.

늙고 병든 육신을 벗어 버리고, 사람 씨앗으로 돌아간다.
사람의 씨앗인 우리의 영혼은, 어느곳에 머무를까.
그것은 다름아닌 하늘도, 땅도, 동물도, 미물곤충도 아닌,
새로운 어머니의 자궁속에서, 또다시 새롭게 태어나는 것이
다. 아버지의 정자와 어머니의 난자와 영혼이 서로 만나서,
새사람으로 또다시 새롭게 태어나는 것이다. 혹은 남자로
혹은 여자로, 때로는 부자로 때로는 가난하게, 혹은 더 예쁘
게 혹은 더 밉게 또다시 태어난다. 인연따라 서원따라서 지
역과 성씨도 바뀌는 것이다.

아버지의 정자는 산소의 결정체로, 사람씨앗인 새로운 영혼
에게, 산소인 생명의 숨(목숨)을 불어 넣어, 자기 자식(子息
=아버지의 숨)으로 새롭게 태어나게 한다. 또한 어머니의
난자는 종합영양제로, 새가족이 될 영혼에게, 살 집(자궁)과
먹고 살아갈 양식을 제공해 주며, 자기 새끼(가족)로 맞이하
는 것이다. 때문에 남녀관계의 성(性)은 성스러움(聖)이요,
효(孝)의 근원이 되는 것이다.

살아 숨쉬는 육신의 목숨은 영식(靈識)이요, 목숨이 끊어진
죽은 목숨(죽음)은 목숨이 숨어 있는 영혼(靈魂)이다.
사람이 넋을 잃거나 얼이 빠지면, 사람의 혼불이 꺼지거나
정신이 나가서, 사람의 씨앗인 영혼이 죽는다.
사람의 씨앗이 영식이고, 살아 숨쉬는 목숨이며, 참 나다.
그렇다면 무엇으로 사람 씨앗을 만들고, 어떻게 해야 우리

의 영혼이 아름답게 빛날까.
명문(命門)을 통해서 영문(靈門)을 열어야 사람의 씨앗을 만들 수 있고, 우리의 영혼을 아름답게 빛낼 수 있다.

명문은 우리 목숨의 근본씨앗인 영혼의 출입문이다.
늙고 병든 몸(죽음, 헌옷)을 벗고 나오는 영문이다.
영문을 열기 위해서는 명문단전(命門丹田)을 만들어서 명문호흡을 해야 하며, 태식호흡에 이르러야 영문이 열리고, 영문을 알 수가 있다.

영문(靈門)이란 까닭(살아가는 이유)이요, 지혜(智慧,슬기로움)요, 광명(光明,밝은 빛)이다.
사람은 영문도 모르고 태어나서 영문도 모른 채 살다가
영문도 모르고 죽는다.
우리가 태식호흡을 통하여 영문을 열게 되면, 왜 태어났는지를 알게 되며, 왜 사는지도 알고, 왜 죽는지도 알게 되며, 어디로 가는지도 알게 된다.

사람이 만일 돈과 지식과 명예와 세상 욕심에 빠져 있으면, 사람의 씨앗은 죽게 되며, 혼불이 꺼지고, 영혼이 병든다.
사람은 누구나 다 씨앗을 가꾸는 농사꾼이요, 영혼을 아름답게 가꾸는 수행자들이다.
우리의 영혼을 아름답게 가꾸는 방법은 숨공부로, 바로 태식호흡이다.

사람은 누구나 다 행복하게 살고 싶어한다. 그러자면 정신 수양에 바탕한 태식호흡 수련을 통하여, 영혼의 숨결을 느껴야 한다.

영혼의 숨결인 태식호흡으로 우리의 혼불이 살아야, 사람의 근본씨앗이 잘 자라고, 영혼이 아름답게 빛나게 된다.

우리의 영혼이 아름답고 밝게 빛나야 우리의 생명이 영원하다. 오래도록 복락(福樂)을 누리며 행복하게 잘 살 수 있다.

명문혈을 중심으로한 태식호흡은
우리의 생명줄(명줄)을 더욱더 튼튼하게 이어주고,
우리의 정신줄(혼줄)을 더욱더 지혜롭게 이끌어 준다.
우리는 영혼의 숨결을 따라서 영원히 살아 숨쉰다.
태식호흡은 우리의 영혼을 빛나게 한다.
태식호흡은 우리의 영혼을 아름답게 가꾸어 준다.
태식호흡은 우리의 영혼을 자유롭게 해 준다.

우리의 영혼에 자유가 깃들면 행복이 찾아온다.
우리의 영혼에 행복이 깃들면 평화가 온다.
우리의 영혼은 자유요 평등이요 평화요 행복이다.
우리는 자유와 평등과 평화와 행복을 따라 영원하다.

Chapter 2

태식호흡 이야기

태식호흡(胎息呼吸)이란 태아들의 태아숨이요, 젖먹이 아이들의 애기숨이다.

태아들은 코와 폐가 완성되지 않았기 때문에, 피부를 통하여 숨을 쉬고, 입을 통하여 양수(물)로 산소를 공급받는다.

사람은 아버지의 정자와 어머니의 난자와 자신의 영혼이 서로 만나서, 한 생명체로 또다시 새롭게 태어난다.

사람이 한 인간으로 성장해 가는데 있어서, 어머니의 자궁은 최적의 성장조건을 갖추고 있다.

태아는 자궁의 어두움 속에서, 아주 건강하고 행복하게 잘 자란다.

어머니의 뱃속이 지상낙원이요, 최고의 안식처이기 때문이다.

태아의 호흡은 무호흡이고, 온몸호흡이며, 피부호흡이다.
그렇다면 태아의 몸이 아닌 우리는, 어떻게 해야 태식호흡
을 할 수 있을까?
젖먹이 아이들의 호흡을 따라하고, 배우면 된다. 어머니 젖
을 먹는 동안의 아이들은, 태아호흡이 살아 있다. 때문에 우
리가 애기숨으로 돌아가면, 영혼의 숨결을 느낄 수가 있다.
태아숨을 쉬고 있는 태아들은, 영혼이 주인이기 때문이다.

태식호흡을 하기 위해서는, 지금 현재 자신이 어떠한 호흡
을 하고 있는지를 살펴보아야 한다.

사람들의 산소호흡법을 살펴보면,
그 첫 번째로 목숨을 들 수 있다. 목숨은 사람이 죽어갈 때
쉬는 숨으로, 목 부분만을 이용해서 쉬는 산소호흡이다. 즉
천돌혈과 염천혈 사이로 쉬는 숨을 말한다. 맨 처음 숨이 태
어남이라면, 맨 마지막 숨은 죽음이다.
사람들은 대부분 마지막에 목숨을 쉬다가 목숨이 끊어져서
죽는다. 그래서 목 떨어지면 죽는다고 하는 것이다.
공기중에는 산소가 20%밖에 없다. 때문에 산소는 생명이
요, 산소호흡은 목숨이다. 산소가 목숨인 것이다.
숨과 목숨은 하나다. 숨을 잘 쉬면 건강하게 잘 살고, 숨을
잘 쉬지 못하면 답답하고 우울하여, 불행이 찾아오고 병마

가 뒤따라, 건강을 잃고 만다. 숨을 잘 쉬어서, 몸안에 산소가 충분하게 되면, 오장육부가 저절로 건강하고, 숨을 잘못 쉬면 이산화탄소가 많아져서, 오장육부가 저절로 병들게 된다.

두 번째는 어깻숨이다.
어깻숨은 어깻죽지로 쉬는 숨으로, 폐의 기능을 제대로 활용하지 못하고 어깨로 몰아쉬는 숨이다. 대개 어깻숨을 쉬는 사람들은 상체 부분인 어깻죽지가 굳어져서 몸의 활동이 더디고 부자연스럽다. 심폐(심장과 폐)기능이 약화되어 숨쉬기가 매우 힘들고, 의욕이 없으며, 행동이 느리다.

세 번째는 가슴호흡(흉식호흡)이다.
일반적인 숨으로, 스트레스를 받거나 심한 운동(노동)을 하게 되면, 피로감을 쉽게 느끼므로, 건강관리에 주의해야 한다. 또한 병에 걸리거나 아프게 되면, 면역력이 떨어져서 쉽게 낫지를 않고 고생을 하게 된다.

네 번째는 복식호흡(윗배)이다.
명치(거궐혈)와 배꼽(신궐혈)사이의 배로 쉬는 숨이다. 복식호흡을 하는 사람들은 대개 뱃심이 있고, 배짱이 두둑하다. 건강에 자신이 있고, 마음의 여유가 있다. 또한 자신감이 있으며, 넉넉한 성품을 지니고 있다. 대부분 건강한 사람들을 일러 복식호흡을 한다고들 말한다.

다섯 번째는 석문호흡(아랫배)이다.

석문호흡은 배꼽아래 석문혈로 쉬는 숨으로, 석문호흡은 태식호흡의 기초과정으로 매우 중요한 호흡이다.

사람들은 일반적으로 석문호흡을 단전호흡이라고 하지만, 단전호흡이란 매우 막연한 호흡법이다. 석문호흡은 석문혈을 중심으로 해서 석문단전을 만들어야 한다.

단전이란 우리들 몸과 마음과 호흡의 중심점으로, 진기를 만들어 진기가 모여 있게 하는 곳을 말한다. 단전의 중심점은 670개의 혈자리가 모두 해당될 수 있다. 때문에 석문혈을 중심점으로 하여 숨 쉬는 것을 석문호흡이라 한다.

석문호흡은 긴찰곡도(緊紮穀道, 항문조이기)와 요골수립(腰骨竪立, 허리세우기)과 혀를 입천장에 말아서 붙이는 것이 기본이다.

여섯 번째는 항문호흡(회음혈)이다.

항문호흡이란 임맥과 독맥이 하나로 만나서, 하나의 맥이 되게 하는 통맥(通脈, 圓通, 원통)공부다. 항문호흡은 회음혈을 중심으로, 항문을 단단히 조이고, 의식과 기운과 마음과 호흡을 집중하게 되면, 임맥의 석문혈과 독맥의 명문혈이 서로 만나게 된다. 항문호흡을 통하여, 허리가 똑바로 서게 되고, 명문단전이 형성되면, 신간이 편안하여지고, 신진대사작용이 원활하여지며, 직장이 저절로 튼튼해진다. 항문호흡을 회음운동이요, 항문조이기라고도 한다.

일곱 번째는 명문호흡(명문혈)이다.
명문혈을 중심으로 명문단전을 만들어 명문호흡을 하는 것
이다. 우리의 영혼이 맨 처음 들어온 명문혈(命門,靈門,영
문)로 숨을 쉬는 호흡법이다.
독맥의 명문혈은 우리 영혼의 출입문으로, 우주의 빛을 명
문단전으로 받아서, 온몸에 가득 채우게 되면, 영문(까닭,지
혜)이 열리고, 우리의 영혼이 아름답게 빛난다. 명문호흡은
백회와 노궁과 회음과 용천이 통맥이 되게 하여 온몸으로
숨을 쉬는 호흡법이다.
명문호흡은 온몸호흡으로 우주의 중심이 되고 우주와 한
몸, 한마음. 한 삶임을 깨닫게 하는 호흡법이다.

여덟 번째는 태식호흡이다.
태식호흡이란 태아호흡을 말하는 것으로, 젖먹이 아기들의
호흡법인 영혼의 호흡이다.
태식호흡이란 어머니 뱃속에서의 태아호흡이며, 태어난 후
어머니의 젖을 먹는 아기들의 호흡이다.

우리의 인생에 있어서 가장 편안하고, 가장 행복하고, 가장
아름다운 시절의 호흡이 바로 태식호흡이다. 태식호흡이란
무호흡으로, 순환호흡(循環呼吸)을 말한다. 그리고 백회와
노궁, 회음과 용천, 온몸의 피부를 통하여 우리 몸속의 뼈로

숨 쉬는 호흡법이다.

태식호흡은 솜털 같은 물체를 코앞에 놓고 숨을 쉬되, 솜털이 움직이지 않도록 가늘고, 길고, 깊게 숨 쉬는 것을 말한다. 숨을 들이마시면서 숨을 내 쉬고, 숨을 내쉬면서 숨을 들이마시는 순환호흡이다.

코로 숨을 쉬되 숨을 쉬지 않은 듯 명문단전으로 우주의 빛을 받아, 우리들 영혼을 더 밝고, 더 아름답고, 더 빛나게 하여, 몸속 세포 생명체들 하나하나를 우주의 빛으로 변하게 하는 호흡법이 바로 태식호흡법이다. 태식호흡 수련법은 나와 우주를 하나가 되게 하는 우아일체(宇我一體)공부다. 우주의 빛으로 신체(神體)를 만들고 광체(光體)를 만들어 영체(靈體)가 되게 하는 수련이다.

우리가 태식호흡을 잘하기 위해서는, 반드시 석문혈을 중심으로 석문단전을 만들어 석문호흡이 충분히 이루어지도록 하고, 명문호흡 수련을 마쳐야 하며, 결가부좌(結跏趺坐,降魔坐,항마좌)를 할 수 있어야 한다.

결가부좌를 통하여 항문을 단단히 조이고, 발바닥의 신경(용천혈)과 발가락의 간경(태돈혈)과 비경(은백혈)과 위경(여태혈)과 담경(규음혈)과 방광경(지음혈)에 우주의 빛이 충분히 머물도록 해야 한다.

신간(콩팥과 간)이 아주 편안해져야 우리 마음도 따라서 아

주 편안하게 되며, 깊은 입정(入定)에 들 수 있어, 우리 영
혼이 아름답게 빛나게 된다.
태식호흡이란 명문단전으로 우주의 빛을 받아 발바닥으로
부터 온몸에 우주의 빛을 가득 채우는 것이다.
명문단전으로 숨을 쉬어 발바닥까지 보내고, 명문단전으로
숨을 내쉬는 수련을 계속하면, 우리의 영혼은 더 밝고
더 아름답게 빛나게 된다.

이렇게 태식호흡을 오래도록 계속하다보면 명문단전으로
숨 쉬는 느낌은 어느 사이엔가 자연스럽게 없어지고, 발바
닥의 용천(湧泉)으로 숨 쉬고 있음을 발견하게 된다.
우리가 용천으로 숨을 쉬고 있다는 것은, 생명의 근원(근본
뿌리)으로 숨 쉬고 있다는 말이며, 우리 생명의 근본뿌리가
튼튼해지고 있다는 말이다.

우리의 생명(목숨)은 들숨과 날숨으로 이어지며, 숨과 목숨
은 하나이다. 우리의 영혼(숨음=숨이 숨은 나)은 숨 속에 숨
어있는 생명의 근본 씨앗으로, 육체와 영혼은 하나이다.
우리의 육체는 들숨과 날숨으로, 순간순간의 삶을 이어가
고, 우리의 영혼은 숨의 멈춤(숨음=숨짐)으로 육신의 죽음
을 말한다.

식물들이 꽃이 지고 잎이 졌다 하여 죽은 것이 아닌 것처럼,
우리의 영혼은 목숨이 끊어져서 숨 속에 숨어 있는 보이지

않는 존재로, 생명의 근본씨앗이라 할 수 있다. 마치 식물들의 씨앗처럼 생명이 살아 숨 쉬고 있는 존재인 것이다.

우리들 육신이 한 줌의 흙으로 되돌아 갔다 하더라도, 우리의 영혼은 존재한다. 숨 속에 숨은 존재로 남아 있다. 그래서 생사(生死)가 둘이 아니요, 삶과 죽음을 합하여 인생이라 한다.

사람이 살면서, 혹은 수련하는 과정에서, 영혼이 빠져 나간다거나, 다른 사람의 죽은 영혼이 들어오는 것은 매우 좋지 않은 위험한 징조이기 때문에 주의해야만 한다. 잘못했다가는 다른 영혼들의 영원한 노예가 되어버리거나, 자신의 일생을 망쳐버리게 된다.

이것은 마치 과일이 익기도 전에 떨어지게 되면, 쓸모없는 과일이 되어 버리는 것과 같은 것이며, 농부가 일 년의 과일 농사를 망치는 것과도 같다.

우리가 제대로 숨을 쉬며 건강하게 잘 산다는 것은, 우리의 영혼을 보다 더 건강하고 튼튼하게 가꾸는 일이며, 우리의 영혼을 보다 더 아름답고 빛나게 하는 것이다.

용천호흡이란, 뼈호흡으로 발바닥호흡이요 온몸호흡이다. 발바닥의 용천혈로 숨을 쉬는 무호흡이며, 태식호흡이다.

하늘을 나는 새들은 대부분 뼛속까지 호흡이 이루어지기 때문에 하늘을 마음대로 오랫동안 날 수 있다. 기러기들이 창공을 날 때, 끼욱 끼욱하고 소리를 내는 것은 뼛속에 있는 공기를 내뱉는 소리이며, 해녀들의 휘파람 소리도 이와 같다.

용천호흡은 항문을 단단히 조이고, 명문단전으로 우주의 빛을 받아 발바닥의 용천과 회음, 노궁과 백회를 통해 온몸에 쌓게 되면, 뼈를 통해 숨 쉬고 있음을 발견하게 되는데, 이것을 용천호흡이라 한다.
이와 같이 용천호흡이 이루어지면 콩팥의 용천혈과 간의 태돈혈과 췌장의 은백혈은 음의 혈자리로 음의 기운이 형성되고, 위의 여태혈과 담의 규음혈과 방광의 지음혈은 양의 혈자리로 양의 기운이 형성되어, 음과 양이 서로 서로 상승작용(相勝作用)을 일으켜 무한한 생명력이 샘솟게 된다.
이것은 결국 우리의 몸과 마음을 건강하게 하고 우리의 영혼을 빛나게 한다.

태식호흡이란 들숨과 날숨을 보다 더 가늘고, 길고, 깊게 하여 온몸으로 숨 쉬는 것이요, 뼛속의 골수(骨髓)를 보다 더 충실하게 만들어서 우리 몸속의 피를 보다 더 맑고 깨끗하게 하는 수련이다.
태식호흡을 잘하기 위해서는 항문호흡이 매우 중요하다. 왜냐하면 항문호흡을 통하여 임맥과 독맥이 하나로 만나면 임맥의 신궐(배꼽)은 우리 영혼의 씨앗이 되고, 독맥의 명문(허리)은 우리 영혼의 씨눈이 되어, 영혼의 성장점이 되기 때문이다.

태식호흡은 우리의 영혼을 아름답게 가꾸는 농사법이며, 우리의 영혼을 향상시키는 수련법이다.

우리의 영혼을 보다 더 아름답고 빛나게 하기 위해서는 회음에서 명문까지, 철심(鐵心)이 박힌 듯이, 혹은 촛불이나 호롱불의 심지(心志)처럼 항문을 단단히 조여야 한다. 그렇게 해서 마침내는 철심인 심지는 사라지고 명문단전만 남아 우주의 중심이 되게 해야 한다.

항문을 단단히 잘 조이기 위해서는 결가부좌 자세가 가장 이상적이지만, 신체조건상 어려울 때에는 평좌로 한다.

결가부좌 자세로 뼛속 깊숙이 숨을 쉬게 되면, 너도 없고, 나도 없고, 숨도 없는, 큰 정(定=那伽大定,나가대정)에 들게 되어 우주심(宇宙心)이 자라나게 된다.

뼛속 깊숙이 뼈호흡을 하게 되면 뼛속의 골수가 충실해지고, 뼛속의 골수에서는 맑고 깨끗한 새 피가 만들어지게 된다.

깨끗한 새 피는 우리의 오장육부와 몸을 건강하게 한다. 우리의 마음과 영혼을 아름답고 빛나게 한다.

우리 몸속의 피가 깨끗해지고 세포들이 건강하게 바뀌면 우리의 오장육부가 건강하게 바뀌고, 우리의 몸속 뼈들이 건강하게 바뀌면 우리의 마음과 영혼도 따라서 건강하고 아름답게 빛난다.

들숨과 날숨 속에는 우리의 목숨이 함께 존재한다. 우리의 영혼이 함께 숨 쉰다. 우리의 숨과 목숨과 영혼은 하나이다.
우리의 들숨과 날숨이 아름다우면 우리의 목숨이 아름답고,
우리의 목숨이 아름다우면, 영혼도 따라서 아름답고 빛난
다.

숨은 우리의 목숨이고, 오장육부이며, 우리의 피(혈액)고,
영혼이다. 숨과 영혼은 하나이다. 숨이 곧 영혼이다.
우리의 몸은, 영혼을 담는 그릇이다. 때문에 우리의 몸과 마
음이 건강하고 깨끗해야 영혼이 아름답다. 우리의 몸과 마
음과 영혼은 하나이다.
우리가 이 땅에서 숨을 쉬면서 살아가는 이유는 우리의 영
혼을 아름답고 빛나게 하기 위함이다.
우리의 목숨은 우리의 욕망을 채우기 위해 존재하는 것이
아니라, 우리의 영혼을 아름답고 빛나게 가꾸기 위해서다.
때문에 우리들 몸과 마음을 건강하고 깨끗하게 하는 것이
바로 우리의 영혼을 성숙시키는 길이 된다.

우리가 착하고 올바르게 사아야 하는 이유는 뭘까.
우리는 왜 서로를 사랑하며 살아야 할까.
그것은 바로 우리의 영혼을 아름답고 빛나게 가꾸기 위해서
다.
서로를 사랑해야 우리의 영혼이 아름답게 빛난다. 착하고
올바르게 잘 살아야 우리의 몸과 마음이 건강하고 깨끗해진
다.

우리가 착하고 올바르게 잘 사는 것이 바로 사랑이요, 숨을
잘 쉬면서 건강하게 사는 것이 바로 사랑이다.
숨이 곧 착함이요, 올바름이요, 아름다움이다.
숨과 목숨과 사랑과 영혼은 하나다. 사랑하는 영혼으로 사
는 것이 참 삶이요, 참 인생이다. 사랑받는 영혼으로 사는
것이 참 사람이요, 참 인간이다. 사랑하는 영혼은 참 아름답
다. 사랑받는 영혼은 참 행복하다.

Chapter 3

애기숨으로 돌아가라

사람들은 왜, 천진난만한 어린이를 닮고, 애기숨을 배우라 했을까. 그것은 다름아닌 배냇저고리를 입고 어머니의 젖을 먹던 시절의 모습이, 바로 우리들 영혼의 모습이기 때문이다. 자신의 모습을 도저히 기억할 수 없었던 어린시절의 모습이, 자기 자신의 영혼인 것이다. 애기숨은 결국, 우리의 영혼을 보다 더 빛나고 아름답게 가꾸어 주는 지름길인 것이다. 애기숨은, 영문을 알고 있고, 영문을 열어 준다.

애기숨을 쉬고 있는 어린이들은, 누구나 다 아름다운 신(神)이다. 누구나 다 가장 완전한 인격체인 것이다. 간혹 어머니 뱃속에서의 기억을 알고 있는 어린이들도 있다. 어머니의 마음가짐과 식생활과 부부간의 대화와 가족간의 분위기들도 다 기억하고 있는 것이다.

태식호흡은 영혼의 숨결이다. 태식호흡은 우리의 영혼을 보다 더 아름답고 빛나게 성숙시키는 공부법이다.

태식호흡이란 태식법(胎息法)이요, 온몸호흡이요, 무호흡이요, 태아호흡이다.

어머니 뱃속에서의 태중호흡과 젖먹이 아이들의 호흡인 애기숨을 태식호흡이라 하는데, 태식호흡이란 결국 애기숨으로 되돌아가는 수련법이다.

우리가 태식호흡을 잘하기 위해서는, 갓 태어난 아이들의 모습으로 되돌아가야 한다. 이 세상에 수많은 호흡이 있지만, 젖을 먹는 아이들의 호흡만큼 아름답고 멋있는 호흡은 없을 것이다. 젖을 먹는 아이들은 대부분 태아호흡을 하고 있다.

애기숨을 쉬게 되면, 영혼의 숨결을 느낄 것이다. 우주와 한 몸임을 느낄 것이다. 애기숨으로 돌아가면, 왜 사는지도 알 것이다. 지금 현재, 무엇을 해야 할지도 알 것이다. 인생살이에 있어, 무엇이 가장 중요한지도 알 것이다.

갓난아이가 잠을 잘 때나, 젖을 빨 때 보면, 혀를 입천장에 꼭 말아서 붙이고, 엄지손가락(폐경)을 쥐고, 배꼽으로 숨을 쉬고 있다. 그리고 배가 고플 때는 엄지손가락을 빨며, 젖을 배불리 먹은 뒤에는 손가락 발가락을 움직여서 소화를 시키는데, 손가락 발가락은 우리 오장육부의 근본뿌리이기 때문에 장 운동을 활성화한다. 그래서 손가락 발가락 운동을 속운동, 혹은 오장육부운동이라 한다.

또한 갓난아이들이 온몸으로 울고 있는 모습을 볼 수 있는데, 이러한 모습들은 모두 갓난이이들이 태식호흡을 하고 있다는 증거들이다. 그래서 젖을 먹는 아이들은 천록(天祿)이 나오고, 하루 종일 울어도, 목이 쉬지 않으며, 한손으로 온몸을 매달 수 있는 것이다.

태식호흡을 하기 위해서는 우선 먼저 임맥의 석문혈을 중심으로 한 석문단전을 만들어 석문호흡을 해야 한다.
석문호흡을 통하여 12경락과 기경8맥을 완전히 회복하여 건강한 몸을 만들어야 한다. 석문호흡이 원만히 이루어지면 독맥의 명문혈을 중심으로 명문단전을 만들어 온몸으로 숨쉬는 명문호흡을 한다.

명문단전이 만들어지면, 임맥의 석문혈과 독맥의 명문혈이 하나로 만나게 되는데, 이것을 통맥(通脈)이라 한다. 임맥과 독맥이 하나로 만나게 되는 통맥을 만들려면, 회음혈을 중심으로 항문호흡을 해야 하며, 항문호흡을 하기 위해서는 긴찰곡도(緊紮穀道)를 하여야 한다.
항문을 단단히 조여서 저절로 허리가 똑바로 세워지게 되면 요골수립(腰骨竪立)이 된다.

항문호흡을 통하여 머리의 백회와 손바닥의 노궁과 발바닥의 용천이 하나로 연결되어 통하고, 회음혈과 명문혈에 철심(鐵心)이 박힌 것처럼 되어 명문혈에 중심이 잡히는데, 이는 명문단전이 만들어지는 현상이다.
명문단전이 만들어지면, 우리의 몸과 마음과 호흡의 중심점이 명문혈에 잡히게 된다.
명문호흡을 오래도록 하다보면, 명문혈을 중심으로 온몸의 피부로 숨을 쉬게 되는데, 이것을 온몸호흡이라 한다.

명문단전을 중심으로 온몸호흡을 하다보면 무호흡인 태식호흡에 이르게 되어, 우리 영혼의 숨결을 느낄 수 있게 된다.

우리가 숨공부를 통하여 애기숨으로 돌아가기 위해서는, 우선 먼저 거궐혈(명치)인 횡격막을 열고, 복식호흡을 하여야 하며, 또다시 석문(혈)을 찾아서 단전그릇을 만들어야 한다. 그후 단전그릇에 진기를 쌓고 쌓아서 12경락과 기경8맥의 운기를 마치면, 회음혈을 중심점으로 하여 항문호흡을 하여야 한다. 회음혈을 중심으로, 임맥과 독맥이 하나로 만나지도록, 항문을 단단히 조이고 항문호흡을 오래도록 하게 되면, 소변과 대변이 나오는 구름다리를 건너게 되고, 마침내 명문혈이자 산소저장고인 영문에 도달하게 된다. 명문혈인 영문에 이르게 되면, 산소의 지하저장고인 명문단전을 만들어야 하고, 명문단전을 중심점으로 한 온몸호흡을 통하여 마침내 애기숨인 태식호흡에 이르게 된다.

석문호흡으로 12경락과 기경8맥을 운기하고, 밝음의 빛수련을 마치면, 석문(石門)은 자연스럽게 닫히고, 석문호흡은 멈추게 된다. 그리고 명문(命門)을 열기 위해 명문호흡을 하게 되면 마침내 영문(靈門)이 열리게 된다.

그러니까 살로 구성된 나의 몸은 사라지고, 뼈대로 형성된 골격(骨格)만 남게 되어 명문단전(명문혈)이 몸의 중심점이 되는 것이다.

명문(命門)은 우리 목숨의 맨 처음 출입문으로, 영문(靈門)을 의미한다. 때문에 명문호흡으로 태식호흡에 이르게 되면, 영문이 열리게 되어, 까닭 있고 지혜로운 삶을 살 수 있게 된다.

까닭이란 슬기로움이요, 자성광명(自性光明)이요, 지혜광명(智慧光明)인 것이다.

결국 태식호흡은 지혜광명을 나투는 수련법이요, 지혜광명으로 살아가는 공부법이다.

Chapter 4

명문단전을 만들어라

사람에 있어, 숨이 곧 목숨이다. 왜냐하면 숨을 쉬어야 목숨이 있기때문이다. 산소가 목숨이다. 산소가 있어야, 목숨이 살 수 있기때문이다. 지금 나에게 있어, 가장 필요한 것이 있다면, 그것은 바로 산소다. 산소가 있어야 혈액순환이 이루어지고, 오장육부가 일을 하기 때문이다. 우리에게 있어서, 숨을 가장 잘 쉴 수 있는 길이 바로, 명문호흡이다. 산소를 가장 많이 마실 수 있는 방법이 바로, 태식호흡이다.

우리가 명문단전을 만들어서 태식호흡을 하자는 것은, 현대인들에게 허파(폐)에 저장된 산소만으로는 부족함을 느낄뿐 아니라, 노화의 속도를 재촉하여 온갖 질병과 병고를 불러오기 때문이다. 때문에 명문단전을 만들어서, 안정적이고 근원적인 새로운 산소저장고를 새롭게 마련하자는 것이다. 어찌보면 오장육부의 670개 혈자리가 모두 적은 산소저장고인 셈인데, 살다보면 혈자리가 죽고 오장육부에 고장이 나서, 결국은 병들고 아파서 죽게 되는 것이다. 그래서 우리의 신체 중 최적의 장소인 명문혈을 중심으로 명문단전을 만들어서 온몸으로 숨을 잘 쉬게 하자는 것이요, 태식호흡을 통하여 건강하고 지혜롭고 행복한 삶을 살자는 것이다.

몸과 마음은 하나다. 우리의 몸이 곧 마음이요, 우리의 마음이 곧 몸이다. 육장육부와 12경락을 따라 들숨과 날숨으로 영문을 열면, 마음이 보인다. 몸과 마음이 하나임을 알 것이다.

우리가 말하는 단전이란, 우리의 몸과 마음과 호흡의 중심점을 말한다.

우리 몸에는 세 개의 중심점이 있는데, 사람들은 이 중심점을 일러 여의주(如意珠)라고도 하고, 단전(丹田)이라고도 한다.

상단전인 인당혈은 우리 생각의 중심점으로 판단을 주관하고, 중단전인 옥당혈은 우리 감정의 중심점으로, 감정을 따라 일어나는 기분을 주관하며, 하단전인 석문혈은 우리들 생명의 근본 뿌리로 호흡(숨)과 온도(36.5℃+물)를 따라 건강을 주관한다.

우리가 숨공부를 하는데 있어서 숨공부의 중심점은 매우 중요하다. 일차적으로는 임맥(任脈)의 석문혈을 중심으로 하는 석문단전을 만들어, 석문호흡을 해야 한다.

우리가 태식호흡을 하기 위해서는 독맥(督脈)의 명문혈을 중심으로 한 명문단전을 만들어, 명문호흡을 하여야 한다.
우리의 숨은 그냥 숨이 아니라, 명문숨이요 태아숨이요 애기숨이다. 명문혈을 중심으로한 명문호흡은, 우리의 명줄(생명줄)을 더욱더 튼튼하게 이어주고, 우리의 혼줄(정신줄)을 더욱더 지혜롭게 이끌어 준다.
명문단전은 영혼의 중심점이요, 몸의 중심점이요, 마음의 중심점이요, 심신작용(心身作用)의 중심점이요, 호흡의 중심점이다.
명문호흡은 뼈대를 튼튼하게 하고, 균형잡힌 골격(骨格)을 만들어 준다.

명문호흡을 통하여 태식호흡에 이르려면, 명문단전으로 숨을 쉬되, 온몸으로 숨을 쉬는 듯하게 해서 우주와 하나가 되게 하는 무호흡을 하여야 한다.
명문(命門)을 알아야, 영문(靈門)이 열린다. 명문호흡을 하다보면 우리가 살아가는 까닭을 스스로 알게 되고, 저절로 슬기롭고 지혜로운 삶을 살게 된다. 영문을 알면 광체(光體)가 나고, 지혜가 샘솟는다. 영문을 열면, 마음이 보인다.

태식호흡이란 어머니 뱃속에서의 호흡이요, 젖먹이 아이들의 호흡이다.

태식호흡이란 영혼의 숨결이요, 우리의 혼불을 빛나게 하는 호흡법이다.

태식호흡을 오래도록 하게 되면, 천상천하(天上天下)의 유아독존(唯我獨存)이 된다. 독생자(獨生者)가 된다.

일체유심조(一切唯心造)의 이치를 깨닫게 된다.

나의 조물주는, 나 자신임을 깨닫게 된다.

태식호흡으로 우주의 중심이 되고, 우주와 하나가 됨은 물론 우주와 한 몸, 한 마음, 한 삶을 살게 된다.

태식호흡은 우리의 영혼을 아름답게 가꾸는 공부법이요, 우리의 영혼을 향상시키는 수련법이요, 사람의 씨앗을 충실하게 영글게 하는 농사법이다.

Chapter 5

몸과 마음은, 하나다

낮과 밤을 합하여 하루라 하고, 삶과 죽음을 합하여 인생이라 하듯, 몸과 마음을 합하여 사람이라고 하는 것이다. 때문에 몸과 마음이란 동전의 양면과도 같은 것으로, 몸이 곧 마음이요, 마음이 곧 몸이다. 흔히 말하는 오장육부는 몸이요, 육장육부(12경락)중 심포(心包)는 마음이다.

몸과 마음은 한몸이요, 한마음인 것이다. 때문에 우리들 몸이 아프고 병들면 마음도 따라서 아프고 우울하며, 우리들 마음이 즐겁고 행복하면 몸도 따라서 즐겁고 건강하다.

인간은 다른 동물들과 마찬가지로 산소와 먹거리로 피(혈액)을 만들고, 피를 돌리며(혈액순환) 살아간다. 때문에 먹는것과 죽임을 당하지 않는 노력을 죽는 순간까지 끊임없이 되풀이하면서 살아가는 동물이다. 그리고 자손(후손)들을 남기기위해 번식을 하는 것이요, 더 나은 삶을 위해 영적으로 진화(진급)를 거듭하는 것이다. 사람은 다른 동물들과 마찬가지로 몸과 마음이 둘일 수 없다. 살아있음에 몸과 마음이 둘일 수 없다. 언제 어디서나 몸과 마음이 하나로 작용하는 것이다. 한 순간도, 몸과 마음이 떨어질 수가 없다. 사람에 있어, 몸이 없는 마음은 아무 쓸모가 없고, 마음이 없는 몸은 동물과 다를 바 없다.

오장육부란 음과 양의 표리 관계로 구성되어 있다. 오장(육장)은 모두 음의 장기요, 육부는 모두가 양의 장기로, 서로서로 표리의 관계(동전의 양면)를 맺고 있다.
육장육부란 폐(음)와 대장(양), 비장과 위, 심장과 소장, 신장과 방광, 간과 담, 심포와 삼초를 말한다.

우리의 몸인 오장육부가 없어도 숨을 쉴 수 있고, 먹고 쌀수 있으며, 번식하고 진급을 할 수 있을까. 때문에 오장육부가 마음이요, 몸과 마음이 하나인 것이다. 심포(心包)란 심장을 에워싸고 있는 기관으로, 고유한 형태는 없다. 심포란 마음을 담는 그릇이요, 마음을 싸는 보자기로, 우리의 마음을 말하고 있다. 때문에 심보가 고약하다, 심보가 고와야 이쁘다고 하는 것이다. 오장육부의 마음이 심포요, 심포의 마음이 오장육부의 마음이다.

우리의 마음이 만일 아프거나 근심걱정에 쌓여 있으면(심포), 비위(췌장과 위)가 상하게 되고, 속(소장과 대장)이 불편하게 되고, 신간(콩팥과 간)이 편치가 않고, 심폐(심장과 폐)의 기능이 떨어지고, 의욕이 떨어지고(담), 소변이 자주 마려우며(방광), 몸과 마음이 나른해지게 된다(삼초). 삶의 의욕이 떨어지는 것이다.

우리의 몸과 마음은 하나다. 오장육부의 마음이 심포의 마음이요 나의 마음이다. 나의 마음이 곧 오장육부의 마음이요 심포의 마음이다. 언제 어디서나 건강하고 행복하고 평화롭게 잘 사는 것은, 우리의 꿈이요 이상이자 희망이다.
몸과 마음이 둘 일 수 없다. 몸과 마음이 하나일 때 건강하고 행복하게 잘 살 수 있다. 건강하고 행복하게 잘 살아 있을 수 있다. 우리가 만일, 자기 몸통속의 오장육부를 투명하게 잘 볼 수 있다면, 왜 아픈지도, 어떻게 해야할지도, 무엇이 가장 중요한지도 알 것이다. 몸과 마음이 하나임을 알 것이다.

우리의 몸과 오장육부와 육장육부를 자세히 잘 모르고 살기 때문에, 따로히 마음공부를 이야기하는 것이다. 우리의 육장육부와 12경락을 잘 알고 보면, 몸과 마음이 하나임을 알 것이다. 우리의 숨과 목숨과 마음과 영혼이 하나임을 알 것이다. 용(龍)을 쓰고, 기(氣)를 쓰며, 최선을 다한다는 것은, 몸과 마음과 영혼이 하나라는 뜻이다.

모든 것이 다 마음먹기에 달려 있다. 나의 조물주는 나 자신이다. 내 몸 안의 오장육부가 건강하고 행복해야, 내가 따라서 행복하고 건강해진다. 내 몸안의 오장육부를 무시하고 홀대하면서, 내가 행복하고 건강하게 잘 살 수 있을까. 마음만 가는 이상세계가, 무슨 의미가 있을까. 병든 몸으로 이상세계에 간들, 무슨 의미가 있을까. 고장난 오장육부로, 행복을 찾을 수 있을까. 병든 오장육부로, 건강하게 잘 살 수 있을까. 우리의 오장육부는 돈과 명예와 이상과 꿈을 원하지 않는다. 우리의 오장육부는 산소와 물과 햇볕과 먹거리를 원한다. 건강하고 아름다운 마음을 원한다.

사람이 만일 숨 잘 쉬고 잘 먹고 잘 싸면 오장육부가 건강하고, 열심히 일하면서 흘린 땀이 많으면 많을수록 온몸의 피부가 윤택하고, 오장육부와 온몸의 피부가 건강하면 아름다운 마음이 빛난다.

인간은 몸과 마음으로 살아간다. 살아 있음이 마음이요, 몸이다. 생존(生存), 그 자체가 바로 마음이요 몸인 것이다. 살아 있음에 몸과 마음이 따로 따로 일 수 없고, 둘일 수 없다. 하나로 살아있어야, 원만한 인간이 된다. 건강하고 행복한 삶을 오래도록 잘 살아갈 수가 있다.

심신작용(心身作用)이 육근작용(六根作用)이요, 안이비설신의(眼耳鼻舌身意) 육근작용이 심신작용으로, 몸과 마음은 하나이다.

심신일여(心身一如)요 심신일체(心身一體)며, 심즉신(心卽身)이요 신즉심(身卽心)이며, 심즉명(心卽明)이요 신즉신(身卽神)인 것이다. 몸과 마음이 하나요 몸과 마음이 한 몸이며, 몸이 곧 마음이요 마음이 곧 몸이며, 마음은 밝음이요 몸은 빛이며, 마음은 광명(光明)이요 몸은 광체(光體)인 것이다.

몸과 마음이 하나일때, 원만한 사람이 된다.
몸과 마음이 함께 할 때, 지혜로운 사람이 된다.
오장육부가 건강하면, 마음은 저절로 행복해진다.

Chapter 6

태극운동과 진기수련

숨공부를 하기 위해서는 먼저 석문단전을 만들어 진기수련을 하여야 한다. 진기수련이란 기체인 산소를 석문혈을 중심점으로 하여, 액체산소인 진기를 만드는 수련이다. 액체산소를 만드는 수련을 말한다.

우리의 숨이 석문혈에 이르게 되면 석문혈을 중심으로 태극운동(太極運動)이 일어나 진기가 생성된다.

석문혈을 중심점으로 하여 기해혈의 음기운과 관원혈의 양기운이 서로 밀고 당기면서 음양상추작용(陰陽相推作用)인 음양상승작용(陰陽相勝作用)이 일어나서 진기가 만들어진다.

진기수련은 우리의 육신을 건강하게 회복시키는 몸 공부요,

우리의 영혼을 아름답게 가꾸어 주는 마음공부다.

진기수련으로 명문단전을 만들어, 영문(靈門)을 완전히 회복하게 되면, 우리들 영혼의 숨결을 느끼게 된다. 언제 어디서나 건강하고 지혜롭게 잘 살 수 있게 된다. 진기수련을 통하여 얻어진 진기가 우리들 몸 구석구석에 쌓이게 되면, 우리들 오장육부도 따라서 더욱더 건강해 진다.

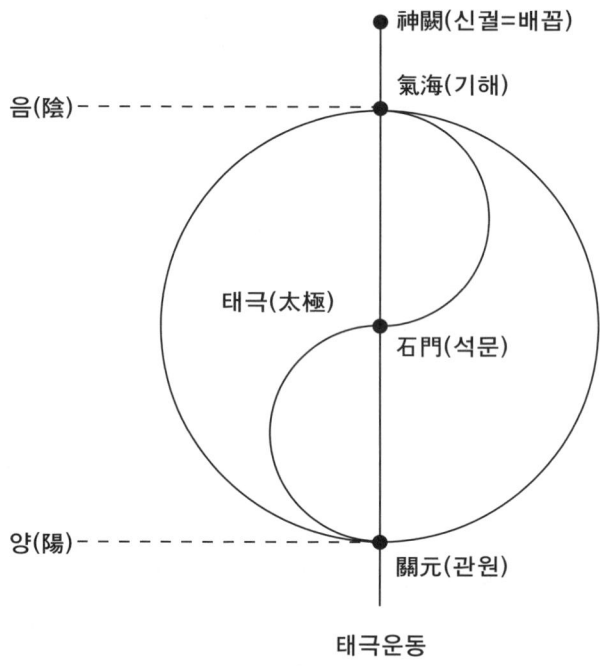

태극운동

진기수련은 우리의 삼독오욕(三毒五欲)을 닦아 주고, 사심잡념과 번뇌망상을 씻어주며, 오욕칠정(五欲七情)의 감정에 치우치지 않도록 중심을 잡아준다.

7

숨공부의 수련과정

우리가 참선과 기도와 명상을 함에 있어서, 화두나 주문, 말이나 글이나 마음으로 하는 것이 아니라, 숨(호흡)으로 해야 하기 때문에 아주 섬세하고 체계적인 설계도가 필요하다.

우리가 숨공부를 통하여 참선과 기도와 명상을 체계적이고 효율적으로 하기 위해서는, 먼저 석문단전을 만들어 석문호흡을 해야 하고, 또다시 명문단전을 만들어 명문호흡을 충실하게 해야 한다.

그리고 마침내 태식호흡을 해야 하는데, 그냥 아무렇게나 하면 되는 것이 아니라, 아주 세심한 주의와 일관된 정성, 피나는 노력이 필요하다.
때문에 다음의 과정들을 충실하게 체계적으로 충분히 수련해 가야 한다.

1. 가장 편안하고 안정된 자세로 누워서, 석문혈을 중심으로 석문단전을 만들어야 한다.

2. 기경8맥 가운데 가장 기본이 되는 대맥과 임맥과 독맥을 운기한다.

3. 음양과 상하, 좌우와 앞뒤가 균형과 조화를 이루어, 몸과 마음과 호흡이 안정되게 한다.

4. 발바닥의 용천과 손바닥의 노궁과 머리의 백회를 뚫어, 하늘과 땅과 사람과 세상만물이 서로 하나가 되도록 한다.

5. 우리의 온몸 피부로 숨을 쉬게 하여, 우리의 몸이 소우주(小宇宙)임을 깨닫게 한다.

6. 육장육부의 12경락과 기경8맥을 운기하여, 우리의 몸에 형성되어 있는 670(618+52)개의 혈자리 하나하나를 단전화하고, 우리 몸속 세포 생명체 하나하나가 참 나임을 깨닫게 한다.

7. 항문호흡을 통하여 액체산소인 진기를 고체산소화한 뒤, 또다시 12경락과 기경8맥을 운기하게 한다.

8. 몸 전체가 빛이 되게 하여 신체(神體)를 만들고, 참 나를

완전히 회복한다.

9. 참다운 마음공부(明工夫-명공부)는 명문호흡으로, 영문
(靈門)을 알아간다.

10. 태식호흡을 하기 위해서는 항문호흡과 명문호흡과 온몸
호흡을 통하여, 자기자신이 우주의 중심이 되도록 한다.
자기 자신이 천상천하의 유아독존임을 깨닫게 한다.

Chapter 8

수련시 알아야 할 사항들

우리가 태식호흡을 잘하기 위해서는 어머니의 젖을 먹던 시절로 돌아가려는 노력이 필요하다. 숨공부를 보다 더 효율적이고 안정적으로 하기 위해서 다음의 몇 가지 사항들을 알아두면 좋을 것이다.

1. 먼저 숨공부는 목숨이 끊어지는 그 순간까지 꾸준히 잘할 마음가짐으로, 일정한 시간과 일정한 장소에서 규칙적으로 한다.

2. 가급적이면, 육류의 음식은 피하는 것이 좋다. 애써 모은 좋은 기운들을 흩어지게 하기 때문이다.

3. 술, 담배, 커피, 탄산음료 등 인스턴트 식품들도 수련에

도움이 안 된다. 몸 안에 독가스 등 불순물들이 많이 발생하기 때문이다.

4. 수련시 냄새가 강한 화장품이나 향수 등은 의식 집중에 방해가 된다.

5. 수련시 몸에 부착하고 있던 물건들은 제거하도록 한다. (반지, 시계, 핸드폰, 목걸이, 혁대 등)

6. 임독맥의 운기를 마치기 전까지는 석문혈의 위치를 명확하게 인식을 하도록 한다. 언제 어디서나 석문호흡이 이루어지도록 습관화한다.

7. 누워서 숨공부(와선)를 할 때에는 가급적이면 앉거나 서서 수련하는 것을 금하도록 한다.

8. 일반적으로 초보자는 기운이 안정되지 않은 장소에서 수련하는 것을 가급적 금하도록 한다.

9. 수련을 할 때, 물 흐르는 소리를 들으며 하게 되는데, 물소리는 외부의 소음을 제거해 주는 보호막이 되어 수련에 도움을 준다.
우리는 10개월 동안을 물(양수)속에서 살았기 때문에, 물소리는 고요함과 안정감을 되찾는데 매우 효율적이며, 편안함을 준다.
간혹 물 흐르는 소리가 시끄럽고 싫은 경우가 있는데, 이는
안정감을 찾아가는 과정이므로, 꾸준히 수련을 해야 한다.

태식호흡 수련법

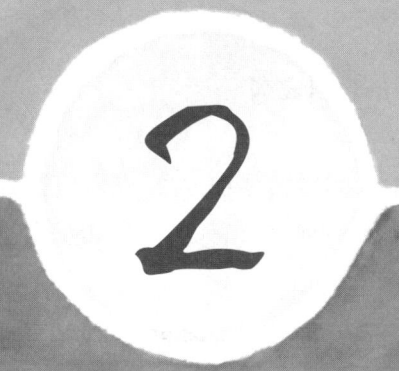

2

참선과 기도와 명상을
잘하기 위해서는,
좌선(座禪, 座息좌식)을 하기에 앞서,
와선(臥禪, 臥息와식) 수련과정이
반드시 필요하다.

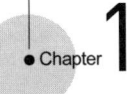

와선 공부

🔢 와선(臥禪)의 필요성

우리가 참선과 기도와 명상을 잘하기 위해서는, 좌선(座禪
=座息좌식)을 하기에 앞서, 와선(臥禪=臥息와식)의 수련과
정이 반드시 필요하다.

또한 태식호흡을 하기 위해서는, 먼저 석문혈을 완전히 회
복하고, 석문단전을 만들어, 석문호흡을 하여야 한다.

석문단전을 만들기 위해서는 석문혈의 위치를 정확히 잡아
야 하고, 석문단전의 터를 잘 닦아야 하며, 석문단전의 그릇
을 튼튼히 만들어야 한다.

석문단전을 만들려면 좌선보다는 와선의 수련과정이 보다
더 효율적이다.

석문단전을 만들어 석문호흡을 하기 위해서는 애기숨으로
돌아가야하는데, 젖을 먹던 시절처럼 누워서 수련을 해야한

다.

사람들은 보통 천진난만한 어린아이들을 닮고 배우라고 하는데, 무엇을 배우고 닮을 것인가. 그것은 다름 아닌 숨 쉬는 것을 닮고 배우라는 뜻이다.
숨을 잘 쉬면 하늘마음이 되고, 숨공부를 잘하면 하늘과 같은 사람이 되기 때문이다.
젖먹이 아이들은 태아 때의 호흡이 살아 있어, 모두 태식호흡을 하고 있는데, 이후 이유식(離乳食, 불을 가해서 만든 음식)을 하고, 아프고, 병들고, 다치고 하면서 태식호흡이 → 석문호흡으로 → 복식호흡으로, 흉식호흡으로 → 어깨호흡으로 → 목숨을 쉬다가 결국은 숨을 멈추고 죽게 된다.
때문에 완전한 태식호흡을 하기 위해서는 반드시 갓 태어난 아이처럼 3개월에서 5개월 동안(100~150일), 와선의 수련 과정을 충실하게 하여, 석문단전이 완전히 회복된 연후에 좌선을 해야 함을 명심해야 한다.

와선이란 말 그대로, 편안히 누워서 하는 호흡을 말한다.
참선이나 기도나 명상 등을 통하여 정신을 수양하고, 건강을 회복하기 위해서는 반드시 누운 자세로 시작을 해야 한다. 왜냐하면 석문단전의 자리를 잡고 석문단전의 그릇을 만드는데 있어서, 가장 효율적인 방법이기 때문이다.

수련을 하는데 있어서 석문단전의 자리가 잡히지 않으면,

수련을 통하여 만들어진 진기를 모을 수도 없고, 진기가 자리를 잡지를 못하고, 몸속 여기저기를 떠돌아 다니게 된다. 안정되지 않은 진기는 결국 위로 뜨는 성향이 있어서, 몸의 상부 쪽으로 몰리고 상기증 등 여러 가지 부작용을 일으키는 원인이 된다.

와선을 하는데 있어서 가장 중요한 것은 아랫배 호흡이다. 아랫배 호흡은 가슴이나 윗배가 아닌 배꼽아래 아랫배의 석문혈 부분이 부풀렸다가 꺼지게 하는 운동이다. 아랫배의 석문혈이 최고의 정점이 되게 하는 노력이 필요하다. 시간이 날 때마다 수시로 복부마사지 등을 충분히 해주면 좋은 효과를 거둘 수 있다.

또한 수련을 시작하는 순간부터 끝날 때까지, 의식은 항상 석문혈에 머물러 있어야 한다. 석문단전에 대한 의식집중은 쉼 없는 반복수련을 통해서 자연스럽게 습득된다. 수련에 있어서 모든 단계들이 다 중요하겠지만 특히 와선에 있어서 아랫배 호흡과 자연스러운 호흡, 석문단전에 대한 의식집중과 심신의 이완을 충분히 해야 하기 때문에, 아주 중요한 수련 과정이라 할 수 있겠다.

② 누워서 하는 숨공부

누워서 하는 숨공부를 효율적으로 하기 위해서는, 먼저 임맥의 석문혈을 정확히 잡아야 한다.
개인에 따라서 그 위치가 조금씩 다르고, 석문단전을 잡는 방법에 따라서 약간의 오차가 생길 수 있기 때문에, 지도자의 도움을 잘 받아야 한다.

석문단전의 자리를 정확히 잡고 나면, 그 자리에 파스나 압봉 등의 접착성이 있는 종이를 동그랗게 오려 붙여서, 석문혈에 대한 인식과 의식집중을 좀 더 정확하고 효과적으로 할 수 있도록 한다.

◐ 와선의 바른자세

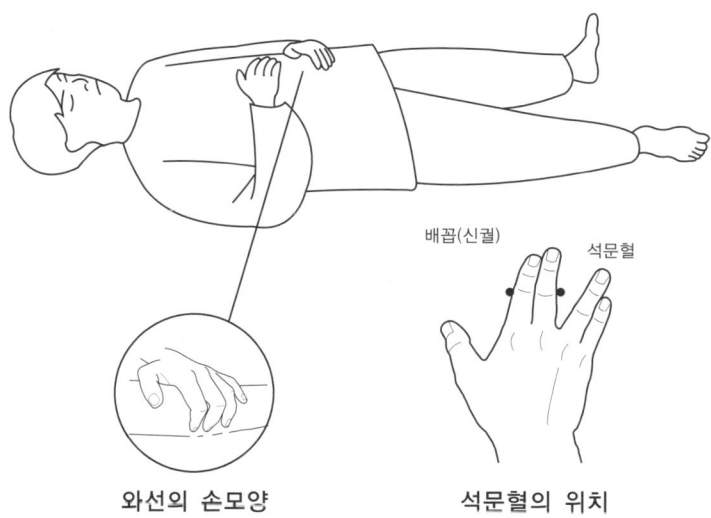

배꼽(신궐)　　석문혈

와선의 손모양　　　**석문혈의 위치**

호흡수련에 있어서 올바른 자세는 그 무엇보다 중요하다.

、누워서 하는 숨공부는, 편안하게 눕는 것으로부터 시작한다.

、몸과 마음을 최대한 편안하게 한다.

、양발은 어깨 넓이로 벌린다.

、양손은 손바닥을 하늘로 향하게 하고 쥐지도 펴지도 않은 편안한 상태로 둔다.

、이때 양팔은 몸에서 45°정도로 가볍게 벌린다.

、이 상태에서 눈을 지그시 감고, 석문단전을 응시하는 듯한 느낌으로 가볍게 시선을 아래로 향한다.

、기본자세를 취한 다음에는 어느 한쪽이든 편안한 손의 손가락 하나로 석문혈 자리를 살며시 짚는다.

、나머지 한 손은 손바닥을 가볍게 편 상태에서 배꼽 위의 윗배에 올려놓고, 윗배가 1㎝이상 올라오지 않도록 지그시 눌러주어, 복식호흡이 되지 않고, 아랫배 호흡이 이루어지도록 한다.

、자세가 완전히 갖추어지면 심호흡을 한두 번 깊게 한 후에 마음속으로, '석문단전에서 만들어진 진기로 단전그릇을 만든다.'는 목적의식을 강하게 갖는다.

본격적인 숨공부에 들어가기 전에 심법(心法)에 대한 의식을 마음속으로 3~5번 정도 강도높게 인식한 후, 심법은 잊어버리고, 석문혈에 의식을 집중하여 호흡을 하면 된다.

호흡은 입이 아닌 코로 하며, 만일 코에 이상이 있다면, 코의 치료와 함께 숨공부에 임해야 한다.

초보자의 호흡은 들숨과 날숨의 비율이 5:5가 적당하다. 호흡이 좀 짧더라도, 들숨과 날숨의 비율이 일정한 것이 가장 바람직한 호흡이다.

호흡은 자연스러운 것이 좋다. 흔히 호흡이 길면 길수록 좋다는 인식과 오해로 인하여 숨을 오랫동안 참는다거나, 인위적으로 멈추는 등의 방법은 바람직하지 않다.

자연스러운 호흡이란 자기 몸에 맞는 호흡으로 가늘고 길고 깊게 숨을 쉬되, 무리하지 않고, 짧더라도 자신에게 맞는 호흡을 찾아서 하는 것이 가장 올바른 호흡법이다.

❸ 행선(行禪)의 중요성

숨공부에는 누워서 하는 와선(臥禪=臥息), 앉아서 하는 좌선(座禪=座息), 서서 하는 입선(立禪=立息), 동작을 하면서 하는 행선(行禪=行息), 활동을 하면서 하는 동선(動禪=動息) 등이 있다.

행선이란 몸동작을 통하여 숨공부를 하는 것으로, 행공(行供) 또는 도공(道供)이라고도 한다.

행선의 행(行)이란 보고 듣고 생각하고 말하고 움직이며 살아가는 모든 행위요, 선(禪)이란 고요하고 밝은 지혜의 마음이다. 우리의 모든 행위는 산소와 물과 영양분을 필요로 하고 소모하게 된다.

우리가 전기를 아끼고 절약하기 위해서 전기불을 끄고 코드를 뽑듯이, 산소와 물과 영양분들도 필요할 때에 잘 쓰기위해서, 아끼고 절약할 필요가 있다.

어쩌면 우리는 늘 산소부족과 물가뭄과 영양실조를 느끼며 사는지도 모른다. 특히 산소부족은 우리의 오장육부를 무능하게 하고 병들게 한다.

결과적으로 병든 몸과 어리석은 마음은 불행과 고통을 불러오고, 건강한 몸과 지혜로운 마음은 행복과 기쁨을 가져다 준다.

때문에 행선은 우리의 몸에 산소의 양을 늘려주고, 어리석음을 줄여주며, 오장육부를 건강하게 한다.

현대인들이 숨공부를 함에 있어, 동선(動禪)과 정선(靜禪)의 조화로운 방법이 요구되고 있기 때문에 행선은 몸과 마음을 완전히 이완시켜, 숨을 효과적으로 잘 쉴 수 있도록 하기 위한 몸수련이요, 몸동작을 통하여 숨공부를 효과적으로 잘하게 한다.

행선은 12개 동작 아홉 과정으로, 총 108개가 있다. 108개의 행선들은 사람과 동물과 자연의 수많은 모습과 동작들 중에서 가려 뽑은 것들로, 수련자의 신체조건이나 건강상태에 따라, 행선동작들을 수련자에 맞게 조절할 수가 있다.

행선은 일상생활을 하면서도 항상 석문호흡이 저절로 이루어져서, 언제 어디서나 생활의 중심을 잃지 아니하고, 슬기롭게 잘 살게 하는 공부라 하겠다. 행선은 행(行) 주(住) 좌(坐) 와(臥) 어(語) 묵(默) 동(動) 정(靜) 간(間)에 참 나를 잃지 아니하고, 도심(道心)을 떠나지 않게 하는 수련이다.

행선은 마음수련의 기초가 되며, 몸수련이 곧 마음수련에 영향을 미치고, 마음수련이 곧 몸의 건강에 영향을 주어, 호흡과 마음이 조화롭게 되면, 몸과 마음에 쌓였던 긴장감과 스트레스 등이 서서히 사라지게 되고 경직된 근육과 몸이 이완이 된다.

행선은 의식과 기운과 마음과 호흡을 석문단전으로 내려주고, 몸을 아주 편안하게 이완시켜주는 중요한 역할을 하게 된다. 행선은 팔과 다리의 근육과 육장육부의 경락을 단련시켜주며 다리를 잘 사용하지 않는 현대인들에게 아주 좋은 운동이 된다. 또한 머릿속의 잡념과 스트레스, 산만한 생각들을 없애주어, 마음의 안정을 찾을 수 있고, 조급하고 불안정한 성격을 차분하게 가라앉혀준다.

행선시 호흡은 수련자의 아랫배를 최대한 부풀린다. 숨을 길게 들이쉬고, 아주 천천히 내쉬는 것을 기본 원칙으로 한다.

효과적으로 행선을 하기 위해서는

① 일반적으로 모든 동작은 허리를 곧게 세우고 아랫배에 힘을 주어 호흡의 중심이 석문단전에 잡히게 한다.

② 행선에 있어서 어디에 힘을 넣고 뺄 것인지를 정확히 알아야 하고, 끝까지 버티는 힘을 기르며, 호흡의 중심이 항상 석문단전에 가 있어야 한다.

③ 행선을 할 때에는 동작을 정확히 취한 후 눈을 지그시 감고 호흡을 통해, 내면의 세계로 몰입할 수 있도록 해야 한다. 한 발로 서는 동작이나 특별한 행선은, 몸의 중심을 잡기 위해서 눈을 떠야 한다.

④ 행선이 힘들수록 호흡을 석문단전까지 깊고 강하게 해야 하며, 의식을 강하게 집중하여 참을 수 있는 데까지 참아본다.

⑤ 행선을 할 때 통증이 느껴질 때에는 잠시 몸을 풀고, 몸

상태에 맞추어서 해야 한다.

⑥ 동작이 바뀌더라도 의식이 석문단전을 떠나지 않도록 하며, 행선이 힘들수록 호흡을 석문단전까지 깊고 강하게 하면서, 버틸 수 있는 데까지 버텨본다. 잘 버티는 습관이 체력의 한계를 극복할 수 있게 한다.

⑦ 행선의 자세도 매우 중요하지만, 수련자의 마음가짐과 심법도 매우 중요하다. 마음과 심법을 따라 진기의 흐름이 좌우되기 때문이다.

1. 와선(臥禪) 수련법

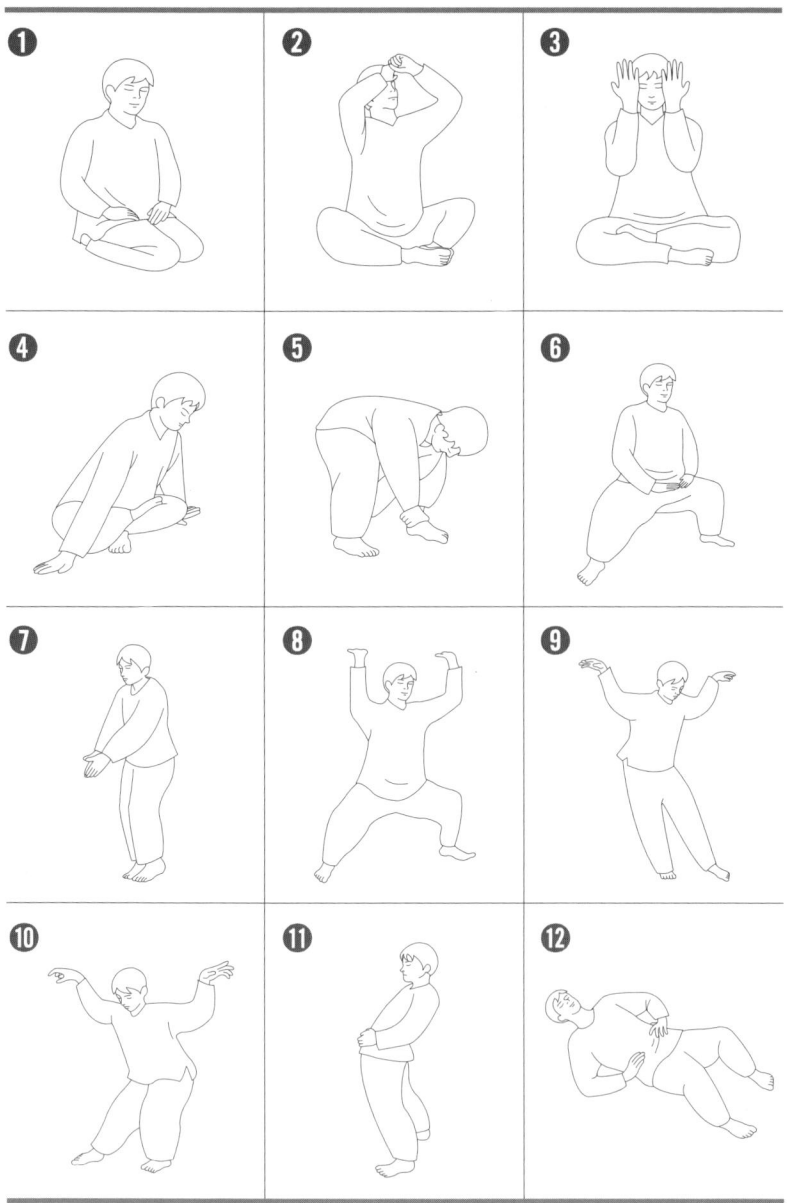

자 세	설 명
❶ 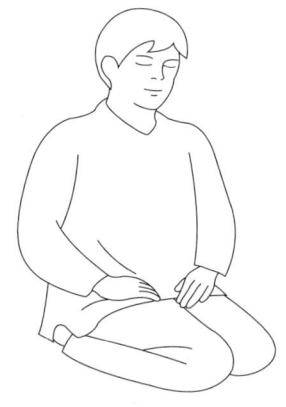	양무릎을 자연스럽게 꿇고 앉아 양손을 허벅지 위에 편안히 올려 놓는다. 이 때 무릎을 붙이고 손끝을 중앙으로 모은다는 느낌을 가진다. 턱을 가볍게 당기고 허리를 곧게 편 후 호흡을 한다.
❷ 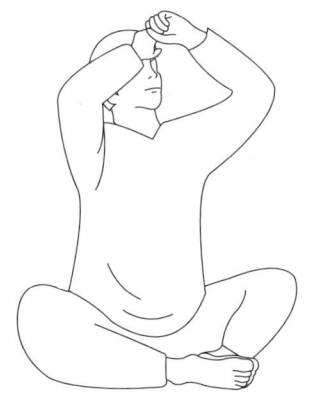	양발바닥을 마주 붙이고 고개를 15° 정도 뒤로 젖히며, 오른 주먹을 인당에 대고 왼 주먹을 오른 주먹 바깥에 붙인다. 주먹은 가볍게 쥐고 엄지손가락으로 검지와 중지의 첫 번째 마디에 대고 동그랗게 만다. 감아쥔 양주먹이 인당과 일치하도록 이마에 갖다 대고 호흡을 한다.

자 세	설 명
❸ 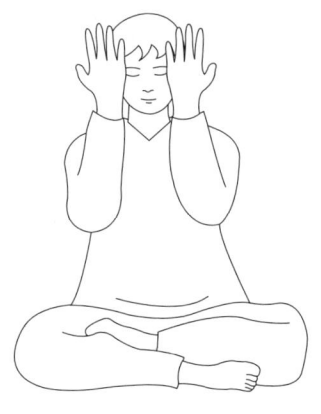	양손을 자연스럽게 펴고 얼굴을 감싼 상태에서 양 손의 간격을 주먹 하나 정도로 벌린다. 양손과 얼굴 사이의 거리도 주먹 하나 정도로 둔다. 이 때 양손의 높이는 손가락이 시작되는 부위가 눈높이에 위치하도록 한다. 다리는 남녀 동일하게 왼쪽 다리를 위로 올려 반가부좌 자세를 취한 후 호흡을 한다.
❹ 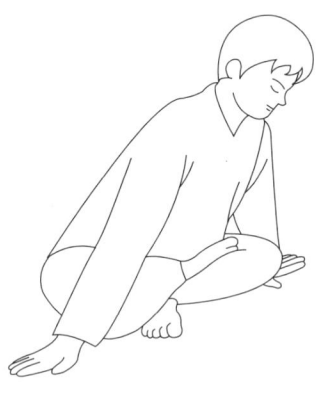	허리를 곧게 편 상태에서 손바닥을 양쪽 무릎 옆 지면에 대고, 무릎 선을 넘어가지 않게 한다. 상체의 각도는 45°, 다리는 남녀 동일하게 오른 다리가 위로 오도록 반가부좌 자세를 취한 후 호흡을 한다.

자 세	설 명
❺ 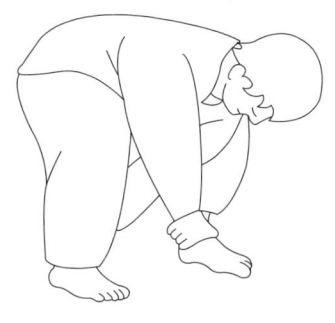	양발은 11자 모양으로 하며, 어깨가 무릎 위에 걸쳐지지 않도록 발 사이를 어깨너비보다 조금 더 넓힌다. 양팔을 편안한 쪽으로 교차한 상태에서, 엄지손가락을 벌려 아킬레스건을 잡는다. 다리를 90°로 구부려준다. 허벅지 부분이 지면과 수평을 이루도록 하여 호흡을 한다.
❻ 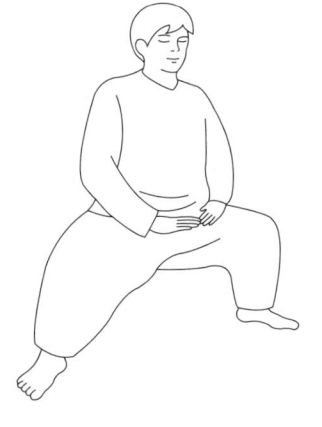	양발을 기마자세로 하여 좌우 45° 각도로 벌린다. 엉덩이는 자연스럽게 약간만 뒤로 빼고, 허리를 곧게 세운다. 양손의 엄지와 검지를 붙이고 삼각형을 만든 상태에서 자연스럽게 힘을 뺀다. 양손의 위치는 아랫배 석문혈 높이, 양손과 석문혈 사이는 주먹 하나 정도, 고개를 약간만 숙이고 눈을 감은 뒤, 의식은 석문혈에 집중하여 호흡을 한다.

자 세	설 명
❼	머리와 허리를 바르게 하고, 두 발은 나란히 11자로 모으며, 팔은 자연스럽게 합장을 하고 45° 정도로 유지한 채 무릎은 서로 붙이고 허벅지가 45°가 되도록 굽혀 호흡을 한다.
❽	다리는 기마자세, 양손으로 하늘을 떠받친다는 느낌으로 자세를 취한다. 팔꿈치와 어깨 높이가 같게 하고 손끝은 뒤로 향하게 한다. 이 때 손바닥이 지면과 수평을 이루도록 하고 손등은 머리보다 약간 높여 호흡을 한다.

자 세	설 명
❾	두발을 모으고, 상체를 좌측 45° 방향으로 틀어준다. 왼발을 어깨너비만큼 내민 상태에서, 뒷발에 체중이 실릴 수 있게 그대로 놓는다. 위팔은 어깨와 수평으로, 아래팔은 45° 각도로 올린다. 손바닥은 지면과 수평이 되게끔 손목을 꺾는다. 양 손은 구름을 잡듯이 손가락은 약간만 구부리고, 지면을 내리누르는 듯한 느낌으로 하여 호흡을 한다. 나가는 발을 기준으로 남좌 여우(男左女右).
❿	9번과 반대로 하여 호흡을 한다.

자 세	설 명
⑪	양발을 어깨너비로 자연스럽게 벌리고, 양손은 아랫배 석문혈에 상하로 대며, 상체를 뒤로 젖힌 다음, 고개를 앞으로 숙이고 호흡을 한다.
⑫	양다리를 어깨너비로 자연스럽게 벌리고, 무릎이 옆으로 벌어지지 않고 하늘을 향하도록 한다. 다리의 각도는 90°, 양발의 간격은 어깨너비가 되게 하며, 양손은 엄지와 검지를 벌려서 양 옆구리에 댄다. 몸이 긴장되지 않도록 힘을 완전히 뺀 후 호흡을 한다.

Chapter 2

대맥운기 공부

1 앉아서 하는 숨공부

누워서 하는 숨공부를 마치게 되면 앉아서 숨공부를 해야 한다. 왜냐하면 앉아서 하는 것이 석문단전에 집중을 더 효율적으로 잘 할 수 있고, 오래도록 참선이나 기도나 명상을 할 수 있기 때문이다.

앉아서 숨공부를 하게 되면 외부에 닿는 신체의 면적이 훨씬 적어서, 그만큼 의식을 빼앗기지 않고, 석문단전에 의식을 집중할 수 있으며, 머리와 양 무릎과 회음의 연결선이 삼각형을 이루고 있어서 진기의 생성작용이 강하게 일어나서 많은 양의 진기가 석문단전에 쌓이기 때문이다.

좌선(座禪)은 와선(臥禪)이나 입선(立禪)에 비해서, 가장 널리 사용되는 방법이다. 전통적인 방법으로는 결가부좌와 반가부좌와 평좌 등이 있으나 보편적이고 효율적인 자세를 찾아서 가장 편안하게 앉는 것이 중요하다.

한쪽 발을 최대한 끌어 당겨서 발뒤꿈치가 회음혈(꼬리뼈) 부위에 닿도록 놓고, 다른 쪽 발을 그 발 앞에 놓는다. 어느 쪽 다리가 앞으로 가든 상관이 없다. 이러한 상태에서 엉덩이를 살짝 뒤로 빼내어, 회음부분이 바닥에 닿게 하면 허리를 똑바로 세우기가 훨씬 편하게 된다. 이것이 평좌(平座)의 자세이다.

허리를 편 후에는 머리를 쭉 뽑아 올리면서 턱을 들리지 않을 정도로 가볍게 당겨, 코와 석문단전이 일직선 상태에 놓이도록 한다. 그 이유는 경추가 펴지면, 기혈의 흐름이 원활해지기 때문이다. 이때 가슴을 활짝 펴고 어깨의 긴장을 충분히 풀어서 경직된 부분이 없어야 한다.

그 다음엔 오른손을 아래로 하고, 왼손을 위로 겹쳐서 두 손의 엄지손가락을 가볍게 맞닿게 하여 둥근 원을 만든 후 석문단전과 일치하도록 석문단전 앞에 가볍게 올려놓는다.

이렇게 하는 이유는 짧은 시간 안에 깊은 입정(入定)에 들 수 있고, 손으로 만든 둥근 원을 통해서 몸밖의 좋은 기운이 석문단전으로 들어와서 수련을 돕기 때문이다.

◐ 좌선의 기본자세 (평좌)

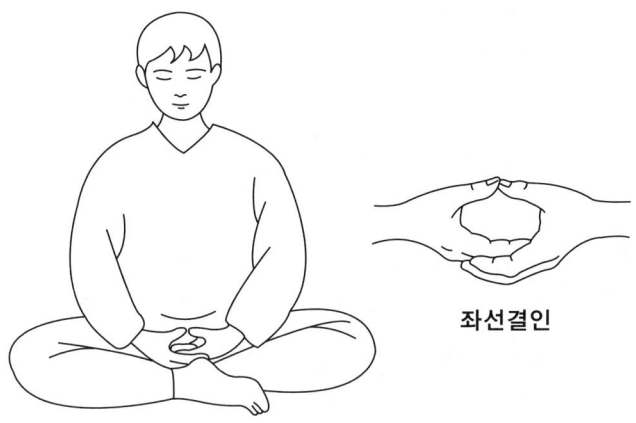

좌선결인

자세가 안정되게 갖추어지면 **'석문단전에 진기를 가득 채운다.'**는 심법을 3회 정도 걸어준 후에 석문단전에 의식을 집중하고 아랫배를 부드럽게 부풀리면서 자연스러운 조식공부(調息工夫)를 한다.

② 대맥(帶脈)운기 공부

대맥은 허리띠를 중심으로 발과 관련된 비경(은백혈)과 간경(태돈혈)과 위경(여태혈)과 담경(규음혈)과 방광경(지음혈)과 신경(용천혈)의 경락들 좌우 12개와 임독맥이 지나는 곳으로, 매우 중요한 부분이라 하겠다.

대맥운기는 허리를 튼튼하게 하는 수련임과 동시에 상체와 하체의 균형을 잡아주고, 머리를 시원하게 해주며, 발을 따뜻하게 하여 발과 관련된 장기들을 튼튼하게 해준다.

대맥은 주로 찬 기운이 모여 있는 곳으로 대장과 방광의 기능이 떨어지면 아랫배가 차게 되고, 아랫배가 차게 되면, 찬 기운이 대맥에 모이게 되어 허리의 힘이 약해진다.

대맥은 기경8맥 중의 하나로, 대맥에 찬 기운이 어려 있으면 우리들 몸의 온도가 36.5℃이하로 떨어져서 불안 심리와 우울한 마음들이 생겨나서 삶의 의욕이 떨어진다.

대맥을 운기하려면 무의식을 사용해야 한다. 만일 의식을 사용하게 되면 진기가 생성되어 운기를 한다하더라도, 생기로 변해 버리고 만다. 무의식을 사용하기 위해서는 우선적으로 대맥을 의식하지 않고 '대맥을 운기한다.'는 심법만을 마음속으로 3차례 정도 염원한 후에 석문단전에 축기만 계

◐ 대맥 경락도(좌에서 우로)

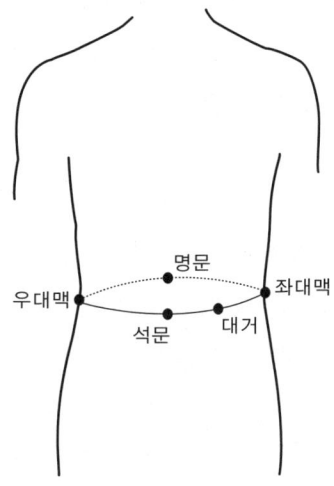

속해야 한다.

이와 같이 석문단전에 의식을 집중하고 축기를 계속하다보면 수련 전에 대맥을 운기한다는 심법으로 인하여 자연스럽게 대맥으로 진기의 흐름을 이끌게 된다. 대맥운기를 하다보면, 군데군데 막히는 곳들이 있게 되는데, 이때 막히는 부분들을 규(竅-구멍)라 한다.

진기의 흐름이 규에서 막히게 되면, 진기는 생기로 변해 버리고 마는데, 규에 대해 너무 신경을 쓰거나, 진기의 흐름에 의식을 빼앗기게 된다. 그러나 절대로 의식을 빼앗기지 말고 그럴 때 일수록 오로지 축기에만 전념해야 한다. 규가 강하게 막혔을 때에는 호흡을 길고 강하게 하거나, 지식(止息)을 사용하게 되면 효과적이다.

대맥운기의 방향은 석문단전을 중심으로 좌측(왼쪽)으로 흘러, 석문단전으로 되돌아오게 된다. 따라서 대맥운기는 좌우측 담경의 대맥혈과 대맥과 독맥이 만나는 명문혈과 좌우측 대거혈에서 가장 많이 막히게 된다.

일반적으로 수련을 할 때에는 의식의 70%를 석문단전에 두고 축기를 하며 의식의 30%는 진기의 흐름에 두어야 하는데, 의식으로 진기를 끌고 가지 아니하고, 진기로 의식을 밀고 가는 느낌으로 대맥운기를 한다.

우리가 보고 듣고 생각하고 말하고 하는 모든 것들이 다 기(氣)의 부림(기를 사용하는 것)이 아님이 없기 때문에 애써 쌓아온 진기를 소모해 버리고 만다. 때문에 무의식의 진기 수련은 매우 중요하다하겠다.

수련을 빨리 하려는 욕속심(欲速心)과 번뇌망상과 사심잡념에 사로잡혀있게 되면 진기가 저절로 생기로 변해 버린다. 대맥이 완전히 유통되면, 시간 나는 대로 수시로 운기를 해

준다. 그리하여 일주(한바퀴)하는데 2분 이내로 반복수련을
계속한다. 2분운기란 다음단계의 수련으로 이어지는 한계선
이며, 운기의 속도는 빠를수록 좋다. 운기의 속도를 빠르게
하는 길은 반복수련 밖에 없다. 노력이 실력이고 정성이 능
력이다.

2. 대맥(帶脈) 수련법

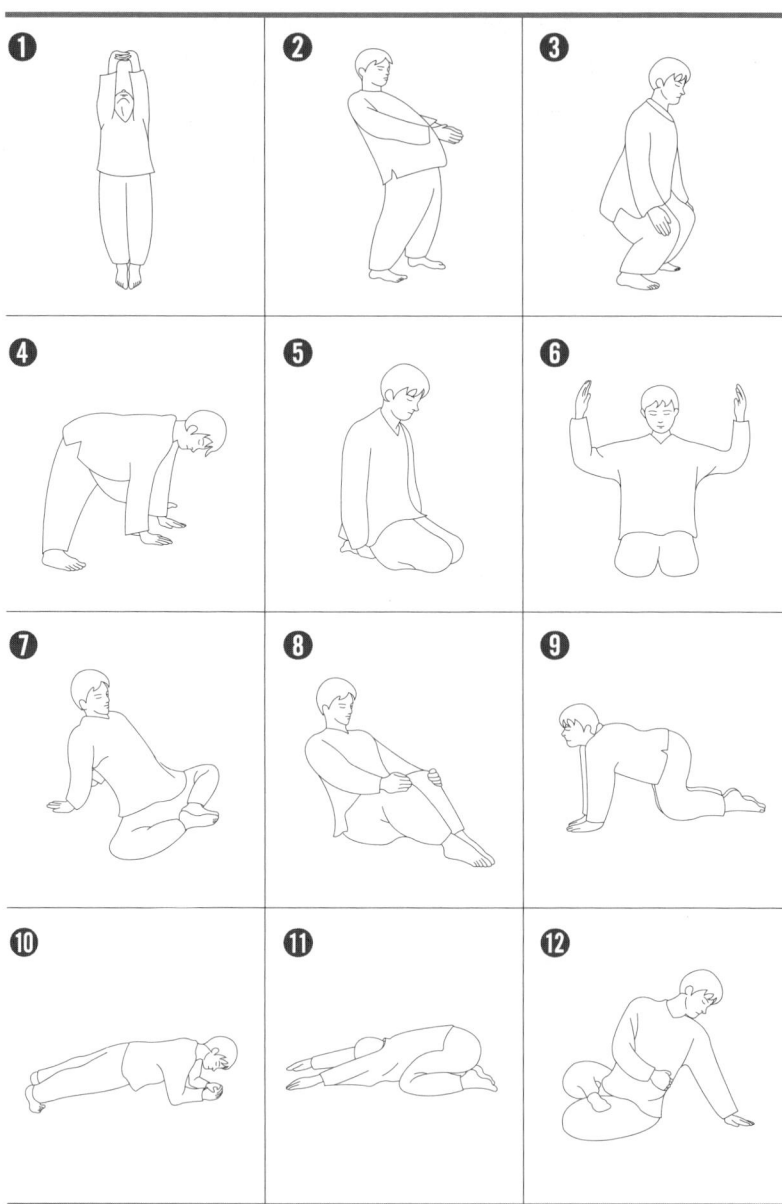

자 세	설 명
❶	양발을 가지런히 모으고, 양손은 깍지를 끼어 손바닥이 최대한 위로 향하게 하며, 고개를 들고 손등을 바라보며 호흡을 한다.
❷	왼손이 오른손 안으로 들어간 상태에서 원모양을 만든다. 이 때 엄지손가락을 서로 마주 붙이고, 아랫배와 주먹 하나 간격이 되도록 놓는다. 양 발은 어깨너비로 벌리고, 아랫배가 떨릴 때까지 상체를 뒤로 젖힌 상태에서 호흡을 한다.

자 세	설 명
❸	양발은 11자로 어깨너비만큼 벌리고, 의자에 앉는 것처럼 그대로 앉는다. 허리는 항상 곧게 펴고, 상체를 앞으로 숙이지 않는다. 손은 자연스럽게 펴고 무릎 옆에 붙인 상태에서 호흡을 한다.
❹	양발을 넓게 펴고, 등이 지면과 수평이 되도록 상체를 숙인다. 이 때 양발은 11자 모양으로 하고, 양손을 어깨너비로 벌린 상태에서 그대로 내려놓는다. 두 손으로 바닥을 가볍게 짚고 무게 중심이 다리 쪽으로 오게 하여 아랫배의 힘으로 버티며 호흡을 한다.

자 세	설 명
❺	허리를 반듯이 펴고, 양무릎을 꿇고 앉는다. 허리가 수그러지더라도 손은 발목 밑으로 넣어서 발목을 감싸쥐며 호흡을 한다.
❻	허리를 반듯이 세우고 무릎을 꿇고 앉는다. 양손 노궁혈(勞宮穴)을 관자놀이에 댄 상태에서 밖으로 자연스럽게 벌려준다. 아래 팔이 옆으로 벌어지지 않도록 지면과 수직이 되게 하여 호흡을 한다.

자 세	설 명
❼	엄지발가락을 붙이고, 모은 발뒤꿈치를 회음(會陰)까지 당긴 상태에서 양 손을 어깨넓이로 하여 뒤로 뻗어준다. 이 때, 턱은 당겨주고 아랫배는 최대한 앞으로 내밀어야 하며, 시선을 아랫배 석문혈에 두고 호흡을 한다.
❽	허리와 허벅지, 다리의 각도는 90°로 하며, 양발을 붙이고 양손은 손끝으로 무릎을 살짝 잡아준다. 양팔을 뻗어서 아랫배가 떨릴 정도로 상체를 최대한 뒤로 젖혀준다. 양무릎 사이는 주먹 하나 정도의 거리를 두고 턱을 아래로 당겨주며, 시선을 아랫배 석문혈에 두고 호흡을 한다.

자 세	설 명
❾	손과 발을 어깨넓이로 자연스럽게 벌린 상태에서 시선은 정면을 향하게 하고, 팔과 몸통, 허벅지와 다리가 각각 90°가 되도록 하여 호흡을 한다.
❿	양발은 주먹 하나 정도로 벌리고, 양발가락들만 바닥에 닿도록 하여, 오른손 엄지를 구부리고 왼손으로 감싸서 삼태극을 만든다. 이때 아랫배가 바닥으로 처지지 않게 하여 호흡을 한다.

자 세	설 명
⑪	무릎과 발등을 가지런히 모으고, 양손은 귀부분으로 올려 자연스럽게 바닥에 닿도록 하며, 이마는 바닥에 닿지 않도록 한 상태에서 호흡을 한다.
⑫	왼 팔을 자신의 왼쪽 엉덩이 뒷부분으로 쭉 뻗어준다. 양어깨에서 팔꿈치를 거쳐 손끝까지가 일직선을 이룰 수 있도록 몸을 좌측으로 최대한 틀어준다. 이 때 오른손은 좌측 옆구리의 대맥 통로를 따라 최대한 멀리 감는다. 시선은 손끝에 두고, 의식은 단전에 둔 상태에서 눈을 감는다. 오른발이 왼발 위로 가게 하여 호흡을 한다.

Chapter 3

임맥 · 독맥운기 공부

임맥 · 독맥운기란 몸의 앞면에 있는 임맥(任脈)과 몸의 뒷면에 있는 독맥(督脈)을 서로 통하게 하는 임독맥 유통(流通)을 말한다.

임맥은 자율신경과 내장기관이 관련 있고, 독맥은 중추신경과 척추신경이 관련 있다. 임독맥운기를 하게 되면 수승화강(水昇火降)이 이루어져서, 머리가 서늘하고 정신이 상쾌하여 맑은 침이 입안에 고이게 된다.

임맥은 양기운인 불의 성질을 가지고 있어서 그 성질이 위로 오르는 동시에 그 기운이 덥고 탁하나, 독맥은 음기운인 물의 성질을 가지고 있어서 그 성질이 아래로 내리는 동시에 그 기운이 서늘하고 맑다.

때문에 임맥을 따라 불기운이 아래로 내리면 독맥을 따라 물 기운이 위로 올라서 불기운을 다시 아래로 내리게 하여 수승화강의 작용(운동)이 이루어지게 되는데, 이에 따라 자동적으로 망념이 쉬고 진성(眞性)이 나타나서, 정신의 수양이 이루어지게 된다.

좀 더 자세히 말하자면 석문단전에 모인 진기를 항문 쪽으로 내려서 다시 등 뒤로 올려, 척추에 있는 독맥을 따라 백회로 올린 다음 머릿속 니환궁(泥丸宮)에 채워, 몸의 정중앙선에 있는 임맥을 통해 끌어내리고, 다시금 석문단전으로 돌게 하는 수련이다. 즉 몸의 앞뒤로 크게 원을 그리듯이 진기를 돌려서 앞면의 임맥과 뒷면의 독맥을 유통시키는 것이 소주천(小周天)인 것이다.

임독맥운기는 석문혈과 옥당혈과 인당혈을 하나로 연결시키는데, 그 의의가 있다. 그런 의미에서 대맥운기를 횡적유통이라면, 임독맥운기는 종적유통이라 할 수 있다.

임독맥을 운기하려면, 먼저 임맥과 독맥의 길과 혈자리를 알아둔 상태에서 '임독맥을 운기한다.'는 심법을 마음속으로 2~3회 정도 입력한 다음, 축기에 전념하면 된다. 대맥운기도 그렇고, 임독맥운기도 마찬가지로 일정한 운기의 방향이 있는데, 대맥의 경우에는 좌에서 우로 운기하는 것이 순행이고, 임독맥운기는 임맥을 따라 내려가서 독맥으로 올라

임맥(승장→ 회음)

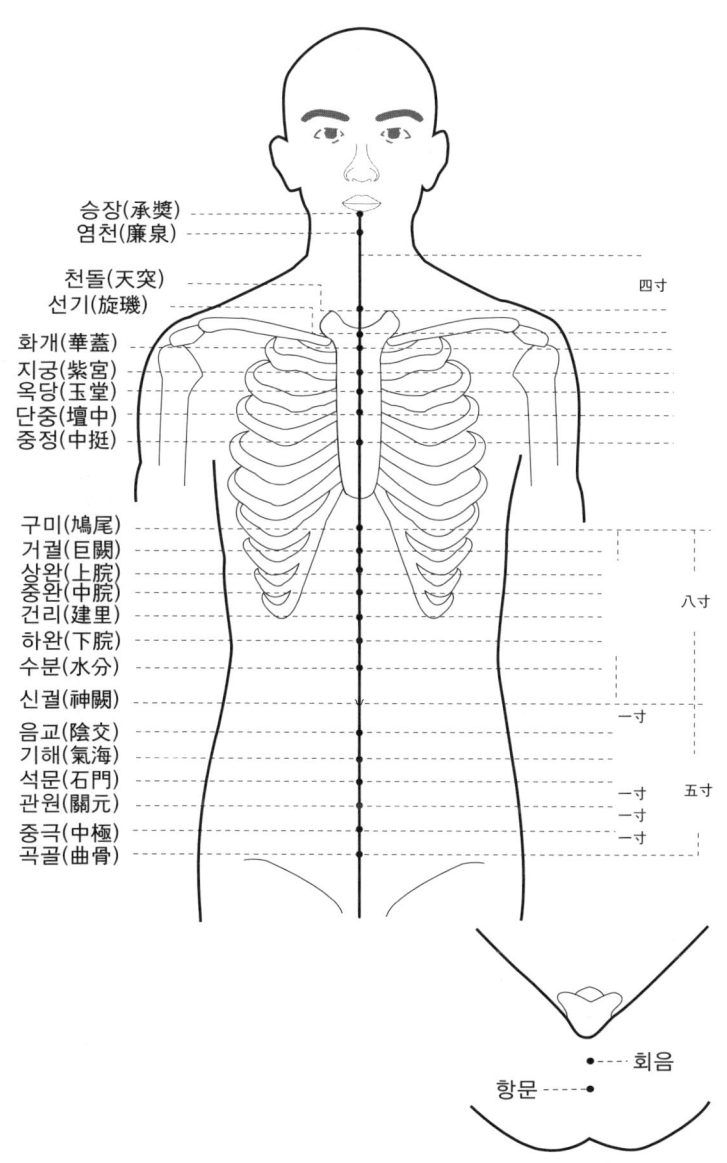

승장(承獎)
염천(廉泉)

천돌(天突)
선기(旋璣)

화개(華蓋)
지궁(紫宮)
옥당(玉堂)
단중(壇中)
중정(中挺)

구미(鳩尾)
거궐(巨闕)
상완(上脘)
중완(中脘)
건리(建里)
하완(下脘)
수분(水分)

신궐(神闕)

음교(陰交)
기해(氣海)
석문(石門)
관원(關元)

중극(中極)
곡골(曲骨)

四寸

八寸

一寸

五寸

一寸
一寸
一寸

회음

항문

독맥(장강→은교)

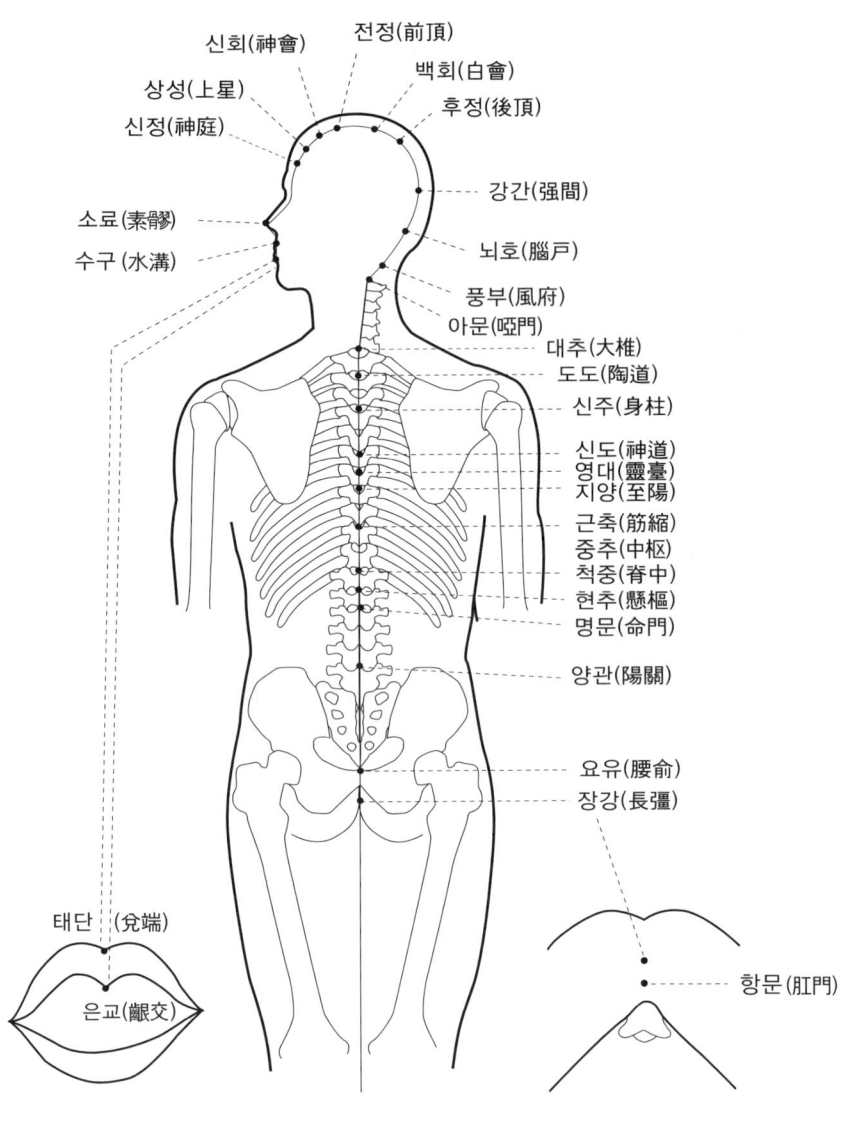

신회(神會)
전정(前頂)
상성(上星)
백회(白會)
신정(神庭)
후정(後頂)
강간(强間)
소료(素髎)
수구(水溝)
뇌호(腦戶)
풍부(風府)
아문(啞門)
대추(大椎)
도도(陶道)
신주(身柱)
신도(神道)
영대(靈臺)
지양(至陽)
근축(筋縮)
중추(中枢)
척중(脊中)
현추(懸樞)
명문(命門)
양관(陽關)
요유(腰俞)
장강(長彊)
태단 (兌端)
은교(齗交)
항문(肛門)

가게 하는 것이 순행이다.

임독맥운기는 석문단전을 중심으로 대맥통로에 진기가 가득 채워진 후 회음(會陰)으로 내린다. 회음혈은 성기와 항문 사이로 항문을 단단히 조이지 않으면 회음혈에 진기가 모여지지가 않는다.

회음혈을 통과하기 위해서는 항문을 단단히 조이는 항문호흡을 하여야 하는데, 이것을 긴찰곡도(緊紮穀道)라 한다. 진기가 인당혈에서 코를 지나 윗입술까지 내려왔을 때에는 반드시 혀끝을 입천장에 말아 붙여서 독맥과 임맥이 서로 연결되도록 신경을 많이 써야 한다.

수련자에 따라 다소의 차이는 있으나 여러 가지 기감도 느끼고, 여러 가지 명현(치료되는 현상)반응도 나타난다. 위장질환으로 고생하는 수련자는 중완혈 부위에서 힘들고, 심장이 허약한 수련자는 거궐혈의 가슴이 찢어지듯 아프고, 독맥을 통과할 때는 허리가 쑤시듯 아프기도 하다. 이러한 현상은 막혔던 경락들이 뚫리면서 나타나는 명현현상이므로 걱정하지 않아도 된다. 임독맥이 완전히 운기되면 일주(한 바퀴 도는데)하는데 2분 이내로 운기되도록 계속 수련한다.

3. 임맥 · 독맥 수련법

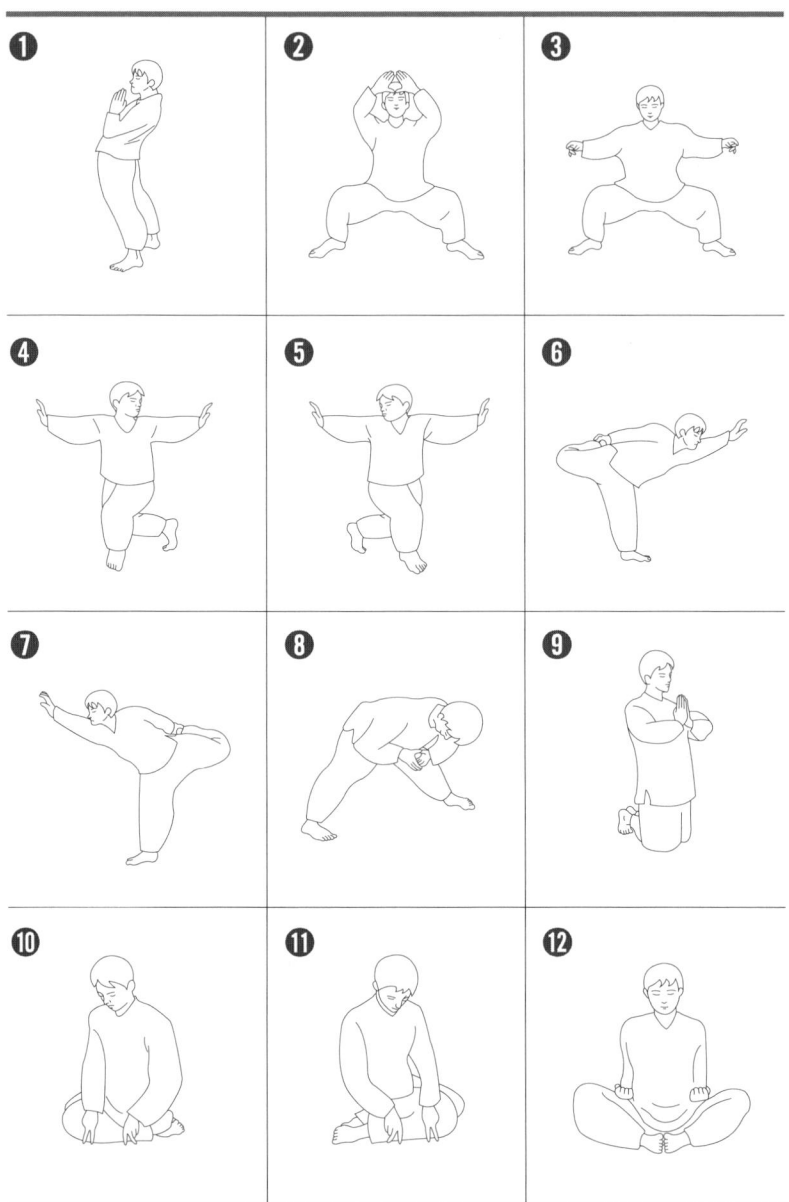

자 세	설 명
❶	양발을 어깨너비로 벌리고, 양손은 합장을 하여 가볍게 가슴에 놓으며, 아랫배를 최대한 앞으로 내밀어 상체를 뒤로 젖힌 후 머리를 바르게 든 상태에서 호흡을 한다.
❷	기마자세를 취하고 양손 엄지와 검지를 붙인 상태에서 삼각형을 만든 후 눈에서 45° 위로 뻗어준다. 팔은 완전히 펴지 않고, 팔꿈치를 약간 구부려 주며, 손목은 자연스럽게 안쪽으로 꺾어 준다. 손으로 만든 원을 통해 태양을 바라본다는 느낌으로 호흡을 한다.

자 세	설 명
❸ 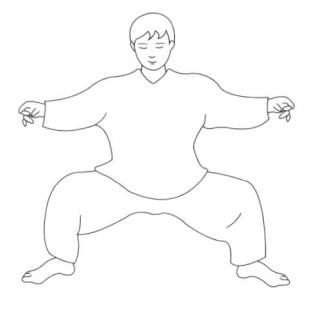	기마자세를 취하고 어깨에서 15° 각도로 위쪽의 팔을 내린 후, 아래 팔은 팔꿈치를 기준으로 정면에서 45° 정도 벌리고, 팔꿈치 이하 팔뚝 부분이 지면과 수평이 되도록 들어 준다. 엄지와 중지를 붙이고, 나머 지 손가락은 자연스럽게 편 상태에 서 큰 기둥을 감싸 안는다는 느낌 으로 자세를 취하여 호흡을 한다.
❹ 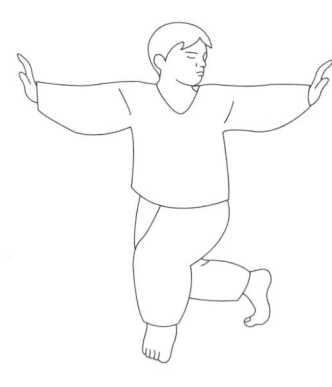	왼발을 앞으로 바르게 뻗어 무릎을 구부린 상태에서 오른쪽 무릎을 바 닥에서 주먹하나 정도로 띄워준다. 이 때 오른쪽 무릎은 왼발 뒤꿈치 에서 주먹 하나 간격으로 유지하 며, 왼쪽 다리와 오른쪽 다리는 90°가 되도록 한다. 양팔을 어깨 높이에서 그대로 뻗은 상태에서 허 리는 곧게 펴주며, 양팔은 밖을 향 하게 한다. 머리는 오른발 쪽을 향 하게 해서 호흡한다. 앞발을 기준 으로 남좌(男左) 여우(女右).

자 세	설 명
❺	4번과 좌우 반대로 하여 호흡을 한다.
❻	좌측 다리로 몸을 지탱한 후 오른손으로 오른 다리의 발목을 감싸쥐고 들어준다. 상체는 정면을 향하게 하며, 왼손은 눈높이로 뻗어 손목을 꺾은 후 정면을 향하도록 하여 호흡을 한다. 앞으로 뻗은 팔을 기준으로 남좌(男左) 여우(女右).

자 세	설 명
❼	6번과 좌우 반대로 하여 호흡을 한다.
❽	양발을 어깨너비의 두 배로 벌리고 허리를 숙여 등과 지면이 수평이 되게 한다. 엄지를 마주 붙인 상태에서 왼손을 오른손 안으로 넣어 원을 만든 후, 가슴옥당혈에서 주먹 하나 거리 앞에 가만히 내려놓는다. 이 때 양팔이 지면과 수평이 되도록 팔꿈치를 옆구리 쪽으로 붙이지 않고 호흡을 한다.

자 세	설 명
❾	기도하는 자세로 양손을 합장하고, 가슴옥당혈 앞에 주먹 한 개 정도의 거리에 둔다. 합장한 손끝은 하늘을 향하게 한다. 이 때 발뒤꿈치와 무릎은 붙이고, 엉덩이와 허리를 세우며, 양팔이 밑으로 처지지 않게 하여 호흡을 한다.
❿	자연스럽게 무릎을 꿇고 앉아서, 엄지로 무명지와 약지를 감싸쥐고, 검지와 중지를 편 상태에서 양손가락을 세워 왼쪽편 지면에 살짝 내려놓는다. 이 때 복숭아 뼈를 중심으로 양손가락 사이의 거리는 대략 주먹 한 개 정도이며, 시선은 양손 사이에 두고, 양손의 손가락이 일직선을 이룰 수 있도록 살짝 내려놓으며 호흡을 한다. 손이 향하는 방향을 기준으로 남좌(男左) 여우(女右).

자 세	설 명
⑪	10번과 좌우 반대로 하여 호흡을 한다.
⑫	양쪽 엄지발가락을 붙이고, 발뒤꿈치를 회음혈(會陰穴)까지 당겨준다. 턱을 당기고 허리를 곧게 편 상태에서 주먹을 좌우 대맥혈(帶脈穴)에 대고 호흡을 한다.

냉욕(冷浴) 공부

● Chapter 4

냉욕공부란 머리 정수리 부분의 백회혈 니환궁에 쌓인 차가운 물 기운으로 온 몸을 적셔 내리는 공부다. 기경8맥중에서, 대맥과 임맥과 독맥의 운기를 마치게 되면, 온몸의 온도가 아주 쉽게 더워지므로, 이때 냉욕수련을 통하여 서늘하게 식히게 되면, 더욱더 건강하고 튼튼한 몸으로 변화되게 된다.

냉욕공부는 몸 전체에 많은 변화를 주는 몸수련(調身工夫)으로, 우리들 몸 안에 내재되어 있던 불순물과 노폐물들이 몸 밖으로 배출되고 분노와 욕심과 병마 등을 씻어내고 치료되기도 하여 우리들 오장육부의 기능을 보다 더 건강하고 튼튼하고 조화롭게 해 준다.

냉욕공부란 석문단전에서 축기된 진기를 독맥으로 끌어올

려, 머릿속 니환궁 백회에 쌓게 되면, 차가운 물 기운으로 변화된다. 이 물 기운을 머리로부터 목욕하듯이 적셔 내린다. 마치 찬물로 목욕하듯이 적셔 내리게 되면 몸과 마음이 보다 더 안정되고 건강하게 된다.

◐ 냉욕수련자세

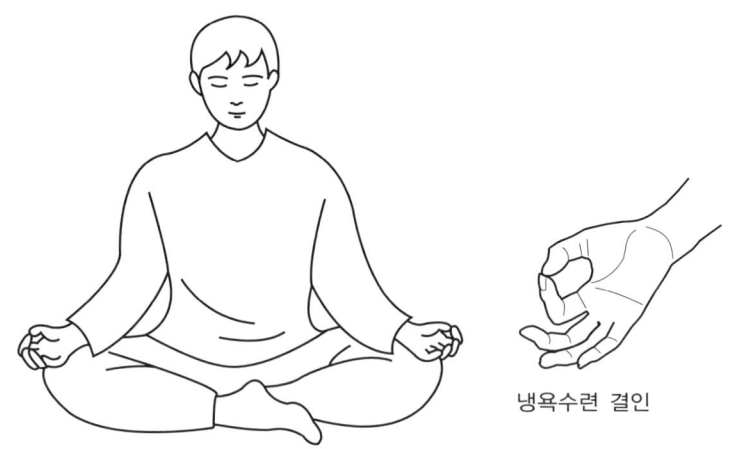

냉욕수련 결인

냉욕수련을 할 때는 자세를 좀 달리 한다. 물론 기본적인 자세는 유지하지만, 손 모양에 변화를 준다. 기본적인 좌선자세에서 양손의 엄지와 집게손가락을 붙여서 둥글게 원을 만든 후에 양 손등이 양 무릎에 닿도록 하여 가볍게 올려놓는다. 이렇게 하고 보면 좀 더 효율적으로 냉욕수련을 할 수 있다.

석문단전에서 축기된 진기를 무의식으로 석문단전에서 회음으로, 회음에서 독맥을 통해 머릿속 끝에 있는 백회까지 끊임없이 올려 보낸다.

냉욕수련의 심법은 '**진기를 독맥을 통해 니환궁 백회에 모은다.**'이다. 백회에 축기를 하려면 먼저 백회혈의 위치부터 정확히 알아야 한다. 백회는 말 그대로, 백가지 혈이 모여 있다는 뜻으로 두정(頭頂) 정중앙에 있는 매우 중요한 경혈이다. 백회혈을 찾기에 가장 쉬운 방법으로는 귀의 제일 높은 정점에서 그대로 위로 올려서 독맥과 만나는 지점을 찾으면 된다.

심법을 걸고 석문단전에 축기를 하면, 진기는 독맥을 타고 백회를 향한다. 이때 임독맥운기가 익숙한 탓에 진기가 백회에서 멈추지 않고 넘어가기도 하는데, 만일 백회를 지나쳐 넘어가게 되면 냉욕수련이 되지 않으므로 주의해야 한다.

냉욕수련 초기에 진기가 백회에 쌓이지 않고, 바로 인당혈까지 흘러내리는 경우가 있는데, 그럴 경우에는 석문단전에 70% 백회에 30%정도의 의식을 배분시켜서 수련의 목표를 보다 더 명확하게 염두에 둔 후에 진기의 흐름에 주의하면서 수련하면 진기는 백회를 넘지 않고 니환궁에 차곡차곡 냉수(冷水)가 쌓이게 된다.

그래도 백회에 진기가 제대로 정지하지 않고 인당이나 얼굴 앞면으로 흐를 경우에는, 엄지손가락으로 백회를 꼭 눌러주고 수련을 시작하면, 눌렀을 때의 느낌이 남게 되어 진기가 백회에 정확히 정지하면서 축기가 되어지기 시작한다.

백회를 중심으로 형성된 그릇에 차가운 물 기운이 가득 쌓이게 되면 독특한 기감이 느껴진다. 모자를 항상 쓰고 있는 느낌이 들거나, 머리가 조여드는 느낌이나 머리가 팽창하는 듯 한 느낌 등이다. 그리고 냉욕의 기감에 적응이 되지 않는 초기에는 약간의 두통을 동반하는 경우도 있다.

하지만 이때 느끼는 두통은 몸에 문제가 있어서 아픈 두통과는 달라서, 본인이 쉽게 그 차이를 구분할 수가 있다. 이러한 기감은 수련의 부작용이 아니라, 오히려 수련이 잘되고 있다는 증거이므로, 더욱 더 수련에 매진을 해야 한다. 백회에서 차갑게 식은 진기는 이윽고 머리끝에서 발끝까지 서서히 적셔서 내려오게 되는데, 그 느낌이 꼭 찬물이 적셔서 내려오는 듯하다.

그러나 내려오는 느낌(기감)에 의식을 빼앗기지 말아야 한다. 단지 기감을 느끼기만 하면서 무의식으로 백회에 진기를 올려 보내야 한다. 이때 흘러서 내려오는 느낌에 지나치게 신경을 쓰게 되면, 이 또한 생기수련이 되어버리고 말기 때문에 반드시 주의해야만 한다.

냉욕수련을 할 때에는 반드시 정확한 자세를 취하여 어느 한쪽으로 치우치지 않도록 해야 한다. 특히 머리 부분이 기울거나 꺾이지 않도록 주의한다. 앉은 자세가 바르지 못하고 어느 한쪽으로 치우쳐 있으면, 치우친 쪽으로만 진기가 흘러 내려서 냉욕수련을 하기가 힘들다. 이는 물을 담는 그릇이 기울어졌을 때, 그릇에 물이 가득 차지 않아도 기울어진 쪽으로 흘러넘치게 되는 것과도 같은 이치이므로, 머리 부분에 신경을 써야 한다.

냉욕수련은 자세뿐만 아니라 수련시간도 매우 중요하다. 본수련만 적어도 40분 이상을 앉아 있어야 백회에 진기가 쌓여서 균일하게 몸 전체를 적시기 때문이다.

또한 차가운 물 기운이 내려오다 보면 옥당혈과 거궐혈과 신궐혈 등에서 정체되어 막히는 경우가 있는데, 이는 기감을 알려주는 소중한 센서역할을 하는 것이다. 그리고 무릎이나 발목이나 엄지발가락 등 관절부위에서도 잘 막힌다. 문제는 어디에서 막히고 정체되든, 거기에 신경을 빼앗기지 말고 석문단전에서 축기를 계속하여 백회로 끌어 올리는 것이 매우 중요하다. 석문단전 축기가 원활히 이루어져야 백회에 물 기운이 쌓이고 백회에 물 기운이 쌓여야 막힌 곳을 쉽게 뚫을 수가 있다.

진기가 엄지발가락까지 내려가면 백회와 인당사이를 이어주는 통로를 확연히 느끼게 되고, 마침내 엄지발가락 끝을 완전히 적시는 순간, 머리끝 니환궁에서 둥근 물체가 통로를 따라 인당까지 흘러내리듯 떨어지게 된다.

이렇게 하여 냉욕수련이 끝나면, 대맥과 임맥과 독맥이 진기의 소생처로 변하게 된다. 냉욕공부는 절대로 마음이 급하면 안 된다. 진기가 석문단전에 충만한 상태에서 백회축기가 가능하고 백회축기가 충만해야 냉욕수련이 진행되는데, 급한 마음으로 인하여 진기의 축기가 중단되어 버린다.

마지막으로 냉욕수련이 막바지에 이르게 되면, 자기 자신도 모르게 빨리 끝내고자 하는 마음이 생겨난다. 냉욕수련이 거의 끝나갈 쯤이면 인당에 기감이 강하게 형성되는데, 이것이 오히려 석문단전 축기를 어렵게 하고, 마음을 더욱더 조급하게 만들게 된다.

때문에 이럴 때일수록 석문단전 축기에 의식을 집중해야 한다. 그렇지 않으면 진기가 몸 전체를 제대로 적시지를 못하여 건강하지 못한 혈자리들이 군데군데 빈 공간으로 남게 된다. 몸 전체가 진기로 가득 채워질 때까지는 냉욕수련을 원만히 마칠 수도 없고 백회에서 인당까지의 길이 확실하게 나지도 않고, 인당에서 냉욕수련을 완전히 마칠 수도 없다. 냉욕수련을 완전히 마치게 되면, 평소에 애써 대맥 임맥 독맥을 운기하지 않아도, 스스로 운기가 되어, 큰 진전을 가져오게 된다.

4. 냉욕(冷浴) 수련법

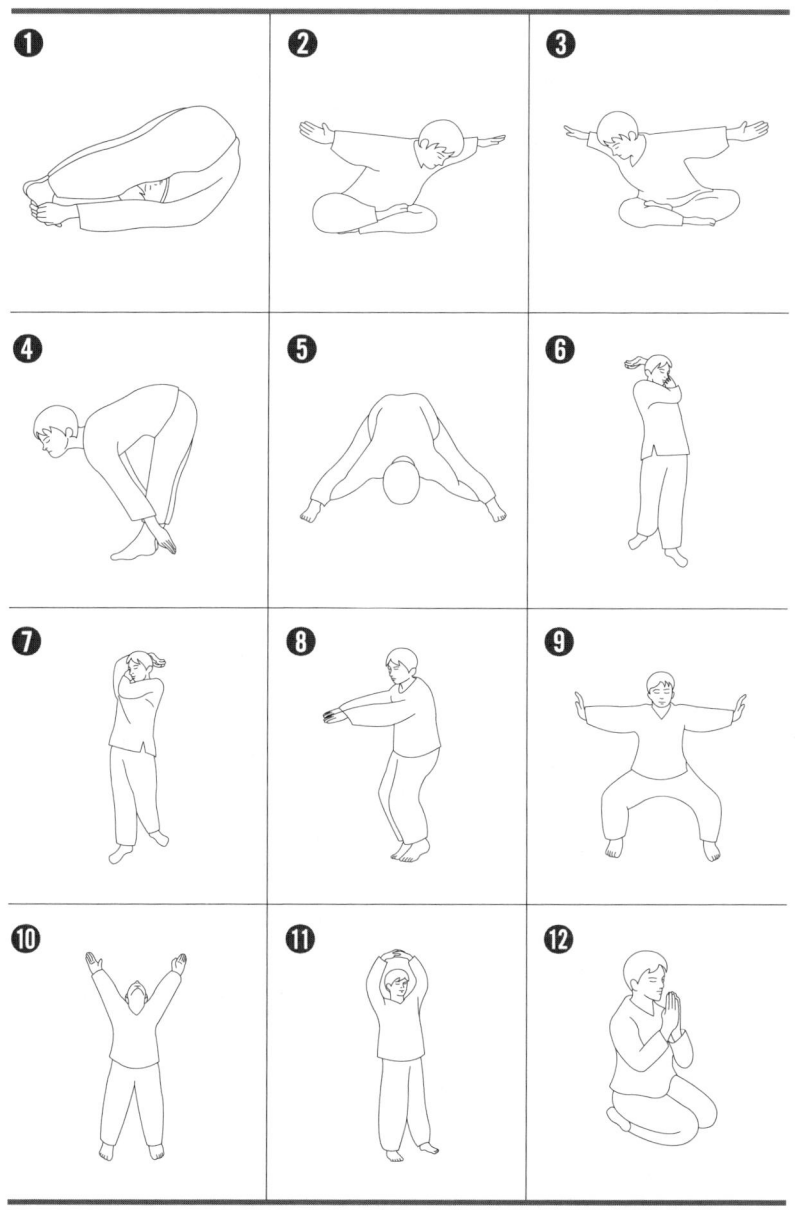

자 세	설 명
❶	손 전체로 발의 중간 부분을 잡고, 다리를 최대한 쭉 펴준다. 시선을 단전에 두고 호흡을 한다. 눈은 감는다.
❷	오른발이 위로 가는 반가부좌 자세에서 몸을 45° 좌측 방향으로 틀어주고, 허리를 편 상태에서 앞으로 45° 각도로 숙여준다. 양팔은 좌우로 어깨와 평행이 되게 해서 그대로 뻗어준다. 이 때 좌측 손끝에서 우측 손끝까지 일직선을 이룰 수 있도록 하여 호흡을 한다. 몸을 돌리는 방향을 기준으로 남좌(男左) 여우(女右).

자 세	설 명
❸	2번과 좌우 교대로 하여 호흡을 한다.
❹	양발을 가지런히 모으고, 상체를 앞으로 숙여 양손은 양발 복숭아뼈 옆을 지나 손가락이 바닥에 닿게 한다. 머리가 정면을 향하게 한 상태에서 호흡을 한다.

자 세	설 명
❺ 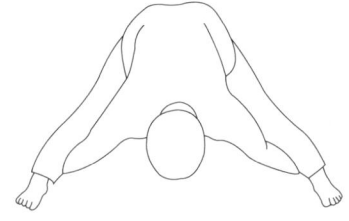	양발을 어깨너비의 두배 정도로 벌리고, 양손으로 발뒤꿈치를 뒤에서 감싸쥔다. 이 때 무릎이 구부러지지 않게 다리를 쭉 펴준다. 발뒤꿈치가 잡히지 않을 때는 발을 더 넓히면 잡을 수 있다. 고개를 편안하게 앞으로 들고 시선은 지면을 바라보듯이 하여 호흡을 한다.
❻ 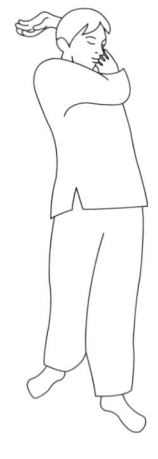	양발을 붙인 상태에서 양발의 각도가 90°가 될 수 있도록 벌리고, 왼발은 정면을 향해 한 족장(足長) 앞으로 내밀어 준 후, 발 방향으로 상체를 틀어준다. 오른손은 손바닥이 바깥을 향하도록 하여 귀를 가려주며, 팔꿈치가 턱 위로 올라오지 않도록 한다. 왼손은 머리 뒤로 완전히 젖힐 수 있도록 하고, 머리 뒤에서 주먹 하나 간격으로 떼어준다. 상체를 최대한 뒤로 젖혀주며 호흡을 한다. 앞으로 나가는 발을 기준으로 남좌(男左) 여우(女右).

자 세	설 명
❼	6번과 좌우 반대로 하여 호흡을 한다.
❽	양발을 가지런히 모으고 발가락 앞부분으로 서서, 양무릎은 붙이고 허리를 세워 양팔을 수평으로 하여 호흡한다.

자 세	설 명
❾	양발을 기마자세로 하고, 양손은 평행상태로 올려 손바닥이 좌우로 향하게 하여 호흡을 한다.
❿	양발을 11자로 어깨너비만큼 벌리고, 양 손은 하늘 높이 들어 상체를 최대한 뒤로 젖힌 상태에서 호흡을 한다.

자 세	설 명
⑪	양발을 11자로 어깨너비만큼 벌리고, 엉덩이를 안으로 약간 밀어 넣어준 상태에서 아랫배가 지긋이 앞으로 나올 수 있게 한다. 양 손가락은 깍지를 끼고, 양손 엄지손가락을 마주 붙여 만든 원이 머리와 수평을 이루도록 한다. 이 때 원과 머리 사이는 두 주먹 정도의 거리를 두어 호흡을 한다.
⑫	양무릎과 양발을 가지런히 붙인 상태에서 자연스럽게 꿇어 앉아 합장 자세로 호흡을 한다.

Chapter 5

뼈호흡 공부

1 뼈호흡 공부

뼈호흡은 우리의 뼈대를 튼튼하게 하고 골격을 균형있게 잡아준다. 뼈호흡 공부란 용천과 노궁과 백회의 운기로 양발바닥 중앙의 용천혈과 양손바닥 중앙의 노궁혈과 머리끝의 백회혈을 진기로 뚫는 공부다. 그리하여 백회를 통하여 하늘기운을 받고, 용천을 통하여 땅의 기운을 받으며, 노궁을 통하여 세상만물의 기운을 받아서, 우주와 하나가 되게 하는 수련인데, 이를 뼈호흡 혹은 대주천(大周天)이라 한다.

뼈호흡을 통하여 용천과 노궁과 백회가 운기되면, 머리와 가슴의 화기(火氣)는 발아래로 내리고, 발아래의 수기(水氣)는 가슴과 머리로 올라, 손발은 따뜻하고 머리와 가슴은 시원하여 몸과 마음은 한층 더 안정되고 건강해진다. 아울러 육장육부도 함께 튼튼해진다.

뼈호흡 공부는 하늘기운과 땅기운과 세상만물의 기운이 서로서로 소통되고 하나로 만나져서, 서로서로 새롭게 조화를 이루어가면서 많은 갈등과 시련을 겪게 된다. 그리하여 새로운 인생관과 가치관과 우주관 등이 정립이 된다.

◑ 대주천 자세

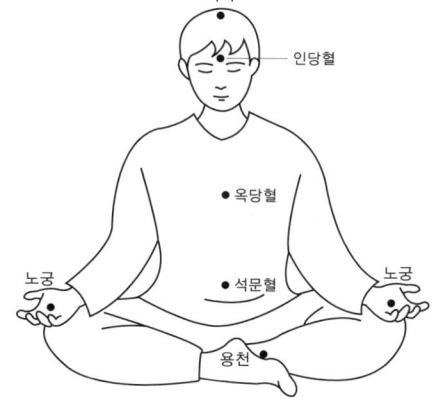

뼈호흡은 무의식이 아닌, 의식을 사용하여 수련을 하는데, 의식수련이 가능한 이유는 대맥과 임맥과 독맥이 진기의 소생처(所生處)가 되기 때문이다. 냉욕수련까지는 석문단전에서만이 진기가 생성되었기 때문에 무의식으로 수련을 하였지만, 뼈호흡부터는 석문단전을 중심으로 대맥과 임독맥에서 진기가 만들어져서, 30%만 석문단전에 의식을 집중시키

고, 70%는 의도하는 방향으로 의식을 집중시키게 되면 마음이 가는 곳을 따라 진기가 끌려와서 의식수련이 가능해진다.

뼈호흡의 수련 자세는 좌선자세가 기본이지만, 의식의 효율적인 집중과 진기의 원활한 흐름을 위해서, 양손바닥이 하늘을 향하게 하여, 무릎위에 올려놓는다. 용천·노궁·백회의 운기는 석문단전에 집중된 진기를 회음으로 내려, 회음혈이 마치 석문단전처럼 진기가 충분히 모아지게 한다. 석문혈과 회음혈이 서로 연결이 되고 회음혈에 진기가 충분히 모아지면, 진기를 왼쪽다리의 정중앙을 통해, 발바닥의 용천으로 보낸다. 이때 관절부위인 무릎과 발목 등에서 진기가 막혀, 잘 흐르지 않는 경우가 있는데, 지식(止息)을 사용해서 뚫으면 된다.

용천으로 보낸 진기를, 용천에 충분히 모여지게 한 후 용천을 뚫고 밖으로 내보내어서 몸 안의 내기(內氣)와 몸밖의 외기(外氣)가 서로 교류하도록 해야 한다. 의식을 사용하여 용천 밖으로 10~15㎝정도 내보낸 후에, 또다시 회음으로 끌어올리기를 반복한 다음에 오른쪽 용천으로 수련을 한다.

양손바닥의 노궁을 뚫기 위해서는 석문단전에서 옥당혈까지 진기를 의식으로 끌어올려서 왼쪽 노궁으로 보낸다. 이때 옥당혈을 중심으로 강한 압박감이 느껴지면서 가슴이 답답하기도 하고, 뜨거운 열기를 수반하기도 한다.

이렇게 왼쪽 노궁을 뚫고 외기와 접한 후에 또다시 옥당혈까지 회수해서 오른팔을 뚫는다. 오른쪽 노궁을 뚫은 후에도 마찬가지로 진기를 옥당혈로 끌어올려야 한다. 양쪽 노궁을 통하고 옥당혈로 진기가 회수되면 곧바로 옥당혈에서 인당혈로 끌어올린다. 진기가 인당혈에 이르게 되면 인당혈 대맥을 왼쪽에서 오른쪽으로 한두바퀴 운기시킨 다음, 인당에서 백회로 진기를 보다 강하게 응집시킨 후에 뚫어주는 것이 좋다.

진기가 백회를 뚫고 30㎝정도 밖으로 나가게 되면 다시금 백회로 회수하여 인당에서 갈무리한다. 이렇게 몸 안의 내기(內氣)가 양발의 용천과 양손의 노궁과 백회 등 오혈(五穴)을 뚫고 몸밖의 외기(外氣)와 서로 교류한 후 다시금 인당까지 다다르게 되면 대주천이 완성된다.

대주천의 오혈이 유통되면, 일주하는데 2분이 넘지 않도록 반복수련을 충분히 해 준다. 이렇게 반복수련을 하다보면, 의식분할이 자유롭게 이루어지면서 운기의 속도는 점점 빨라져서, 몸과 마음은 더욱더 안정되고 편안해진다. 마치 소형차를 운전하던 사람이 대형차를 운전하는 듯 한 느낌으로 아주 새롭게 바뀐다.

② 일월성신(日月星辰) 수련

용천과 노궁과 백회의 운기를 마치면 하늘공부인 일월성신 수련을 한다. 하늘공부는 우주대자연 공부로, 천지대자연 (天地大自然)의 기운과 수련자의 기운을 하나로 합일시켜 일체화(一體化-한 몸)하는 수련이다.

일월성신 수련은 일법(日法)과 월법(月法)과 성법(星法=辰 法-진법)으로 나눈다. 일법은 태양의 기운을 끌어들여 태양과 하나되는 수련이요, 월법은 달기운을 끌어들여 달과 하나되는 수련이며, 성법은 별들의 기운을 끌어들여 별들과 하나되는 수련이다.

○ 입선자세

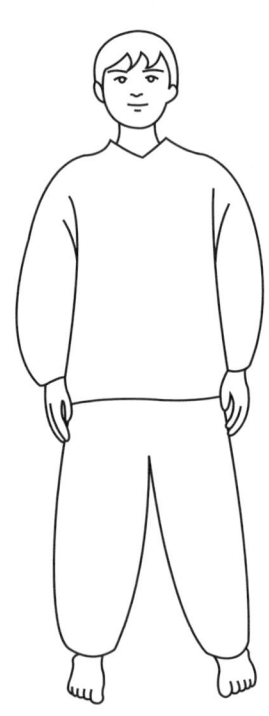

수련자의 자세는 크게 구애를 받지 않고도 언제 어디서나 수련을 할 수가 있다.

실내가 아닌 외부에서 수련을 할 때에는 서서하는 입선(立禪)이 더 효율적이므로 입선자세를 취한다.

• 일법(日法) 수련

일법은 태양의 기운을 백회로 받아들여서 척추의 정중앙을 통해, 대맥과 독맥이 만나지는 명문혈에 쌓는 수련이다. 이 때 눈을 감고 한다. 심법은 **'백회로 태양의 기운을 받아 척추 정중앙을 통해 명문혈에 모은다.'** 이다.

방법은 백회에 의식을 둔 후 태양의 기운을 받아들여 천천히 척추의 정중앙을 통해 명문까지 끌어내린다. 이때도 기본적인 의식은 석문단전에 가 있어야 한다.

태양의 기운이 백회를 통해 척추를 타고 명문에 차곡차곡 쌓이면서, 명문혈은 마치 풍선이 부풀어 오르는 듯한 충만한 느낌을 받게 된다. 일법수련을 계속하다보면 몸과 마음이 태양의 기운과 완전히 합일이 된다.

일법수련은 하루 중 태양의 기운이 가장 강렬한 오전 11시 30분부터 오후 3시30분까지가 수련하기에 가장 좋다.

하지만 태양은 밤이든 낮이든 언제든지 하늘에 떠 있기 때문에 밤에도 수련을 할 수가 있다. 일법수련은 수련자의 의지(意志)를 강하게 해 주고 우리들 생명력을 왕성하게 강화시켜준다.

• 월법(月法) 수련

월법은 달의 기운과 수련자의 기운이 하나가 되도록 하기 위하여, 옥당혈로 달의 기운을 끌어들여, 임맥을 통해 회음혈에 달기운을 쌓는다. 이때 옥당혈에는 의식을 조금만 두고 대부분의 의식을 회음혈에 두고 수련을 하면 더 효율적이다.

일반적으로 실내에서는 달을 생각하며 수련을 하는데, 눈을 감고 한다. 월법 수련은 달기운을 옥당혈로 끌어오는데, 처음에는 가슴부위가 달기운의 압력 때문에 답답하기도 한다. 그러나 차츰 편안함을 느끼게 된다. 달기운이 부드럽고 시원하기 때문이다. 월법 수련으로, 회음혈에 달기운이 충실히 쌓이면 마음에 평온함을 가져다 준다.

• 성법(星法) 수련

별에는 빛이 있는 별(星-성)과 빛이 없는 별(辰-신)이 있는데, 빛이 있는 별들은 양기운이고 빛이 없는 별들은 음기운이므로, 음과 양의 별기운을 함께 수련한다.

별들의 기운과 수련자의 기운이 하나가 되도록 별기운을 인당혈로 끌어들여 임맥을 통해 석문혈에 모은다. 성법 수련을 처음으로 시작하면, 인당혈에 강한 별기운이 몰려서 빡빡한 느낌을 받는 경우가 있다. 그러나 수련을 계속하다보면 인당혈에서 석문혈까지 별기운의 통로가 뚫리면서 시원한 바람이 부는듯한 청량감이 느껴진다.

성법 수련은 다른 수련과는 달리 가시적인 현상을 직접 확인할 수가 있다. 실제로 밤하늘의 별을 바라보면서 별기운을 당기다보면 어느 순간 별빛이 가물거리게 된다. 반대로 축적된 별기운을 인당혈을 통해 별로 보내면 가물거리던 별빛이 급격히 밝아지는 것을 볼 수가 있다.

때문에 성법 수련은 지금까지의 수련한 결과를 검증하는 과정이 되기도 한다. 성법 수련은 수련자의 마음을 즐겁게 해주고, 수련자의 본성을 회복시켜준다.

일월성신 수련은 각각 한 가지씩 한번에 10분에서 20분 정도로 수련하는 것이 적당하다. 일월성신 수련을 너무 오랜 시간 하게 되면 술에 취한 듯, 온 몸이 나른해지기도 하고, 현기증이 일어나거나 졸음이 심하게 쏟아지는 등의 현상이 나타난다.

특히 일법의 경우 장시간 수련하게 되었을 때, 미처 흡수하지 못한 화기가 얼굴로 올라와, 상기된 것처럼 화끈거리고, 온 몸에 열이 나는 경우가 있다. 때문에 이러한 현상들을 방지하기 위하여 수련시간을 길어도 20분을 넘기지 않는 것이 좋다. 처음에는 일월성신 수련을 각각 20분씩 한다.

일월성신 수련이 진척되면 될수록 해당 통로가 열리고, 일월성신 기운이 강하게 흡수되면, 5~10분 정도로 점점 수련 시간을 줄여가는 것이 좋다. 수련이 진행됨에 따라 점점 심력이 강해지므로, 일월성신 기운을 끌어당기는데 결코 오랜 시간이 필요하지가 않다. 때문에 수련시간은 짧게 자주 해주는 것이 좋다.

일월성신 수련은 마음의 여유를 가져다주므로 매사가 담담해진다. 태양의 기운으로 강한 의지력을 갖게 되고, 달의 기운으로 평온함을 찾게 되고, 별의 기운으로 우울하고 어둡던 마음이 즐겁고 밝은 마음으로 바뀐다.

하늘을 향해 마음을 활짝 열고 해와 달과 별들과 친구가 되

라. 그리하면 해와 달과 별들과 하나가 될 것이다. 우주대자연과 하나가 될 것이다. 일월성신 수련을 마치면 일월성신 기운을 석문혈에 모아서 대맥과 임독맥과 용천과 노궁과 백회 운기를 해 준다.

일월성신의 음양 두기운과 우리들 몸 안의 음양 두기운과 우주의 음양 두기운이 완전히 하나가 되도록 충분히 복습해 준다. 우주와 수련자가 한몸 한마음이 되도록 운기한다. 해와 달과 별들이 우주요 하늘이기 때문에, 일월성신 수련을 통하여 우주와 하나가 됨은 물론, 우주의 변화와 우주의 진리를 차츰차츰 알아가게 된다.

5. 뼈호흡 수련법

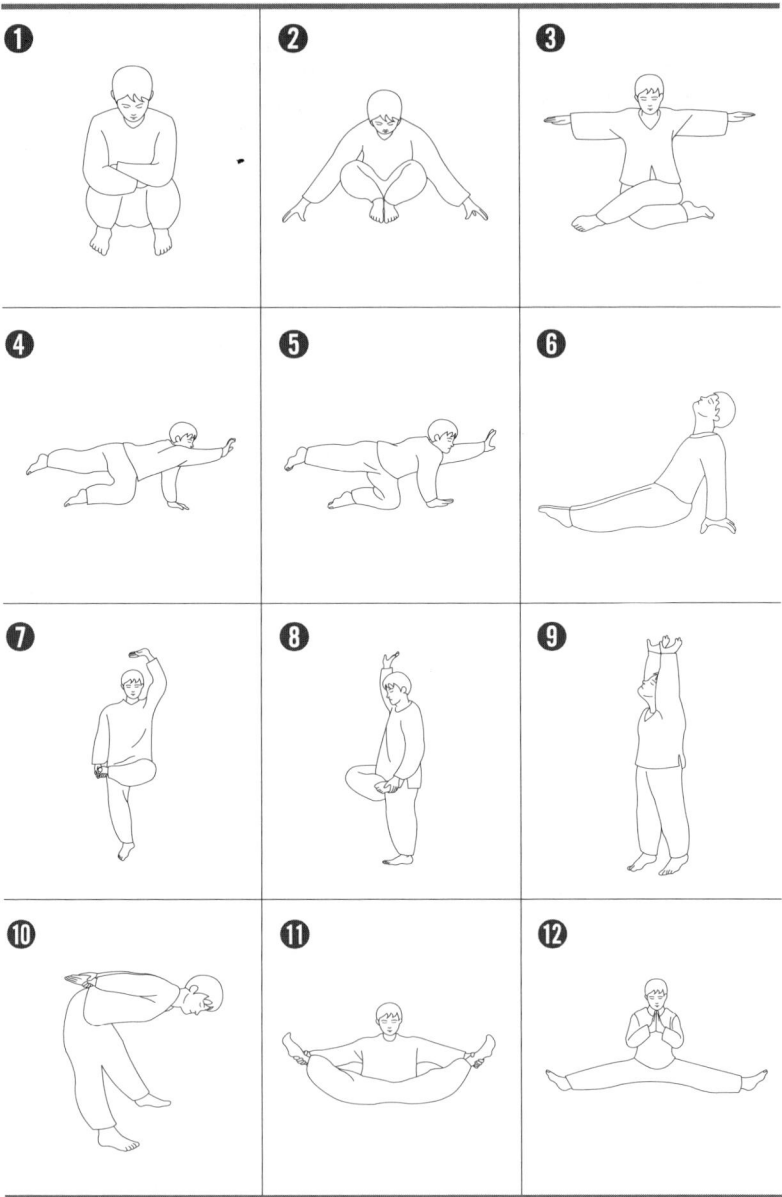

자 세	설 명
❶	코끝이 아랫배 석문혈을 향하게 하고, 발은 11자로 어깨너비만큼 벌린 상태에서 양손바닥을 무릎에 대고 앉는다. 어느 팔이 위에 있든 편안하게 하면 된다. 허리를 펴주고 머리끝에서 꼬리뼈까지 일직선을 이룰 수 있게 하여 호흡을 한다.
❷	양 발의 엄지발가락과 뒤꿈치를 붙인 상태에서 자연스럽게 무릎을 벌리면서 앉되, 무릎 사이가 어깨너비 이상으로 벌어지지 않게 한다. 이 때 뒤꿈치는 지면에서 떨어져야 한다. 양손은 무릎선상을 따라 벌리고, 양손가락을 펼쳐 바닥을 짚으며 호흡을 한다.

자 세	설 명
❸	양무릎이 일직선이 되도록 앉은 상태에서 양손은 손바닥이 아래를 향하게 하고, 상체는 바르게 세워서 호흡을 한다.
❹	어깨너비로 무릎을 꿇고 왼발을 쭉 뻗어 발등이 바닥과 평행이 되도록 하며, 오른발은 발등이 바닥에 닿게 하여 허벅지와 90°가 되도록 한다. 오른팔은 앞으로 쭉 뻗어 팔목을 꺾어 앞을 보게 하며, 왼손은 손바닥이 앞을 향하게 하여 바닥에 짚고, 시선은 정면에 두고 호흡을 한다. 쭉 뻗은 발을 기준으로 남좌(男左) 여우(女右).

자 세	설 명
❺	4번과 좌우 반대로 하여 호흡을 한다.
❻	양발끝과 발 뒤꿈치를 가지런히 모으고, 발가락 끝에 힘을 준다. 양손은 어깨너비로 벌리고, 손끝은 머리 부분을 향하게 하여 손가락으로 온몸을 들며, 상체는 45° 정도 뒤로 해서 호흡을 한다.

자 세	설 명
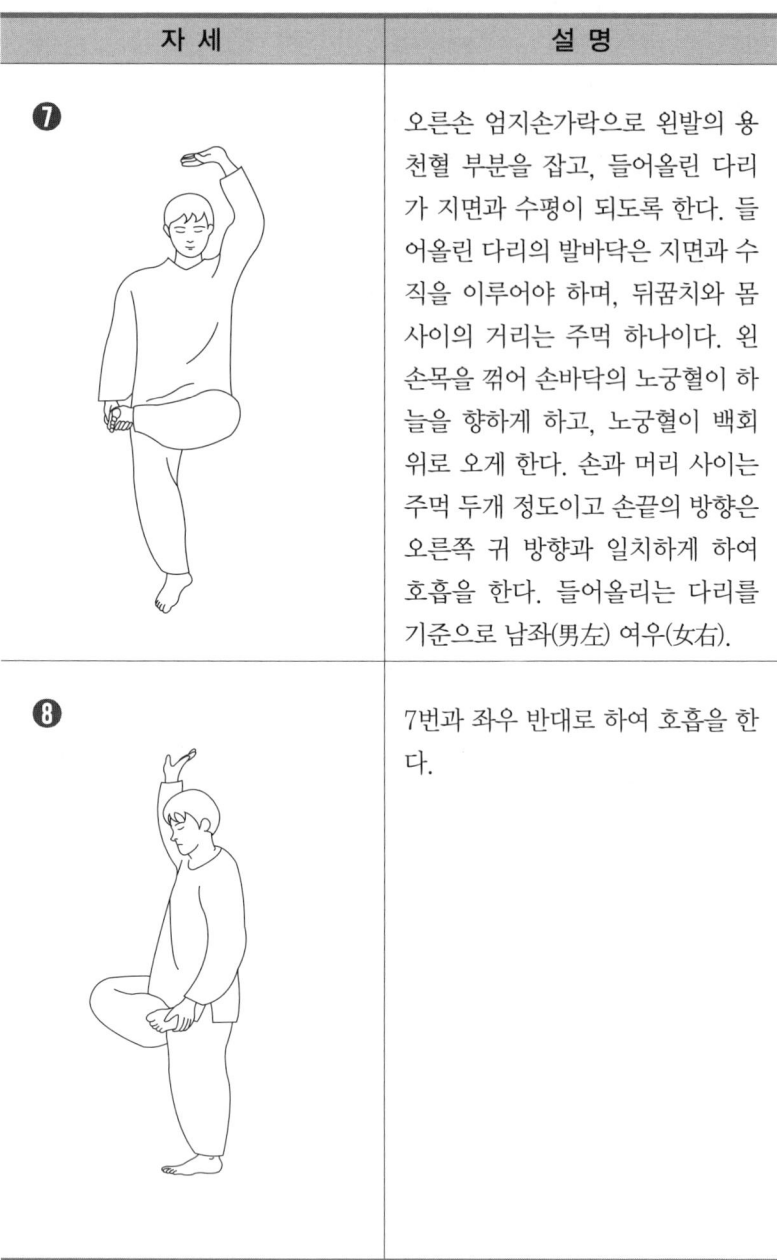❼	오른손 엄지손가락으로 왼발의 용천혈 부분을 잡고, 들어올린 다리가 지면과 수평이 되도록 한다. 들어올린 다리의 발바닥은 지면과 수직을 이루어야 하며, 뒤꿈치와 몸 사이의 거리는 주먹 하나이다. 왼손목을 꺾어 손바닥의 노궁혈이 하늘을 향하게 하고, 노궁혈이 백회 위로 오게 한다. 손과 머리 사이는 주먹 두개 정도이고 손끝의 방향은 오른쪽 귀 방향과 일치하게 하여 호흡을 한다. 들어올리는 다리를 기준으로 남좌(男左) 여우(女右).
❽	7번과 좌우 반대로 하여 호흡을 한다.

자 세	설 명
❾	양발은 어깨너비로 벌리고 양손을 머리 위로 하여 손목을 뒤로 꺾고, 시선은 손등에 두고 호흡을 한다.
❿	양발을 어깨너비로 벌리고 서서, 상체는 90°가 되도록 숙이고, 등 뒤 명문혈 위에서 왼손으로 오른손목을 가볍게 감싸쥐고 호흡을 한다.

자 세	설 명
⑪	손으로 발목을 잡고 허리와 다리를 모두 곧게 펴야 한다. 발끝을 안쪽으로 자연스럽게 당겨주고 눈을 감는다. 중심을 잡기 어려운 경우에는 눈을 뜨고 한다. 허리를 펴는 것이 첫번째이고, 그 다음은 가능한 한 무릎을 구부리지 않고 완전히 펼 수 있도록 하여 호흡을 한다.
⑫	양다리를 최대한 넓게 벌리고 발 뒤꿈치에 힘을 주어 허리를 곧게 세운 후 합장자세로 호흡을 한다.

Chapter 6

피부호흡 공부

❶ 피부호흡 공부

피부호흡 공부는 우리들 온 몸의 피부를 통하여 호흡하는
수련이다. 피부호흡 공부는 모든 것이 하나로 돌아간다는
뜻이 담겨있고, 하늘과 땅과 사람과 만물이 하나요 한몸이
요 한마음이요 한뜻임을 깨닫는 공부이다. 우주와 자연과
세상만물과 하나되는 공부요, 우주의 숨결을 느끼고 깨닫는
공부다.

일월성신 수련을 마치고, 피부호흡 공부에 이르면 수련자는
비로소 분별(分別)과 주착(住着)이 없는 자연의 마음을 조금
씩 알아가게 된다.
피부호흡 공부의 수련방법은 비교적 간단하다. 심법은, '석

문단전을 중심점으로 하여 온몸피부로 숨을 쉰다.' 이다.

기본적인 의식만을 석문단전에 둔 채로, 대부분의 의식을 온 몸에 골고루 분산시켜, 온 몸으로 피부호흡을 한다. 이때 석문단전에 30%, 피부에 70%로 의식을 배분하여 수련한다.

중요한 것은 피부에 두는 70%의 의식을 상체와 하체에 고르게 두어야 한다. 그리고 호흡을 하면서 온몸 피부의 숨구멍(모공-毛孔)으로 공기중 산소를 끌어당겨서 석문단전에 모으면 된다. 피부호흡은 기경8맥 중 임맥의 석문단전을 중심점으로 하여, 온몸의 숨구멍으로 숨을 쉬는 공부다, 때문에 피부호흡은 오장육부로 숨을 쉬게 하여, 온몸의 세포생명체를 건강하고 윤택하게 한다.

지금까지는 특정 경락이나 혈(穴)자리를 사용했지만 피부호흡은 온몸의 전신을 통하여 호흡을 하기때문에 독특한 즐거움이 따른다.

피부호흡은 피부로 시작하여 피부로 끝난다. 때문에 피부의 외부 느낌과 피부 표면의 느낌과 피부 안쪽의 느낌을 세밀하게 관찰해야 한다.

피부호흡을 하다보면 피부가 가렵거나 따끔거리는 느낌등이 드는데, 이것은 모공이 열리면서 생기는 현상이다. 공기중 산소가 피부를 통과할 때의 느낌은 피부에 물방울이 맺힌 것 같거나 탄산가스등의 방울들이 발생하면서, 온몸을 통과하는 것 같은 느낌 등 사람마다 다양한 기감을 느낄 수 있다.

이때 수련자는 전체에 의식을 고르게 두는 것이 무엇보다 중요하다. 오랜 습관과 신체 구조상 대부분 상체와 머리에 의식이 많이 집중되어있기 때문에, 하체쪽으로 들어오는 기운이, 전반적으로 약한 경향이 있다. 이러한 경우에는 상체와 하체에 4:6의 비율로 의식을 배분해 준다.

공기 중 산소가 우리의 온몸에 가득차게 되면, 내몸과 주위와의 경계가 없어지고 마침내 우주와 자연과 세상만물이 하나가 된다. 피부호흡 공부는 만법귀일(萬法歸一)의 소식과 우아일체(宇我一體)의 의미를 몸과 마음으로 직접 느낄 수가 있다. 분별심과 주착심이 사라지고, 마음이 넓고 커져서 큰 사람으로 세상에 우뚝 서게 된다. 대인군자(大人君子)로 변화되는 것이다.

☑ 풍수지리(風水地理) 공부

풍수지리 공부와 사람의 심리 공부는, 임맥의 옥당혈을 중심점으로하여, 우리들 칠정(七情)의 감정을 다스리는 공부다. 풍수지리 공부는 오대양(五大洋) 육대주(六大洲)인 지구(땅)를 알아 가는 수련법이다.

우리들 가슴부위의 옥당혈을 통하여 산이나 바다나 강 등의 기운을 끌어 당겨서 우리들 칠정의 감정들을 순화시키는 수련이다. 풍수지리의 공부는 간단하다. 맨먼저 옥당혈을 중심으로 피부호흡을 충분히 하여 준다. 그리하여 옥당혈에 쌓여있던 칠정의 감정들을 순수하게 순화시킨다.

우리들 감정이 어느정도 정리된 후에는 목표한 대상의 기운을 끌어 당겨, 대상물의 감정을 느껴본다. 알고 싶은 대상물을 옥당혈을 중심으로 강하게 끌되, 대상물에 끌려가지 않도록 하여 끌다보면 전과는 다른 새로운 감각이 느껴진다.

가슴속 옥당혈을 중심으로 끌어온 기운에 가만히 집중하고 있으면, 자신의 감정이 아닌 다른 감정이 자리잡고 있음을 느낄 수가 있다. 이것이 바로 대상물의 감정이다. 옥당혈을 중심으로 피부호흡을 하다보면 가슴이 답답하기도 하고 뼈근함을 강하게 느끼기도 하고, 강한 통증을 느끼기도 하면서 우리들 감정이 순화되어 간다.

수련자가 대상물의 감정을 바로 알기까지는 많은 시행착오를 경험하게 된다. 우리가 그동안 기쁘고 슬프고 울고 웃고 사랑하고 미워하면서 아옹다옹 살아왔기 때문에 우리들 가슴속에는 우리들 삶의 목표와 이상과 꿈들이 깊숙이 자리잡고 있다

이러한 칠정의 감정들이 옥당혈을 중심으로한 피부호흡을 통하여 순화되어야 하기 때문이다.

우리들 인간은 원래 소우주요, 우주요, 하늘이요, 자연이요, 지구로, 세상만물과 한몸 한마음으로 존재한다. 수련자가 우주의 몸과 마음으로 바뀌게 되면 대상물의 기운과 감정을 바로 알 수가 있다.

3 사람의 심리(心理) 공부

사람의 심리 공부란 사람의 마음을 이해하는 공부다. 풍수지리 공부가 감정의 변화가 적은 자연물이라면, 사람의 심리 공부는 감정의 변화가 아주 복잡한 사람을 대상으로 한다.

수련법은 풍수지리와 동일하다. 수련대상으로 삼은 사람의 마음을 읽는다는 심법을 걸고, 옥당혈에 상대방의 기운을 모으면 된다.

수련을 하다 보면 어떤 종류의 감정이 느껴지다가 갑자기 그 감정이 사라지기도 하고, 전혀 다른 감정이 읽혀지기도 한다. 이러한 현상은 사람의 마음속에 또다른 속마음이 자리잡고 있기 때문이다. 마치 양파껍질처럼 속마음들이 겹겹이 쌓여 있어서 그렇다.

때문에 심법을 걸 때에는 좀더 명확하게 하는 것이 좋다. 현재의 마음 상태를 읽는다, 성격을 읽는다, 본마음을 읽는다는 등의 심법을 명확히 제시해야 한다. 이처럼 수련을 계속하다보면, 상대방의 감정을 끄는 즉시 바로 읽을 수가 있다.

일월성신 수련은 하늘공부요, 풍수지리 수련은 땅공부요, 사람의 심리 수련은 사람공부로, 우주와 자연과 세상만물의 변화를 깨우쳐가는 공부라 하겠다. 우주의 진리를 알아가는 공부인 것이다.

일월성신과 풍운우로상설과 춘하추동은 하늘공부요 우주공부이며, 풍수지리는 오대양 육대주의 지구를 이해하고 알아가는 공부이며, 사람공부는 칠정의 감정을 잘 순화하여 우리들 몸과 마음을 건강하고 행복하게 잘 지키고 보호하는 공부다.

지금까지의 수련은 단순히 하늘과 땅과 사람을 이해하는 것이 아니라, 우주를 포용하고 우주와 함께 더불어서 지혜롭게 살아가는 넓고 큰 마음을 갖게 하는데 있다. 우주의 변화와 우주의 진리를 깨쳐, 우주와 한 몸이 되고, 우주와 한 마음이 되어, 우주와 한 삶을 지혜롭게 잘 사는데, 그 의의가 있다.

6. 피부호흡 수련법

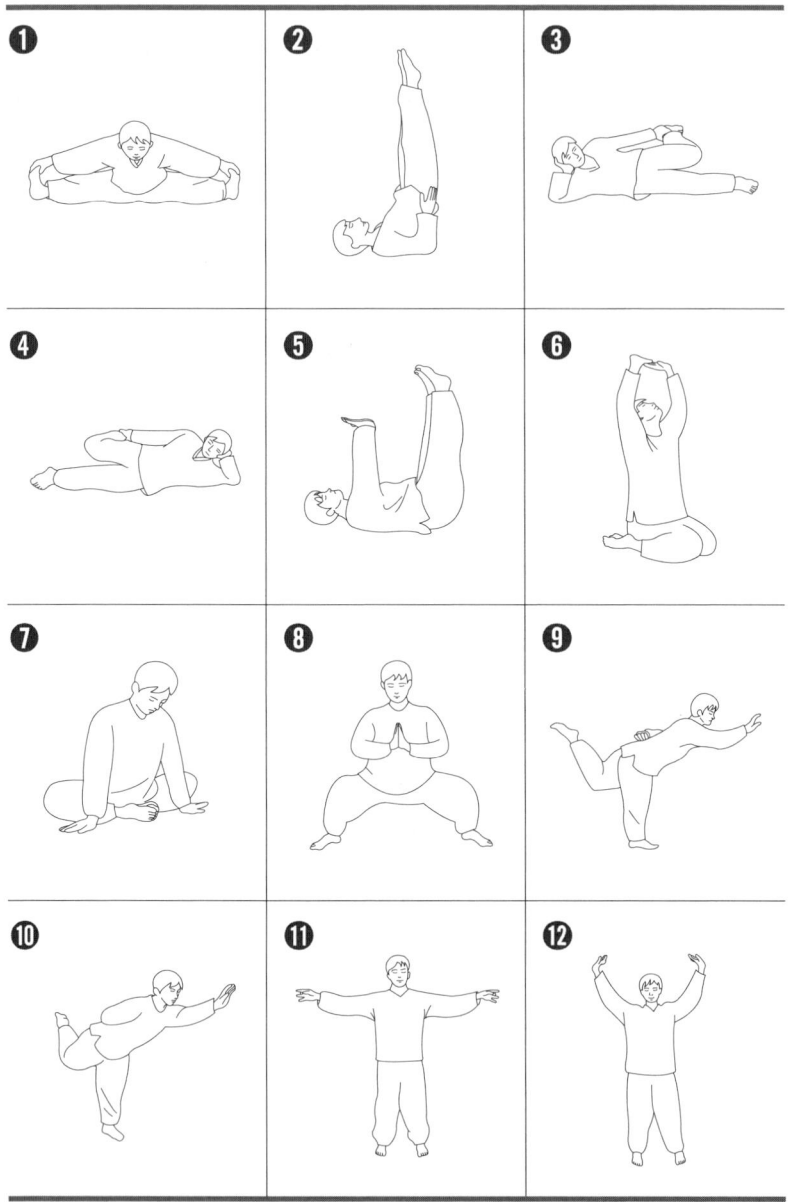

자 세	설 명
❶	양발을 최대한 벌려서 양손가락 끝이 발가락 끝에 닿도록 하여 가볍게 잡고, 머리와 허리는 곧게 하며, 시선은 아랫배 석문혈을 의식하면서 자연스럽게 앞을 바라보며 호흡을 한다.
❷	반듯하게 누운 자세에서 어깨 부분과 머리만 바닥에 대고 하체를 하늘로 향하게 하여 들고 양손은 허리를 받치면서 발가락에 약간의 힘을 주면서 호흡을 한다.

자 세	설 명
❸	옆으로 편안히 누운 자세에서 오른손은 귀 뒤로 하여 머리를 받쳐주고, 왼손으로 왼쪽 발목을 잡아 바닥으로 처지지 않도록 쭉 뻗어 준다. 오른발은 용천에 힘을 준 상태에서 쭉 뻗어주고 양허벅지는 서로 떨어지지 않도록 붙여서 호흡을 한다. 잡은 발을 기준으로 남좌　여우.
❹	3번과 좌우 반대로 하여 호흡을 한다.

자 세	설 명
❺	바르게 누운 자세에서 양손과 발을 위로 들어 올려 용천과 노궁이 하늘을 향하게 하며, 머리부분이 바닥에 닿지 않도록 하여 호흡을 한다.
❻	허리를 반듯이 펴고 무릎을 꿇고 앉는다. 양팔을 위로 뻗어주고, 양쪽 손목을 안쪽으로 꺾어 손바닥이 하늘을 향하도록 한다. 이 때 팔꿈치는 완전히 펴지 않고 약간 구부리며, 양손 사이의 거리는 대략 주먹 반 개 정도의 간격으로 한다. 시선은 양손으로 만든 원 중앙에 두고 호흡을 한다.

자 세	설 명
❼	양쪽 발바닥을 마주 붙이고 발뒤꿈치를 회음혈(會陰穴) 부위까지 최대한 당긴다. 양손의 손목부위가 발목과 무릎의 중간 정도에 올 수 있게 하여 손바닥을 바닥에 붙인다. 이 때 손끝은 무릎 방향으로 향하게 하고, 손과 다리 사이의 거리는 주먹 하나정도로 두고, 손가락을 자연스럽게 벌린 상태에서 호흡을 한다.
❽	기마자세를 취한다. 양손은 합장하여 중단전 앞에 둔다. 합장한 양손과 가슴옥당혈 사이의 거리는 주먹 하나이다. 이 때 팔꿈치가 아래로 내려가지 않도록 하여 호흡을 한다.

자 세	설 명
❾	오른쪽 발로 중심을 잡고 왼발은 발바닥 용천이 하늘을 향하도록 올리며, 들어올린 다리의 허벅지는 지면과 수평을 이루게 한다. 왼쪽 손등을 허리의 명문혈에 가볍게 올려놓고, 오른손은 손목을 꺾어 앞으로 쭉 뻗어주며, 시선은 정면을 향하도록 하여 호흡을 한다. 들어올린 다리를 기준으로 남좌 여우.
❿	9번과 반대로 하여 호흡을 한다.

자 세	설 명
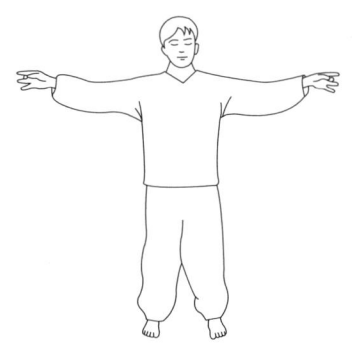	양발은 11자로 어깨너비만큼 벌리고 엉덩이를 안으로 넣어 아랫배가 지긋이 앞으로 나올 수 있게 한다. 양 팔을 자연스럽게 옆으로 뻗어준다. 이 때 팔꿈치는 힘을 빼고 살짝 구부린다. 양손은 엄지와 중지를 붙이고 나머지 손가락은 자연스럽게 펴준다. 손목을 꺾지 않은 상태에서, 어깨에서 손끝까지 일직선이 되게 하여 호흡을 한다.
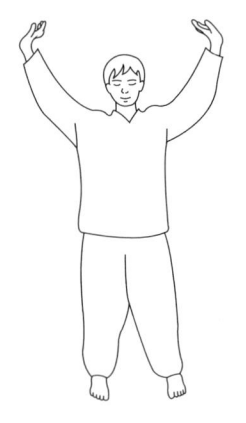	양발을 11자로 어깨너비만큼 벌리고 양팔은 좌우 45° 방향으로 쭉 뻗어 준다. 이 때 손목을 안쪽으로 최대한 꺾어주면 팔꿈치가 자연스럽게 구부러지게 된다. 아랫배 단전 부위를 지긋이 앞으로 내밀며 호흡을 한다.

육장육부 공부

1 육장육부 공부

육장육부 공부란 12경락(十二經絡)의 운기 공부로, 경락은 기(氣)와 혈(血)이 운행하는 통로다.

경락은 육장육부, 사지관절, 피부, 근육, 혈맥, 골격 등 우리의 몸 모든 곳으로 연결된, 기혈순환의 통로다.

오장육부의 오장은, 모두 다 음(陰)의 장기로, 간과 심장과 췌장과 폐와 신장을 말하고, 육부란 모두 다 양(陽)의 장기로, 담과 소장과 위와 대장과 방광과 삼초를 말한다. 육장이란 오장에 심포를 더하여 육장육부라 한다. 육장은 육부가 각자 부서의 일을 잘 할 수 있도록 도와주는 장관(長官)에 해당한다면, 육부는 각자 부서에서 직접 맡은 바 일을 하는 장기라 할 수 있다. 육장육부의 공부는 몸과 마음공부요, 심신작용 공부요, 육근작용 공부다.

육장육부의 12경락은, 손가락과 발가락에 연결되어 있는데,
수삼음경(手三陰經)은
수태음폐경(중부혈 → 소상혈)
수궐음심포경(천지혈 → 중충혈)
수소음심경(극천혈 → 소충혈)으로, 손을 머리위로 올린 상
태에서 볼 때, 몸통에서 손가락으로 연결되어 있고
(아래에서 → 위로 올라가고),

수삼양경(手三陽經)은
수양명대장경(상양혈 → 영향혈)
수소양삼초경(관충혈 → 사죽공혈)
수태양소장경(소택혈 → 청궁혈)으로, 손가락에서 얼굴로
연결되어 있고(위에서 → 아래로),

족삼음경(足三陰經)은
족태음비경(은백혈 → 대포혈)
족궐음간경(태돈혈 → 기문혈)
족소음신경(용천혈 → 유부혈)으로, 엄지발가락과 안쪽다리
에서 몸통에 연결되어 있고(아래에서 → 위로),

족삼양경(足三陽經)은
족양명위경(승읍혈 → 여태혈)
족소양담경(동자료혈 → 족규음혈)
족태양방광경(정명혈 → 지음혈)으로, 얼굴에서 바깥쪽발가

락으로 연결되어 있다(위에서 → 아래로).

12경락에 있어서, 손을 머리 위로 올린 상태에서 볼때 몸 아래 부분에서 몸 위로 연결된 경락은 모두가 다 음경이고, 몸 위에서 몸 아래로 연결된 경락은 모두가 다 양경으로, 우리들 몸은 상하 좌우 앞뒤가 모두 음과 양의 관계로 이루어져 있다.
따라서 건강한 몸과 마음은 음과 양의 조화와 음과 양의 균형이 잘 이루어지고, 몸과 마음이 아프고 병든 사람은 대부분 음과 양의 부조화와 음과 양의 불균형으로 비롯됨을 알수가 있다. 때문에 우리들 몸과 마음의 건강은 음과 양의 조화에 있고, 음과 양의 조화로운 균형에 있다 하겠다.

12경락과 기경8맥의 수련은, 수승화강(水昇火降)과 음양조화(陰陽調和)에 있다. 우리들 삶에 있어 몸과 마음과 육장육부의 불균형과 부조화는 불행과 고통을 낳고, 균형과 조화는 행복과 기쁨을 가져다 준다. 때문에 12경락과 기경8맥의 운기를 통해서 화기(火氣)를 내리고, 수기(水氣)가 오르게 되면, 몸의 균형과 조화를 가져와서 건강과 행복과 평화가 깃들게 된다.
그래서 옛날 서당이나 학교에서 학생들이 장난을 치고 떠들면, 그 벌로 손을 들고 무릎을 꿇게 하였는데, 이것은 손발에 뿌리하고 있는 육장육부의 경혈들을 자극하여, 마음의 안정과 몸의 균형을 잡아주어, 안정감을 찾게 하는 아주 좋은 처방이라 하겠다. 손을 들게 되면 심폐기능이 좋아지고, 소장과 대장이 편안하여 불평불만과 배알이 꼴린 감정들이 사라지며, 발가락을 세우고 무릎을 꿇게 되면, 비위가 좋아지고 신간이 편안해져서 신경질 나고 불안하고 속상한 마음들이 사라지게 되는, 벌을 주고도 보약을 주는 효과가 나타나게 하는 지혜로움이다.

12경락의 운기는 의식을 사용하는 수련이기 때문에, 먼저 각 경락의 위치와 흘러가는 방향을 알아둘 필요가 있다. 또한 경락마다, 시작하는 혈과 끝나는 혈이 있는데, 시작하는 경혈을 기혈(紀穴), 끝나는 경혈을 종혈(終穴)이라 한다. 12경락 기경8맥의 운기를 전신주천(全身周天)이라고도 하는데, 각 경락의 왼쪽 기혈(처음혈)에 먼저 진기를 모아서, 종혈(끝혈)까지 의식을 사용해서 운기하는 방식으로 수련을 한다.

12경락의 운기순서는

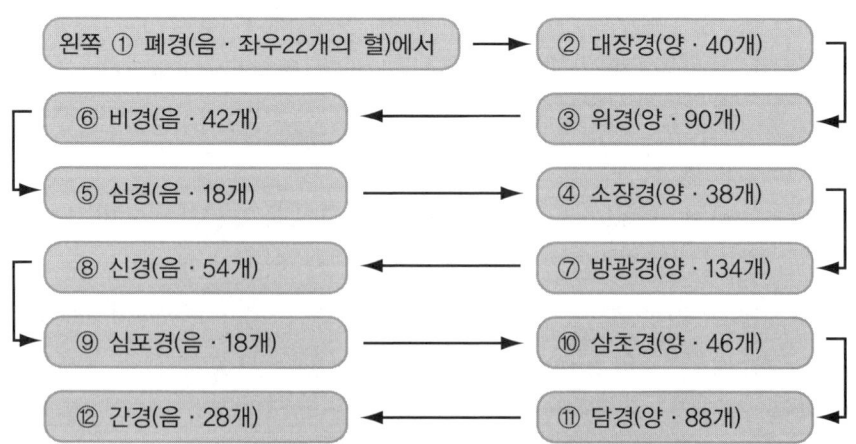

순으로 운기를 한다. 왼쪽 폐경이 끝나면 오른쪽 폐경(음)으로 연결되는데, 음경락은 음경락끼리, 양경락은 양경락끼리 서로서로 자연스럽게 이어주며, 24시간(하루)동안 좌우 618개혈을 연결하면서, 우리들 목숨이 유지되는 것이다. 12경락 기경8맥 운기란 우리의 온몸 구석구석을 진기로 소통시켜서 우리들 육장육부를 건강하고 튼튼하게 하는 수련이다.

전신주천 수련은 우리들 육장육부의 경락과 혈자리 하나 하나와 세포 생명체들 하나 하나가 다 나의 주인이요, 나의 목숨이요, 참 나임을 깨닫는 공부이다. 때문에 12경락을 운기할 때는 각 장기의 경락들과 대화를 하면서 기도하는 마음으로 수련을 한다.

폐경을 운기할 때는 허파가 하는 소리를 들어야 하고, 대장경을 운기할 때는 대장이 이야기하는 소리를 들으며 수련을 해야 한다. 먼저 12경락을 유통시키는 경락주천(經絡周天)을 하고 나면 8맥주천(八脈周天)에 들어가게 된다.

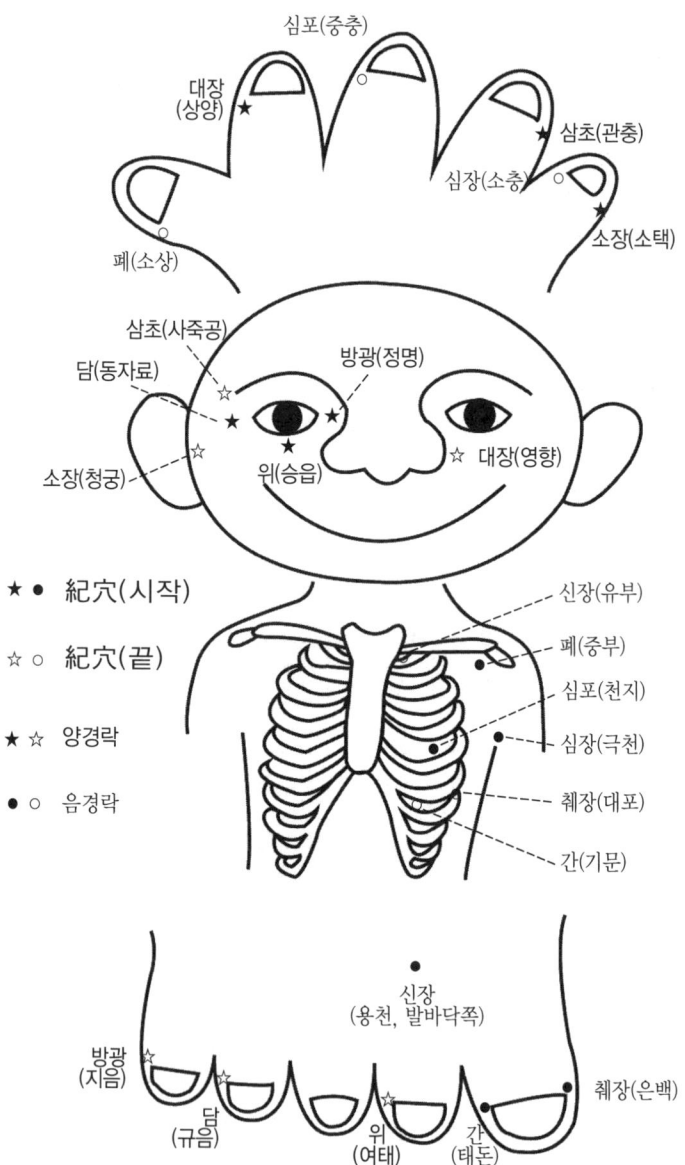

심포(중충)

대장
(상양) ★

삼초(관충) ★

심장(소충)

소장(소택)

폐(소상)

삼초(사죽공)

담(동자료)

방광(정명)

소장(청궁)

위(승읍)

대장(영향)

★ ● 紀穴(시작)

☆ ○ 紀穴(끝)

★ ☆ 양경락

● ○ 음경락

신장(유부)

폐(중부)

심포(천지)

심장(극천)

췌장(대포)

간(기문)

신장
(용천, 발바닥쪽)

방광
(지음)

췌장(은백)

담
(규음)

위
(여태)

간
(태돈)

① 수태음폐경 : 폐 혹은 허파

허파인 폐는 가슴속에 있으며, 폐기(肺氣)는 코로 통하고 호흡을 다스리며, 전신의 기(氣)를 주관하는데, 밖으로는 피부와 모발을 다스린다.

폐는 아주 연약한 장기로서 차가움(추위)과 뜨거움(더위)을 견디지를 못하는 까닭에 외부의 사기(邪氣)가 코와 입과 피부모발을 통하여 들어오면, 가장 먼저 폐가 영향을 받아서 고장을 일으킨다.

따라서 폐의 생리기능이 정상이면, 몸에 들어온 산소와 물과 영양분들이 몸속에 순조롭게 전달되어, 외부의 각종 사기를 막아낼 수 있으며, 동시에 피부가 윤택해지고 살결이 고와져서 아름답고 건강한 몸매를 유지할 수 있다.

반대로 폐의 생리기능이 비정상적이면, 특히 산소가 부족하여, 몸속에 들어온 각종 영양분들을 필요한 곳에 마음대로 공급할 수 없으며, 오장육부의 기능이 떨어져서 면역력이 떨어지게 된다. 그리하여 피부가 거칠어지고, 땀이 많이 나며, 얼굴에 화색이 없고, 감기 등이 잘 걸린다. 때문에 아랫배 호흡(석문호흡)은 대장(창자)의 움직임을 도와주어, 똥 누기를 쉽게 하고, 수승화강(水昇火降)이 잘되게 하여 머리를 맑게 하고, 마음을 편안히 가라앉힌다.

폐경은 가슴과 폐, 기관지, 인후 등이 아플 때 자극하면 효과를 볼 수 있다. 폐경은 가슴의 중부혈에서 시작해 팔과 손가락에 내려가 엄지손톱 밑 소상혈에 이르기까지 11개의 혈자리를 갖고 있다. 따라서 좌우 양쪽 손을 합하면 22개의 혈자리를 갖고 있는 셈이다.

폐는 우리들 소리통으로, 소리를 나게 하는 원동력은 콩팥이고, 소리가 울려 나오는 소리통은 허파이며, 소리에 기교를 내게 하는 것은 염통(염통은 혀를 다스리므로)으로, 허파에 탈이 나면 소리에 맥아리가 없거나, 가래 낀 맑지 않은 소리가 난다. 우리들 코는 허파의 들목으로서 허파가 튼튼해야 코가 튼튼하고, 코가 튼튼해야 허파도 튼튼하며, 대장도 따라서 건강하고 튼튼해진다.

폐경과 대장경은 서로 서로 밀접한 관계를 이루고 있다. 숨을 잘 쉬어야 우리들 몸속에 산소가 충분하고, 우리들 몸속에 산소가 충분해야 혈액순환이 잘 이루어지고, 혈액순환이 잘 이루어져야 잘 먹고 잘 쌀 수가 있고, 잘 먹고 잘 싸야 우리들 몸과 마음이 건강하기 때문에, 폐와 대장은 서로 서로 아주 밀접한 관계가 있다.

대장은 우리들 몸 속 쓰레기통이기 때문에, 대장에 기(氣)가 소통하지 않으면, 대변(똥)을 정상적으로 배출할 수가 없을 뿐 아니라, 신진대사에도 악영향을 미친다. 때문에 아랫배로 숨을 잘 쉬는 사람은 변비가 없고, 대장이 깨끗하여 건강하다. 또한 내부에 병증이 있으면 반드시 피부에 반영되므로 용모(얼굴)를 해친다. 만약 대장에 병증이 있으면 대장과 밀접한 관계가 있는 폐경의 경혈을 취해서 치료한다.

수태음 폐경(중부→소상)

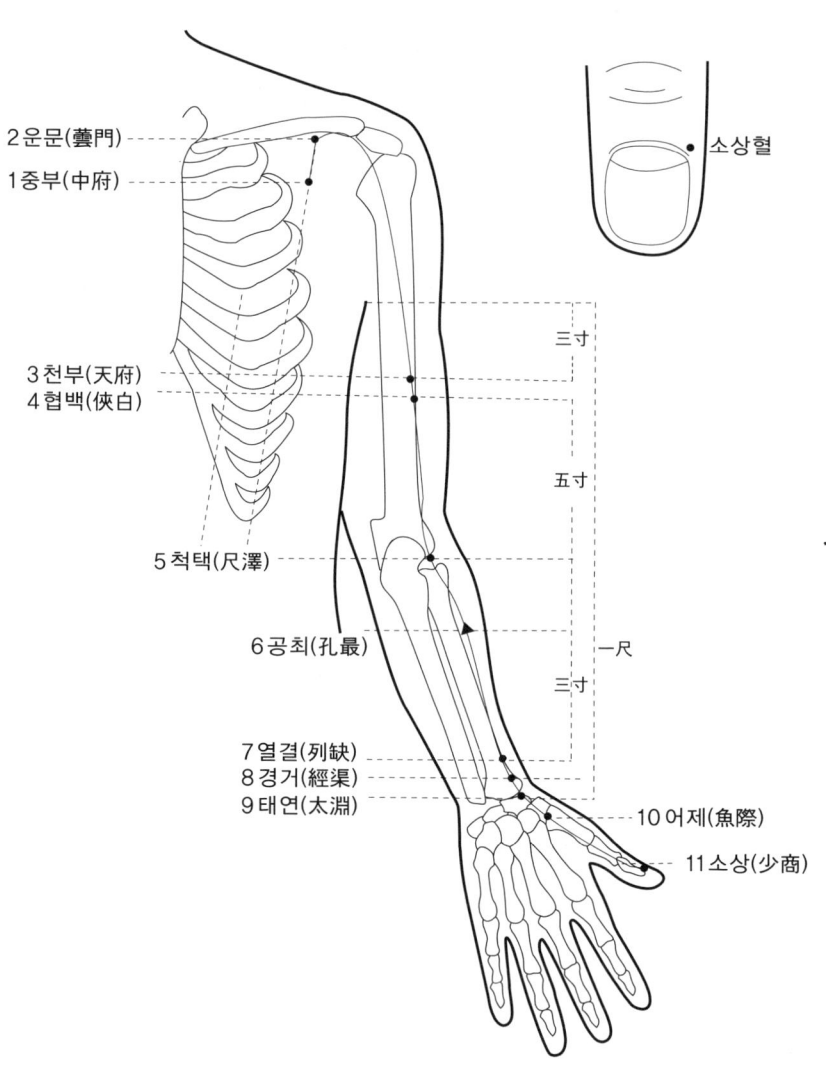

2운문(蕓門)
1중부(中府)

소상혈

3천부(天府)
4협백(俠白)

三寸

五寸

5척택(尺澤)

6공최(孔最)

一尺

三寸

7열결(列缺)
8경거(經渠)
9태연(太淵)

10어제(魚際)

11소상(少商)

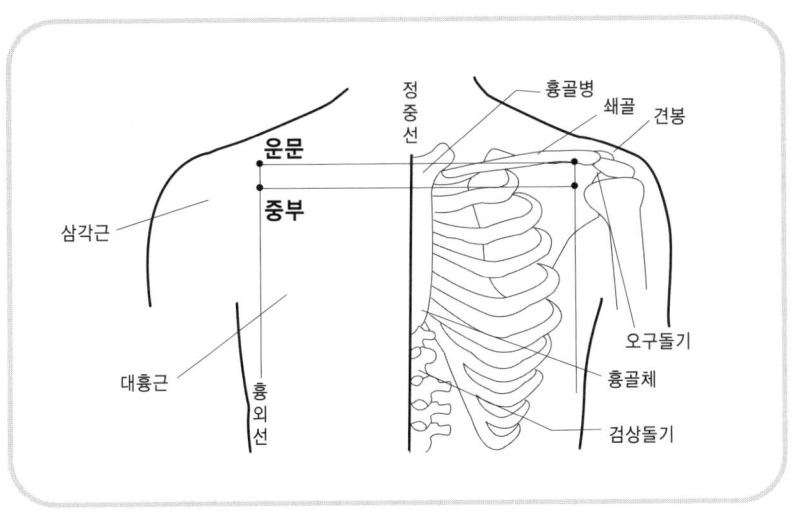

1. 중부

첫째 갈비뼈와 두 번째 갈비뼈 사이에 있는 혈자리로, 가슴 정중앙에서 옆구리 쪽으로 6치(15~18센티미터) 떨어진 곳에 있다.

폐의 기능을 조절해 주는 역할을 하는 혈로, 가슴이 답답하고, 숨이 차거나 기침이 날 때 이곳을 자극하면 좋다.

어깨가 결리고 아프거나 감기 기운이 있을 때도 자극할 만한 곳이다.

폐경에 이상이 생기면 팔을 위로 못 올린다거나, 목이 부어 아프고 가슴이 답답하며, 윗배가 붓고 아프면서 얼굴도 붓는다. 콧물이 나오는 등의 증세가 있으면 중부를 진찰(누르면서 문지르는 것)하거나 지압을 해주면 폐에 관계된 질환을 예방할 수 있으며 치료도 된다.

2. 운문

중부에서 바로 위쪽으로 1.5치(3~4.5센티미터) 올라간 곳에 있다. 기침이 나거나 편도선이 아플 때, 오십견, 폐결핵 치료를 위해 주로 자극하는 혈이다.

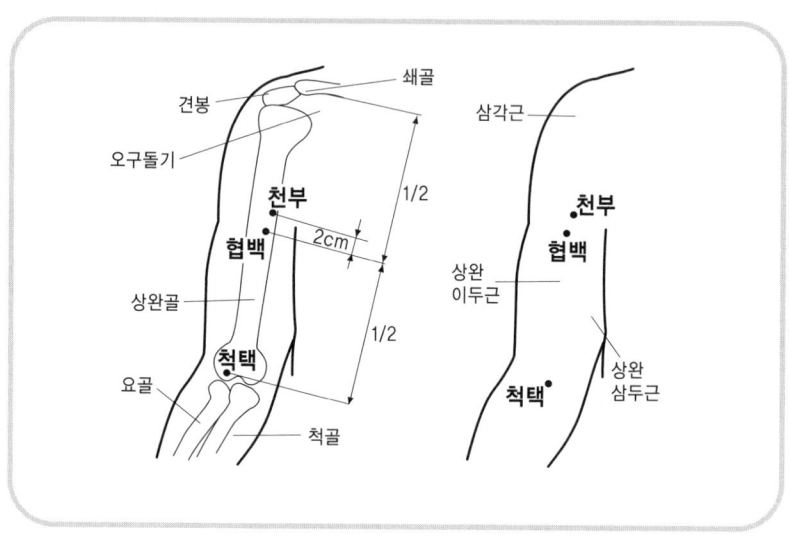

3. 천부

겨드랑이 안쪽 끝에서 팔 쪽으로 3치(7~9센티미터) 떨어진 곳에 있다. 고혈압 치료에 좋은 혈로, 뇌출혈이나 코피가 자주 날 때 자극해 준다.

4. 협백

천부에서 곧장 아래로 1치(2.5~3센티미터) 떨어진 곳에 있다. 심장병이나 가슴이 심하게 뛸 때, 기침이 날 때 자극하는 혈이다.

5. 척택

위팔과 아래팔이 접혀지는 부위에서 엄지손가락 쪽으로 움푹 파인 곳이 혈자리다. 팔이 아프거나 저릴 때 지그시 눌러주면 상당한 효과를 본다. 기침, 천식, 폐결핵, 팔의 통증 등이 있을 때 주로 자극하는 곳이다.

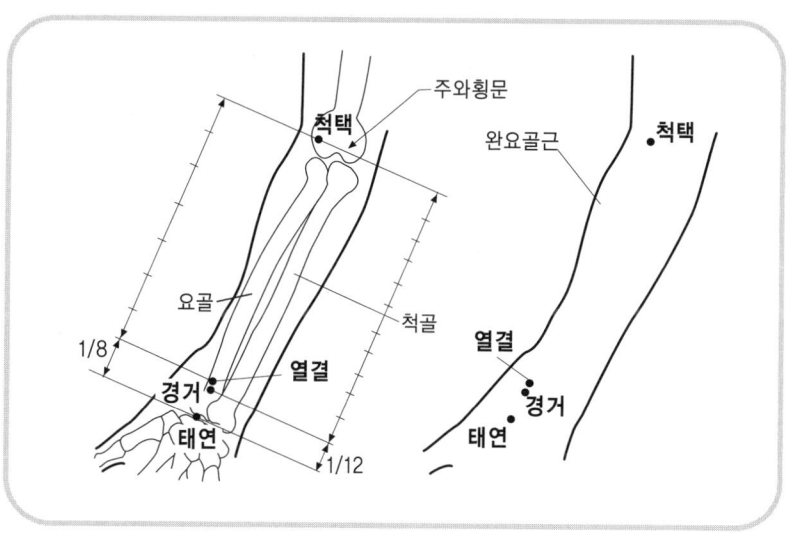

6. 공최

척택과 손목 중간 지점쯤 되는 곳에 자리잡은 혈로 정확하게 손목에서 위쪽으로 6~7치(15~20센티미터)에 있다. 치질이나 팔꿈치 관절염, 폐렴, 편도선염, 늑막염 등의 치료에 주로 이용되는 혈자리다.

7. 열결
엄지손가락 쪽 손목에서 위로 1.5치(3~4.5센티미터) 떨어져 있다. 편두통, 편도선염, 반신불수의 질환 등이 있을 때 주로 자극하는 혈이다.

8. 경거
맥을 짚을 때 가운데 손가락이 닿는 부위로 열결에서 손목 중앙 쪽으로 비스듬하게 떨어진 곳에 있다. 편도선염이나 구토증, 기관지염 등이 있을 때 자극한다.

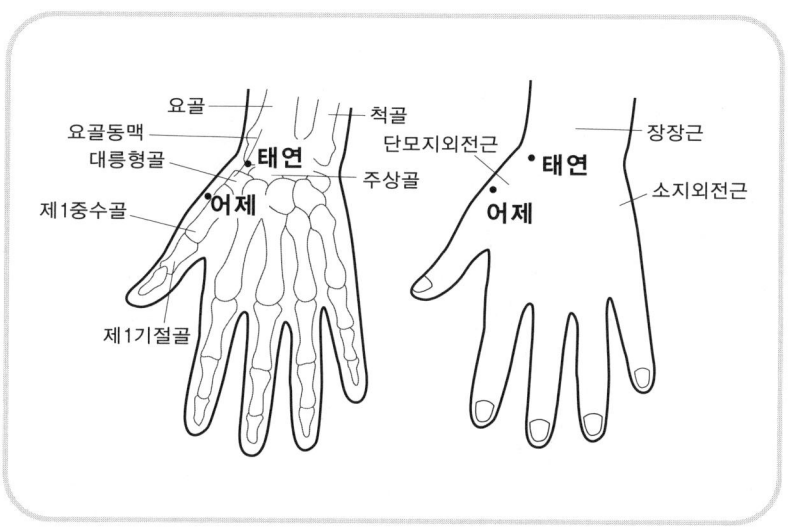

요골
요골동맥
대릉형골
제1중수골
태연
어제
제1기절골
척골
단모지외전근
주상골
태연
어제
장장근
소지외전근

9. 태연

손목에 있는 혈로 경거혈에서 0.5치(1~1.5센티미터) 떨어
져 있다.

결막염이나 폐렴, 숨이 찰 때, 손목에 관절염이 있을 때 주
로 자극해 준다.

10. 어제

엄지손가락의 첫째 마디와 손목 사이의 두툼한 손바닥에 있
는 혈이다.

두통이나 기침, 설사, 가슴이 답답할 때 주로 자극해 준다.

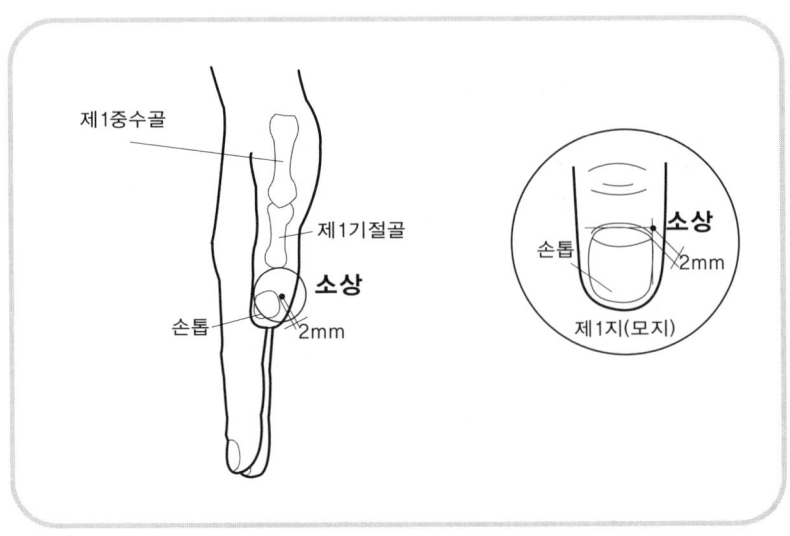

11. 소상

수태음폐경의 마지막 혈자리로, 엄지손가락 손톱 끝부분에서 손목 쪽으로 2밀리미터쯤 떨어진 곳에 있다.

중풍, 황달, 가슴이 답답할 때 주로 자극한다.

이곳을 시간 나는 대로 눌러주면 기혈의 순환이 빨라지고, 손마디가 부드러워진다.

② 수양명대장경 : 대장 혹은 창자

대장은 폐를 돕고 대장속의 똥을 밖으로 배설하며, 몸속 기 (氣:기운)의 정체를 막아주는 작용을 한다. 대장경은 수태음 폐경과 밀접한 관계를 맺고 있으며, 코, 귀, 인후, 치아, 머 리와 목 등의 질환이 있을 때 자극을 하면 좋다.

대장경은 둘째손가락 끝에 있는 상양혈에서 시작해 코 옆 영향혈까지 기혈이 흐른다. 한쪽 팔에 20개의 혈이 있으므 로, 좌우 양쪽을 합하면 40개의 혈자리가 있는 셈이다. 대 장경을 창자줄기라 하는데, 장(腸)은 창자로서, 곱창(소장) 에서 들어온 음식물 찌꺼기를 똥으로 바꾸어서, 밖으로 내 보내는 일을 한다.

위장에서 삭여진 음식물이 소장으로 들어가고, 소장에서는 수분과 찌꺼기를 구분하여 수분은 방광으로 보내고, 음식물 의 찌꺼기는 대장으로 보낸다. 때문에 매일 매일 똥을 잘 싸 는 사람은 하루 하루가 즐겁고 힘차고 건강하지만, 변비가 있어서 똥을 제대로 누지 못하게 되면, 남들을 못살게 굴고, 짜증을 자주 내며 하는 일마다 꼬이고 열을 받게 된다.

우리가 고민을 많이 하고 스트레스를 많이 받게 되면, 비위 (췌장과 위장)가 상하거나 약해져서, 소화기능이 떨어지고, 대장도 따라서 나빠진다. 그리하여 우리들 몸속에 들어온 음식물들을 잘 소화시킬 수도 없고, 필요한 영양분들을 잘 흡수할 수도 없고, 음식물 찌꺼기들도 잘 버릴 수가 없다.

우리가, 음식물 찌꺼기들을 몸 밖으로 내보내는 배출 방법으로는, 똥, 오줌, 땀, 눈물, 콧물, 방귀, 트림, 고름 등이 있고, 그중에서도 대표적인 것이 바로 똥인데, 똥을 큰 대(大)자를 써서 대변(으뜸)이라 했고, 대장을 가장 중요한 창자라 한 것이다. 장(腸) 중에서 가장 중요한 창자라는 뜻이다.

대장에 이상이 있으면 배가 아프거나 설사를 하며, 얼굴이 부어오르거나, 눈이 황색을 띄면서 사물이 흐릿하게 보이거나, 입이 마르거나, 코 막힘, 콧물, 코피, 인후가 부어오르면서 아프거나, 어깨에서 팔까지 아프거나, 엄지손가락과 집게손가락이 아파서 제 기능을 하지 못하게 된다. 대장경의 기가 남아돌면 발열과 부기가 발생하지만, 기가 부족하면 오한이 발생한다.

수양명대장경(상양→ 영향)

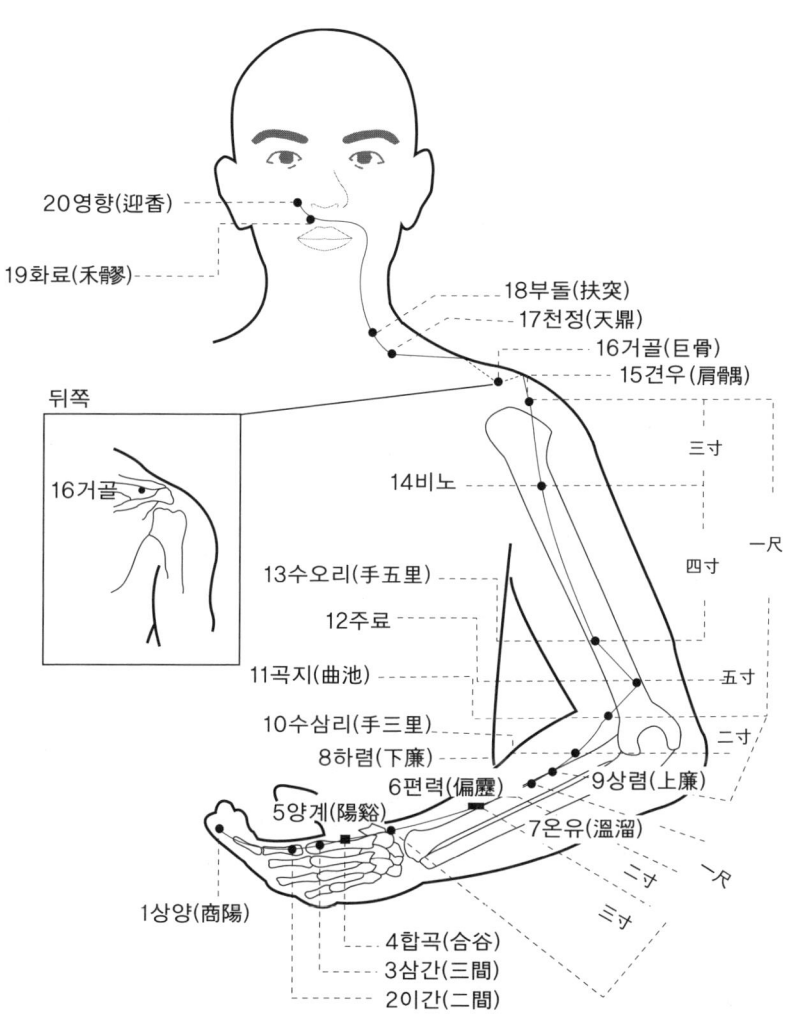

20영향(迎香)
19화료(禾髎)
18부돌(扶突)
17천정(天鼎)
16거골(巨骨)
15견우(肩髃)

三寸

14비노

13수오리(手五里)
12주료
11곡지(曲池)
10수삼리(手三里)
8하렴(下廉)
6편력(偏歷)
5양계(陽谿)
1상양(商陽)

四寸

一尺

五寸
二寸

9상렴(上廉)
7온유(溫溜)

뒤쪽

16거골

二寸
三寸
二寸
一尺

4합곡(合谷)
3삼간(三間)
2이간(二間)

1. 상양

둘째손가락 손톱 뿌리 끝에서 엄지손가락 쪽으로 2밀리미터 떨어진 곳에 자리잡은 혈이다.

뇌출혈, 치통, 편도선염, 코피가 날 때, 설사 등이 있을 때 주로 자극한다.

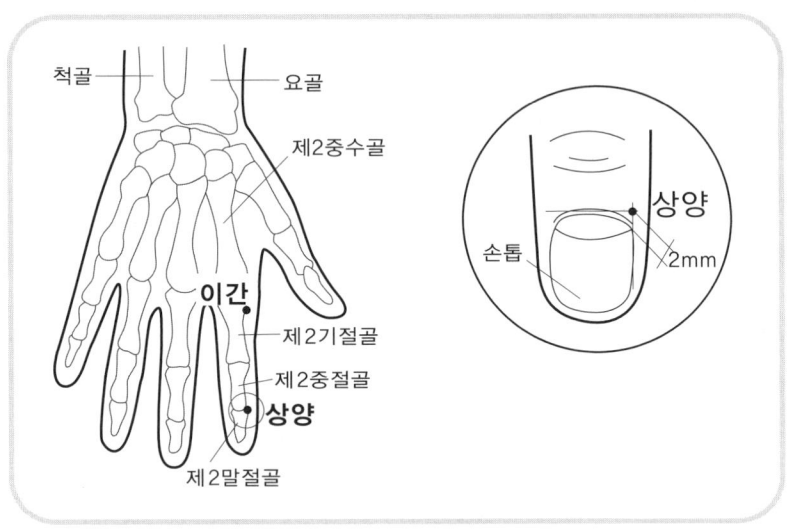

상양혈(商陽穴)에 자침하면 혈압을 조정하는 작용이 있으므로 고혈압일 경우에는 혈압을 떨어뜨리고, 저혈압일 경우에는 혈압을 높인다.

또한 본 혈에 자침하면 백혈구의 유출을 일정한 정도로 억제한다.

중풍으로 인한 혼미(昏迷)를 치료할 경우는 소상(少商)을 배혈하고, 치통을 치료할 경우는 합곡(合谷)·협거(頰車)를 배혈하며, 인후(咽喉)가 부어오르면서 아플 경우는 소상(少商)·합곡(合谷)을 배혈한다.

2. 이간
둘째손가락 첫마디 바로 앞에 자리잡고 있다.
편도선염, 눈다래끼, 치통 등의 치료에 주로 이용된다.

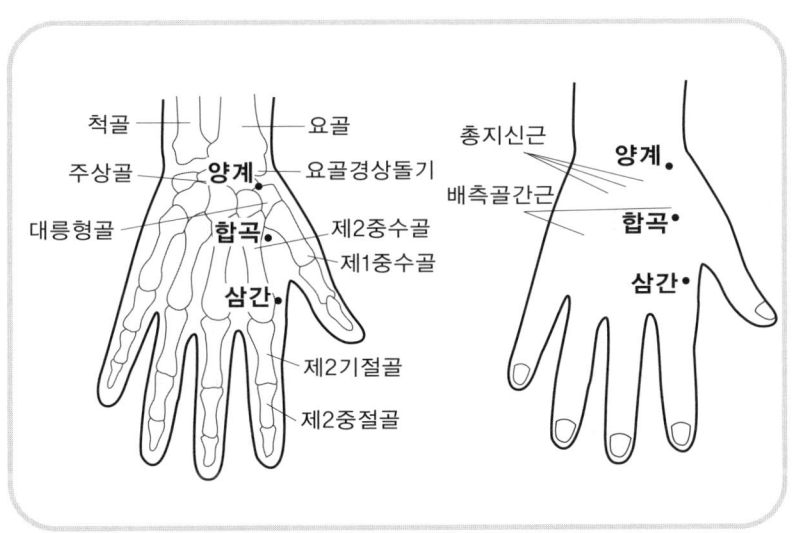

3. 삼간
둘째손가락의 첫마디에서 손목 쪽으로 약간 뒤쪽에 있다.
어깻죽지에 통증이 있을 때, 입술이 마를 때, 천식, 과다수면증 등에 효과를 볼 수 있는 혈자리다.

4. 합곡

엄지손가락과 둘째손가락을 맞붙이면 불룩 튀어나오는 곳
의 중앙에 자리잡고 있다. 두통, 귀가 멍할 때, 콧물이 날
때, 신경쇠약 치료뿐만 아니라 각종 급성질환의 치료혈로
효과가 높다.

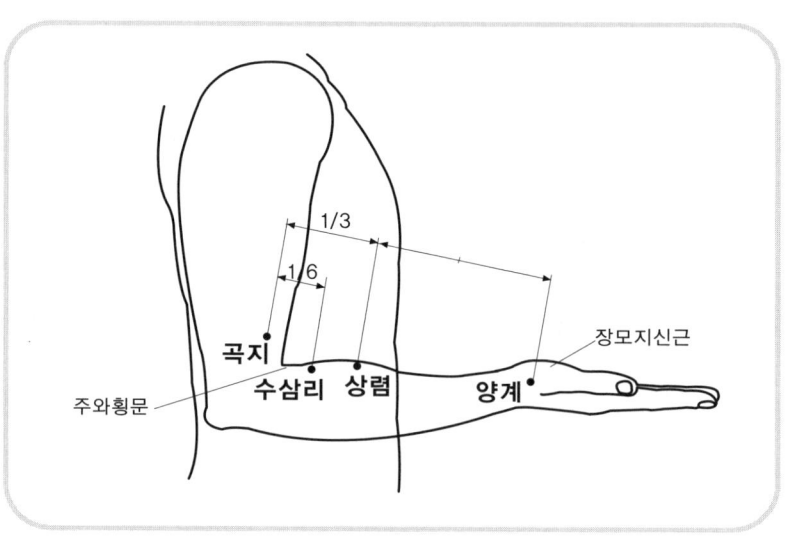

5. 양계

바깥 손목에 있는 혈로 엄지손가락을 세웠을 때 오목하게
들어가는 부위다.
두통, 손목 관절염, 유아 소화불량, 인후통, 치통 등의 치료
에 이용한다.

6. 편력

양계에서 팔꿈치 쪽으로 3치(7~9센티미터) 올라간 곳에 있다. 안면 신경이 마비될 때, 눈이 잘 보이지 않을 때, 소화불량, 엄지손가락 마비증이 있을 때 자극하면 좋다.

7. 온류

편력에서 팔꿈치 쪽으로 2치(5~6센티미터) 올라간 곳에 있다. 입 안이 헐었을 때, 복통, 사지가 부을 때, 두통이 있을 때 자극한다.

8. 하렴

온류에서 팔꿈치 쪽으로 3치(6~9센티미터) 올라간 곳에 있다. 아랫배가 거북할 때, 천식, 기관지염, 늑막염 등에 자극하면 좋은 효과를 본다.

9. 상렴

하렴에서 팔꿈치 쪽으로 1치(2~3센티미터) 올라간 곳에 있다. 중풍, 두통, 치통, 한쪽 마비, 천식 등이 있을 때 자극하면 좋다.

10. 수삼리

상렴에서 팔꿈치 쪽으로 1치(2~3센티미터) 올라간 곳에 있다. 반신불수, 요골신경통, 중풍, 치통, 감기, 고혈압 등에 효과를 볼 수 있는 혈이다.

11. 곡지

팔을 구부렸을 때 팔꿈치 위쪽으로 우묵하게 들어간 곳이
혈자리다.

설사, 고혈압, 피부병, 두통 등에 효과를 나타내는 혈자리다.

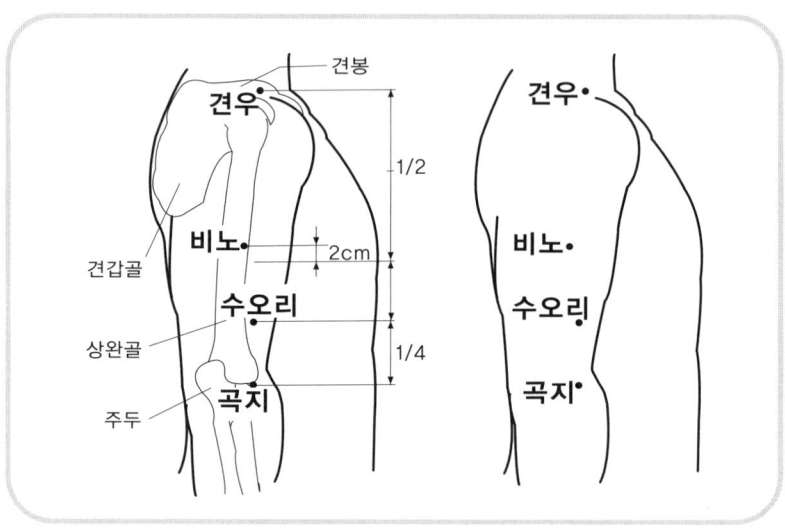

12. 주료

곡지혈에서 약간 비스듬하게 어깨 쪽으로 1치(2~3센티미
터) 올라간 곳에 있는 혈이다. 어깻죽지 관절염이나 팔이 저
릴 때, 팔이 뻣뻣할 때 자극을 준다.

13. 수오리

곡지에서 어깨 쪽으로 3치(7~9센티미터) 올라간 곳에 있다. 폐렴, 기침이 심할 때, 팔꿈치 관절통 등에 효과를 본다.

14. 비노

수오리에서 어깨 쪽으로 4치(10~12센티미터) 올라간 곳에 있다. 팔을 위아래로 굽히지 못할 때, 팔 신경통, 손가락 마비증에 효과가 있다.

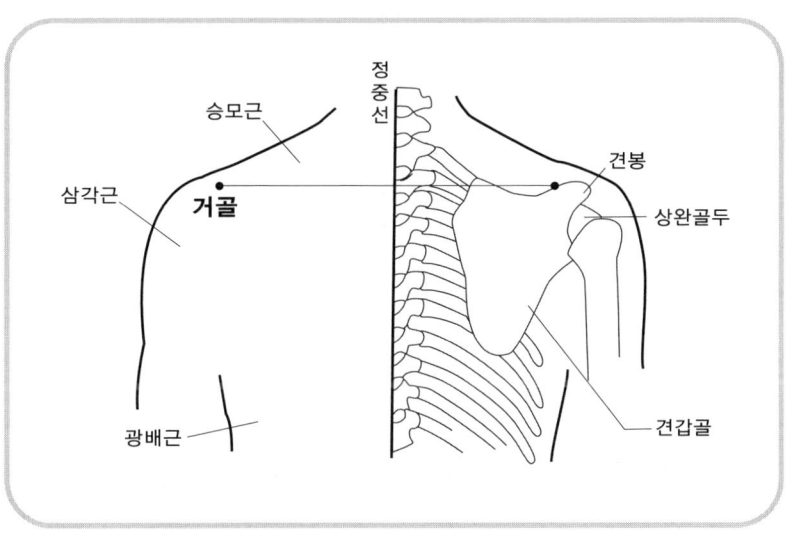

15. 견우

어깨를 들었을 때 어깨 앞쪽 끝에 오목하게 들어가는 곳이 혈자리다.

견비통이나 반신불수, 피부병 등에 효과를 주는 혈자리다.

16. 거골

쇄골과 주걱뼈가 서로 연결되는 곳으로 오목하게 들어간 부분이 혈자리다.

어깨가 결릴 때, 임파선염, 위장출혈, 가슴에 어혈이 있을 때 자극하면 효과를 본다.

또한 팔을 굽히거나 펴지 못하는 경우에 통증을 멎게 하며, 정신을 안정시킨다.

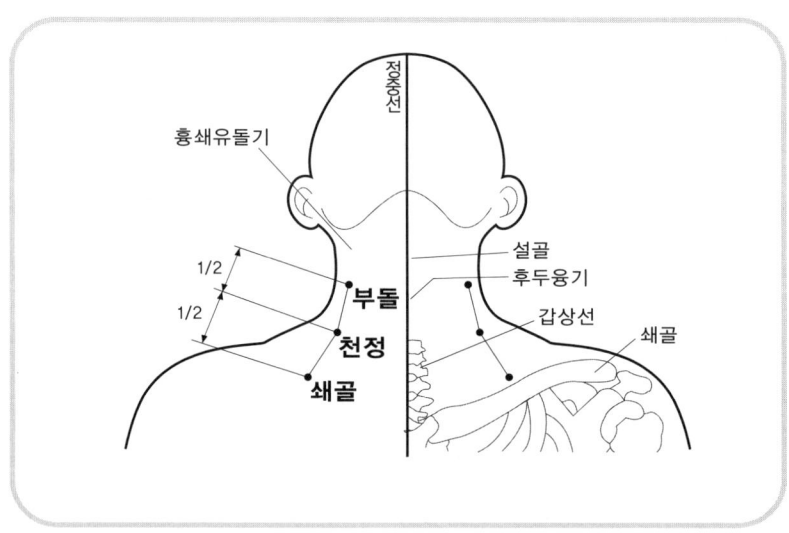

17. 천정

목 가장자리의 쇄골 위쪽에 자리잡은 혈로 핏줄이 만져지는 곳에 있다. 편도선염, 인후염, 고혈압 등의 치료에 좋은 혈 자리다.

18. 부돌

천정에서 턱 쪽으로 1치(2~3센티미터) 올라간 곳에 있다. 기침, 천식, 가래, 고혈압 치료에 좋다.

19. 화료

콧구멍 정중앙 아래에 있는 혈로, 인중에서 좌우로 0.5치 (1~1.5센티미터) 떨어진 곳에 있다. 코피가 날 때, 얼굴 신 경이 마비될 때, 입이 비틀어졌을 때 자극하면 좋다.

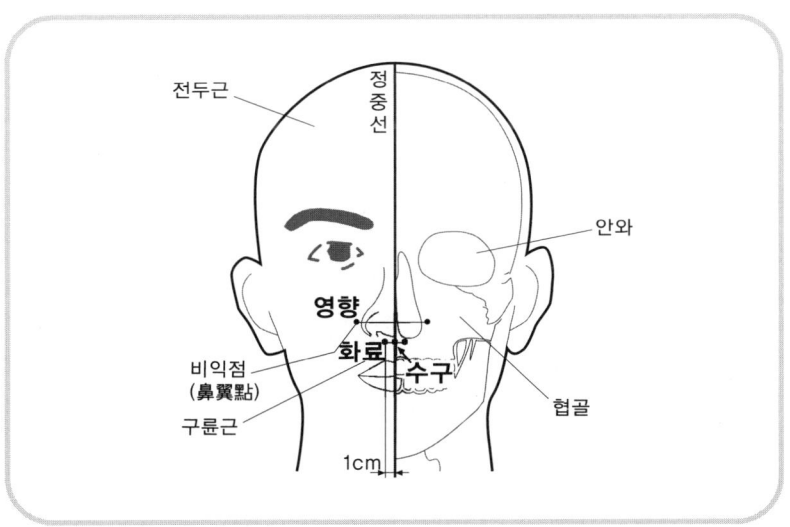

20. 영향

화료에서 1치(2~3센티미터) 떨어진 곳에 있는 혈로, 코 끝에서 바깥 양쪽으로 0.5치 떨어져 있다.

코막힘, 코피, 축농증, 안면 신경마비증에 잘 듣는 혈자리다.

풍열(風熱)을 제거하고 경락을 소통시켜 막힌 코를 뚫리게 하고, 얼굴을 깨끗하게 하며, 피부를 윤택하게 한다.

또한 대장경의 경맥은 콧구멍을 순행하므로 코가 막히고 콧물이 흐르며 냄새를 맡지 못하는 경우에 영향혈을 마사지하면 뛰어난 효과가 있다.

영향혈은 또한 얼굴의 가려움증에도 뛰어난 효과가 있다.

③ 족양명위경 : 위 혹은 밥통

위(胃)의 주된 기능은 음식물을 받아들이고 소화시켜서, 소장(곱창)으로 내려 보내는 일을 한다.

위경은 얼굴과 피부에 윤기가 없거나 얼굴색이 밝지 못할 때 자극하면 좋은 효과를 보는 경맥이다. 소화 불량이나 위장병, 배가 땅기는 증상 등을 없애는 데 좋다. 눈 밑의 승읍에서 시작해, 두 번째 발가락 끝에 있는 여태혈까지 이어진다. 한쪽 경맥에 45개 혈자리를 갖고 있으므로, 좌우 양쪽을 합하면 총 90개의 혈자리가 있다.

위경에 이상이 있으면 오한으로 인하여 몸이 부들부들 떨리거나, 기지개를 잘 켜거나, 하품을 하거나, 얼굴이 암흑색을 띠거나, 또는 사람과 빛을 싫어하고, 목기(木器)소리를 들으면 놀라서 불안해 하며, 가슴이 두근거리고, 혼자 방문을 걸어 잠근 채 잠만 자려고 한다. 심할 경우에는 높은 곳에 올라가 노래를 부르거나, 옷을 벗은 채 뛰어다닌다. 또한 혀와 입술이 헐거나 뒷목이 부어오르거나, 혹은 인후(咽喉)가 아프거나 무릎관절이 부어오르면서 아픈 증상 등이 나타난다.

족양명위경은 안면부와 흉부(유방부위)를 지나기 때문에 미용에 매우 중요하다. 위경을 조절하면 소화흡수를 촉진할 수 있으며, 또한 평형조절 작용을 하기 때문에 비만치료에도 효과적이다. 위경은 내분비도 조절하기 때문에 여드름을 치료할 수 있고, 혈색을 좋게 하며, 구안와사(口眼喎斜:눈과 입이 틀어짐)도 치료하고, 유선의 발육을 촉진하여 유방을 풍만하게 하며, 불면증 및 소화불량 등 각종 증상을 치료하는데 응용된다.

밥통에선 음식물을 받아들이고 소화시켜, 곱창으로 내려 보내는 일을 한다. 밥통은 오장육부에 영양을 공급하는 원천으로서, 대단히 중요한 장기이기 때문에, 밥통에 탈이 나면, 다른 장부에 영향을 미쳐, 건강을 잃기가 쉽다. 그래서 모든 탈은 밥을 제대로 안먹는데서 비롯되고, 밥을 제대로 먹는데서 고친다고 한다. 비위를 맞추다, 비위가 상하다, 비위가 거슬리다 등은 음식물의 소화와 마음상태가 서로서로 밀접한 관계를 갖고 있음을 말해준다. 생각이 많거나 스트레스를 많이 받으면, 비위가 상하고(염증) 고장나게 된다는 것이다.

족양명위경(승읍→여태)

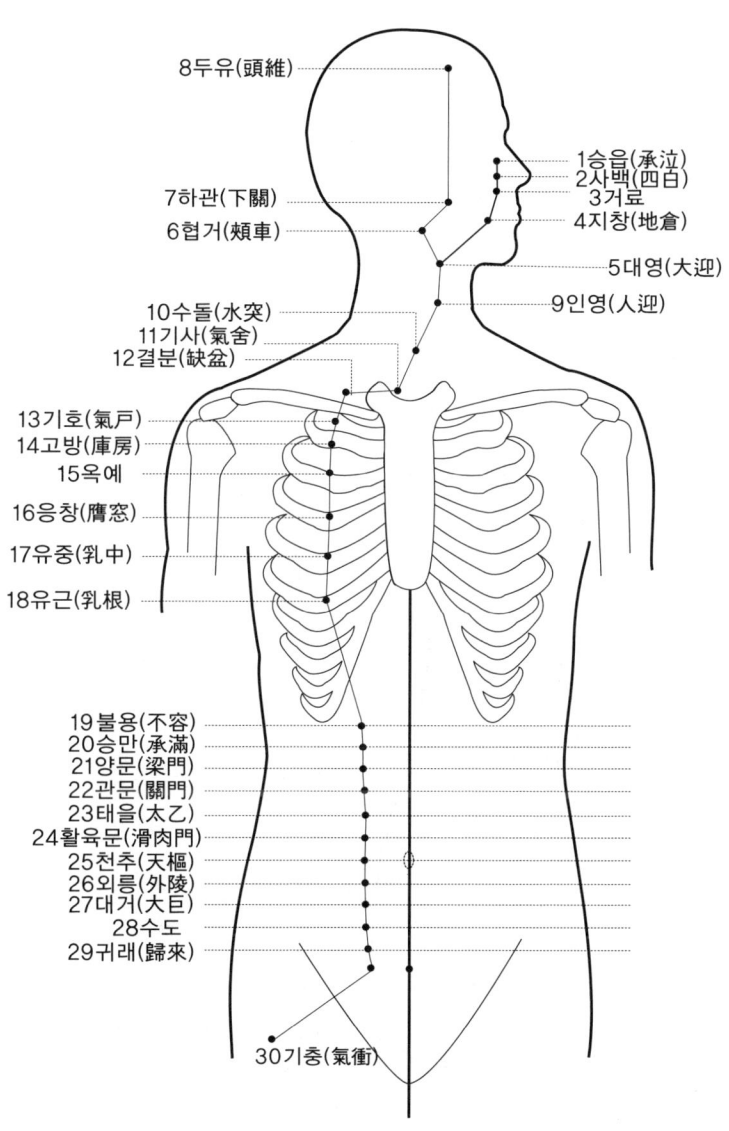

8두유(頭維)

1승읍(承泣)
2사백(四白)
3거료
4지창(地倉)

7하관(下關)
6협거(頰車)

5대영(大迎)

10수돌(水突)
11기사(氣舍)
12결분(缺盆)

9인영(人迎)

13기호(氣戶)
14고방(庫房)
15옥예

16응창(膺窓)

17유중(乳中)

18유근(乳根)

19불용(不容)
20승만(承滿)
21양문(梁門)
22관문(關門)
23태을(太乙)
24활육문(滑肉門)
25천추(天樞)
26외릉(外陵)
27대거(大巨)
28수도
29귀래(歸來)

30기충(氣衝)

족양명위경(승읍→여태)

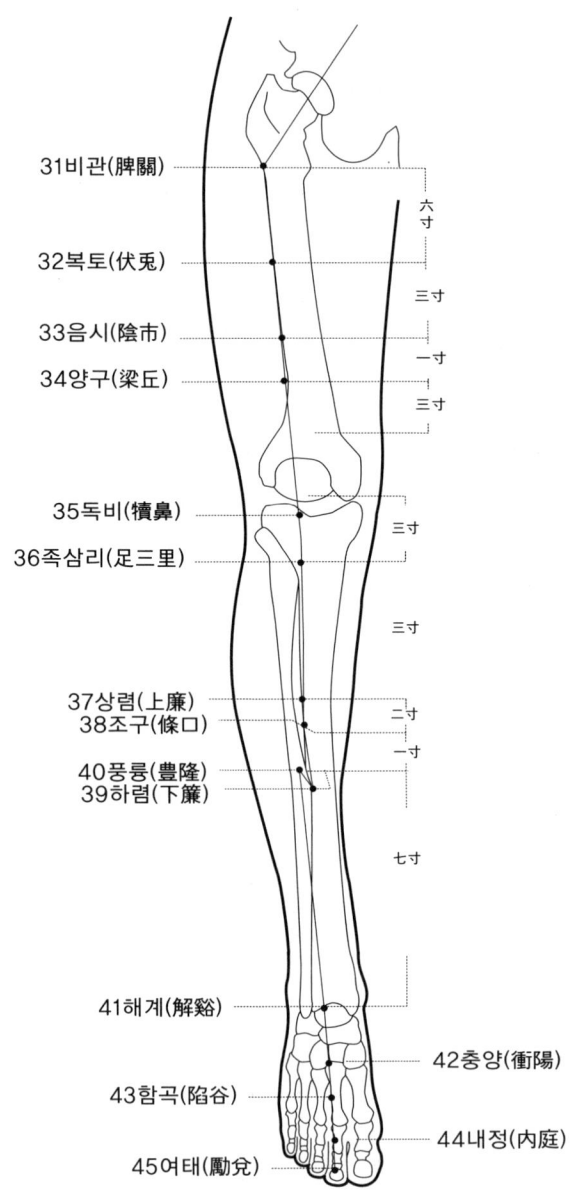

31비관(脾關)

32복토(伏兎)

33음시(陰市)

34양구(梁丘)

35독비(犢鼻)

36족삼리(足三里)

37상렴(上廉)
38조구(條口)

40풍륭(豊隆)
39하렴(下簾)

41해계(解谿)

42충양(衝陽)

43함곡(陷谷)

44내정(内庭)

45여태(勵兌)

六寸

三寸

一寸

三寸

三寸

三寸

二寸

一寸

七寸

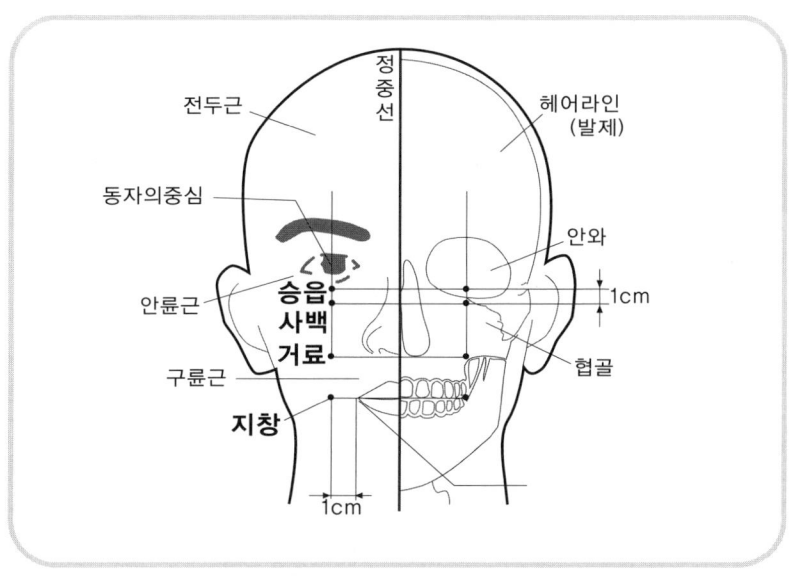

1. 승읍

아래쪽 눈꺼풀 가운데에 자리잡고 있는 혈이다.

각막염, 어지럼증, 근시, 눈이 충혈될 때, 이명증 등의 치료에 좋은 혈자리다.

승읍이란 혈명(穴名)을 살펴보면 '승(承)'은 '받아들이다'라는 뜻이고, '읍(泣)'은 '울다'라는 뜻이다.

사람이 눈물을 흘리면 눈 아래쪽에서 눈물을 받는 곳이란의미에서 승읍(承泣)이라 명명하였다.

승읍혈은 눈 및 그 주위의 질병을 치료한다. 승읍은 고래로눈병의 주치혈로 되어 있으며, 특히 충혈과 염증성 안질환에 효과가 있다.

2. 사백

승읍에서 곧장 아래로 1치(2~3센티미터) 정도 떨어져 있다. 결막염, 두통, 비염, 어지럼증을 치료하는 데 도움이 된다.

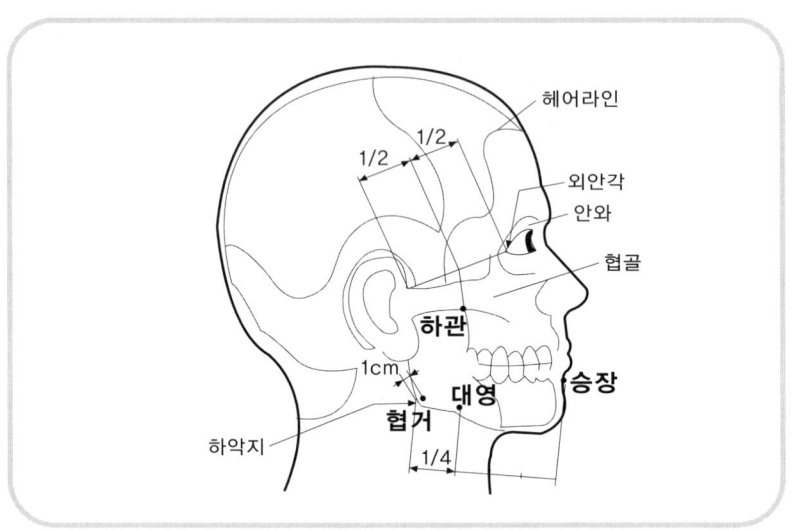

3. 거료

코 가장자리에서 8푼(1.5~2.5센티미터) 떨어진 곳에 자리 잡고 있다. 각막염, 치통, 안면신경통 치료에 도움이 되는 혈이다.

4. 지창

입고리에서 옆으로 4푼(1~1.5센티미터) 떨어져 있다. 중풍으로 오는 언어장애, 삼차신경통, 눈 가려움증의 치료에 좋다.

5. 대영

턱 모서리 앞 뼈의 오목하게 들어간 곳에 있는 혈자리로, 해 부학상 세 번째 어금니 아래쪽에 있다.
치통, 입술 경련, 목 주위 임파선염 등에 효과가 있다.

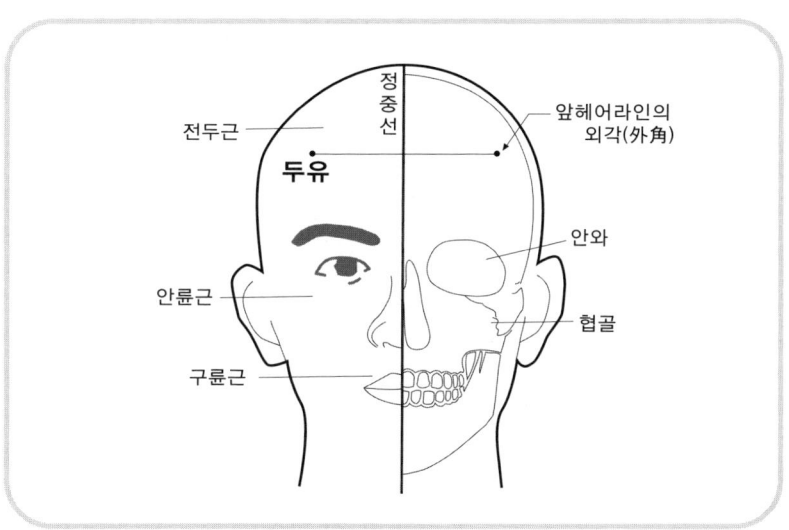

6. 협거

귓볼 아래 아래턱 모서리에 있다. 치통, 안면마비, 뺨이 부 었을 때, 중풍 등의 치료에 좋은 혈자리다.

7. 하관

광대뼈 아래쪽에 있는 혈자리로 귀 앞 7~8푼(1.5~2센티미 터) 지점에 있다.

청력감퇴, 귀울림, 치통, 안면신경마비 등을 치료한다.

8. 두유
이마 모서리의 머리털이 나기 시작하는 지점에서 5푼 (1.2~1.5센티미터) 들어간 곳에 있는 혈자리다. 귀가 아플 때, 이가 아플 때, 잇몸에 염증이 있을 때 자극하면 좋다.

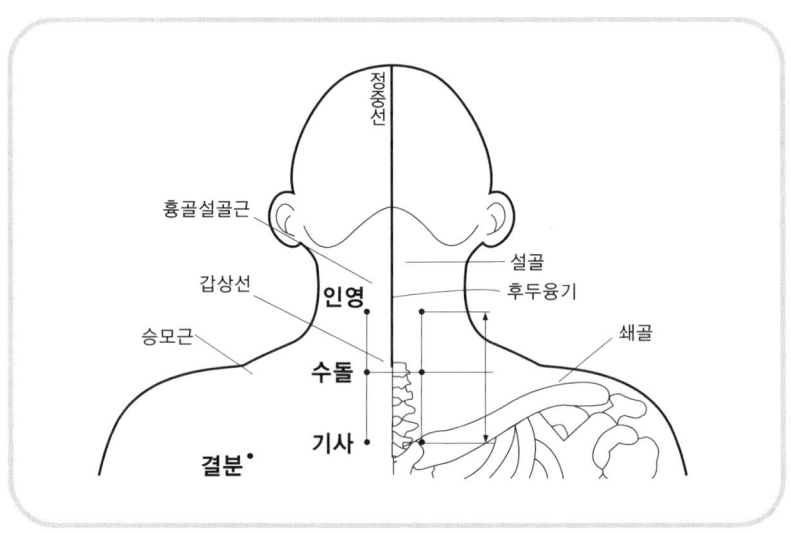

9. 인영
목의 울대 바깥쪽으로 1.5치(4~4.5센티미터) 지점에 있는 혈자리다. 인후염, 뇌충혈, 고혈압, 류머티즘, 천식이 있을 때 자극하면 좋다.

10. 수돌

인영에서 아래로 1치(2.5~3센티미터) 떨어진 지점에 있다.
편도선염, 기관지염, 천식에 좋다.

11. 기사

기가 머무는 곳이라는 뜻으로, 수돌에서 쇄골 위쪽 가장자
리에 있는 혈자리다. 기침, 인후염, 위장병 등의 치료에 도
움이 된다.

12. 결분

빗장뼈 위쪽 움푹 파인 곳 정중앙에 있다. 늑막염, 천식, 목
과 어깨에 이상이 있을 때 자극을 준다. 결분혈을 지나는 경
락으로는, 위경, 대장경, 소장경, 삼초경, 담경 등이 있다.

13. 기호

결분 아래쪽에 있는 혈자리다. 늑막염, 만성 기관지염, 백일
해 등의 치료에 도움이 된다.

14. 고방

기호 아래쪽에 자리잡은 혈자리로, 젖가슴이 있는 부위에
있다. 기관지염, 가슴이 더부룩할 때, 폐결핵 등의 치료에
도움이 된다.

15. 옥예

고방혈 아래쪽 둘째 갈비뼈와 셋째 갈비뼈 사이에 있다. 기침, 늑막염, 유방통, 부종 등의 치료에 도움이 된다.

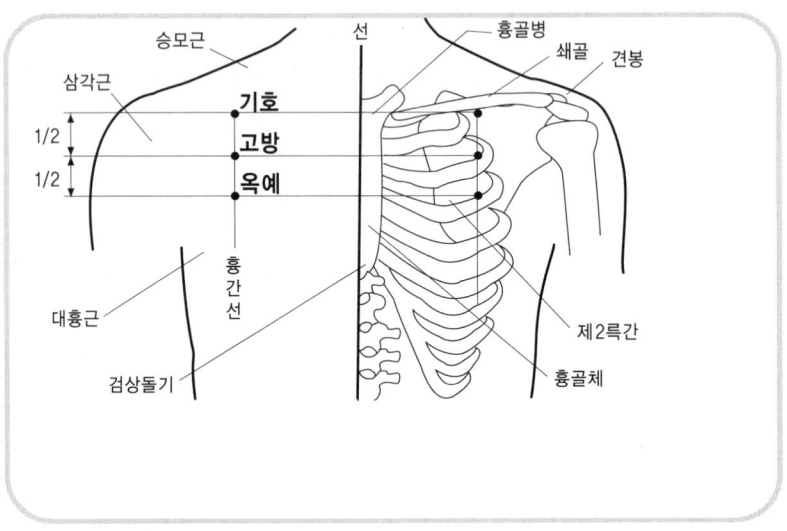

16. 응창

셋째 갈비뼈와 넷째 갈비뼈 사이에 있다. 천식, 늑막염, 대장염, 유방통 등의 치료에 도움이 된다.

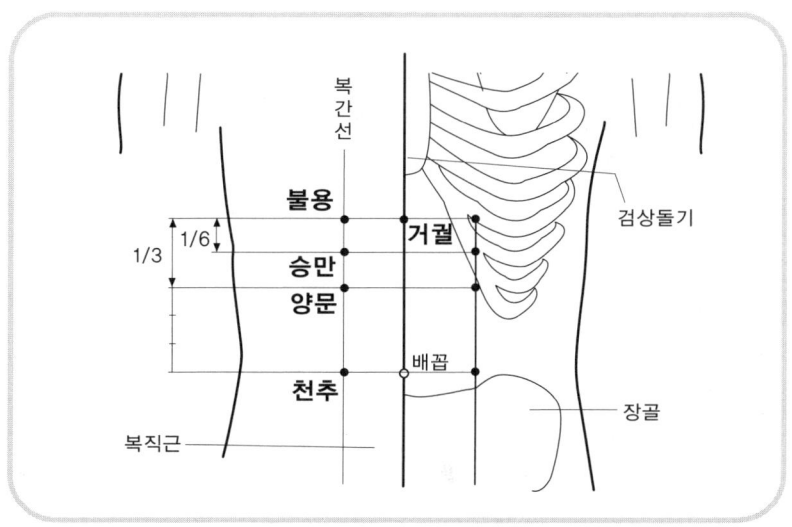

17. 유중

젖꼭지 한가운데 자리잡고 있다. 유방염, 유방암 치료에 도움이 된다.

18. 유근

젖꼭지에서 1치(2.5~3센티미터) 아래쪽에 있다. 유방염, 소화불량, 가슴과 등이 당기며 아플 때 자극하면 좋다.

19. 불용

유근에서 아래로 1치6푼(5~5.5센티미터) 지점에 있다. 위경련, 위산과다, 위팽창감 등의 치료에 도움이 된다.

20. 승만

부용 아래 1치(2.5~3센티미터) 떨어진 지점에 있다. 위염, 위경련, 소화불량, 급체 등의 치료에 도움이 된다.

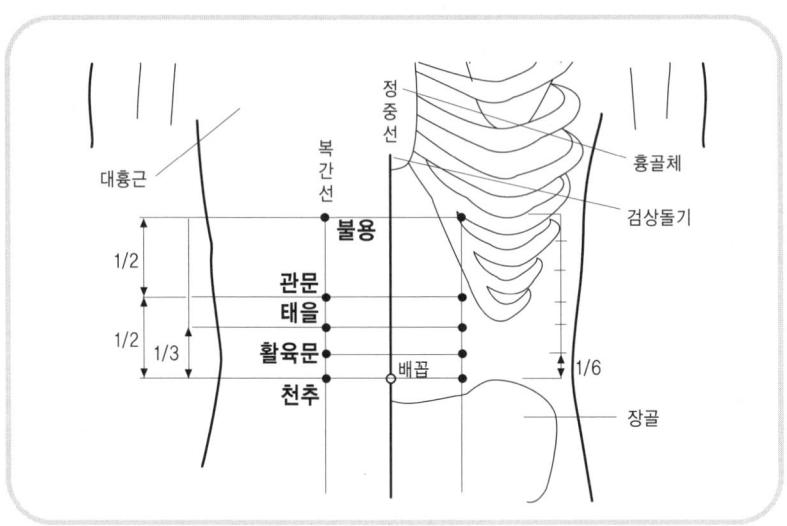

21. 양문

배꼽에서 위로 4촌 부위이며, 위장질환에 있어 중요한 보조 혈로, 위통, 위궤양, 위염, 소화불량 등에 효과가 있다.

22. 관문

양문에서 아래로 1치(2.5~3센티미터) 떨어진 지점에 있다. 급성 위염, 식욕부진 등의 치료에 도움이 된다.

23. 태을

관문에서 1치(2.5~3센티미터) 아래 지점에 있다. 소화불량, 가슴 답답증 개선에 도움이 된다.

24. 활육문

태을에서 1치(2.5~3센티미터) 아래 지점에 있다. 위통, 신장질환, 중이염, 신경쇠약 치료에 보탬이 된다.

25. 천추

배꼽 정중앙에서 바깥쪽으로 2치(5~6센티미터) 떨어진 지점에 있다. 만성장염, 신장병, 자궁 내막염 치료에 도움이 된다.

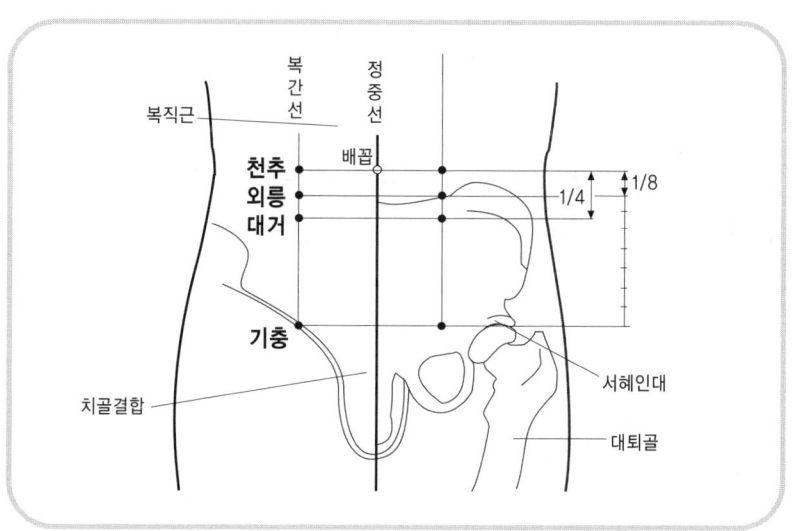

26. 외능

천추 아래 1치(2.5~3센티미터) 떨어진 지점에 있다. 하복부 신경통, 냉증, 장경련 등의 치료에 도움이 된다.

27. 대거

외능 아래 1치 떨어진 곳에 있다. 방광염, 부인병, 불임증 치료에 도움이 된다.

28. 수도

대거 아래로 1치 떨어진 곳에 있다. 신장염, 방광염, 하복부 질환 치료에 도움이 된다.

29. 귀래

수도에서 아래로 1치 떨어진 곳에 있다. 남성과 여성의 생식기 질환치료에 도움이 된다.

30. 기충

귀래에서 아래로 1치 떨어진 지점에 있다. 허리 신경통, 반신불수, 남녀생식기 질환 치료에 도움이 된다.

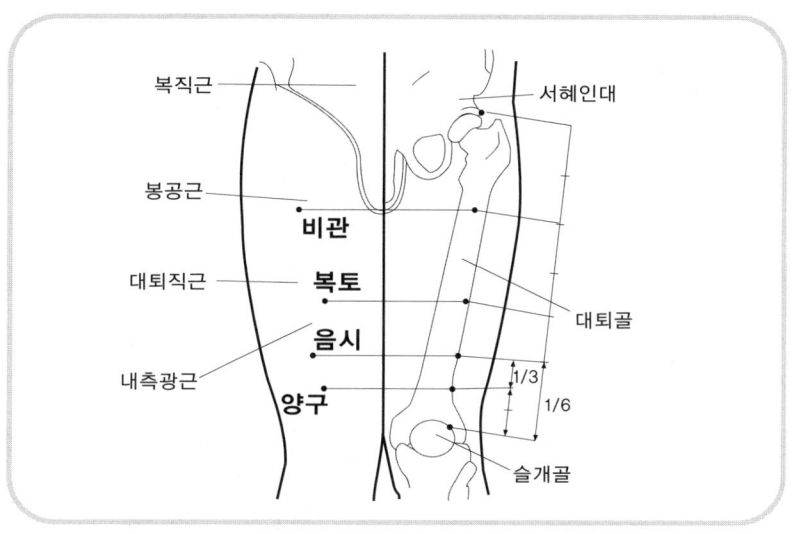

31. 비관

허벅지 관절에 있는 혈자리로, 회음부와 같은 높이에 있다. 허리신경통, 무릎 시린데, 다리마비, 가래톳 증상 개선에 도움이 된다.

32. 복토

무릎에서 약간 아래쪽으로 6치(15~18센티미터) 올라간 지점에 있다.
다리 냉증, 반신불수, 중풍, 다리 저림 개선에 도움이 된다.

33. 음시

무릎에서 위쪽으로 3치(7~9센티미터) 떨어진 곳에 있다.
다리냉증, 무릎 냉증 개선에 좋다.

34. 양구

무릎 바로 위에 있다.

위경련, 만성 맹장염, 설사, 무릎 관절염 치료에 도움이 된다.

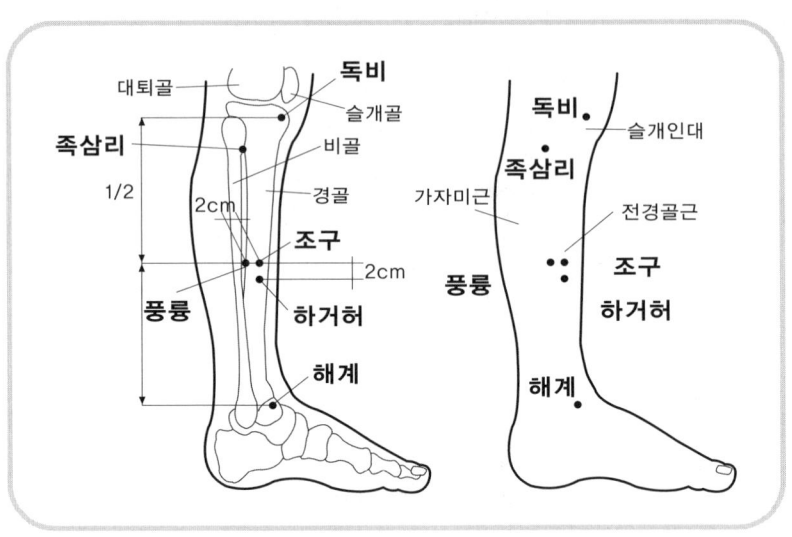

35. 독비

무릎 바로 아래, 굵은 정강이 뼈 위쪽 오목하게 들어간 곳이 혈자리다. 무릎 관절염, 류머티즘 등의 치료에 도움이 된다.

36. 족삼리

독비에서 아래로 3치(7~9센티미터) 내려간 지점에 있다. 소화불량, 염증, 팔다리 피곤증, 고혈압 등의 치료에 좋다. 비위를 튼튼하게 하고, 경락을 소통시킬 뿐 아니라, 군살을 빠지게 하고, 얼굴을 매끄럽게 한다.

37. 상거허

족삼리에서 3치(7~9센티미터) 아래 지점에 있다. 요통, 소화불량, 하지마비, 각기, 무릎 관절염 치료에 도움이 된다.

38. 조구

상거허에서 2치(5~6센티미터) 아래 지점에 있다. 다리 신경마비, 편도선염, 장출혈 등의 치료에 도움이 된다.

39. 하거허

조구에서 1치(2.5~3센티미터) 아래 지점에 있다. 다리마비, 만성장염 치료에 좋다.

40. 풍륭

조구에서 몸 바깥쪽으로 1치(2.5~3센티미터) 떨어진 곳에 있다. 변비, 다리마비, 두통 등의 치료에 좋다.

41. 해계

발목관절 정중앙에 있다. 류머티즘, 다리 관절염, 눈 다래끼 치료에 도움이 된다.

42. 충양

발등에서 가장 높은 지점에서 약간 앞쪽에 자리잡은 혈자리다. 다리마비, 다리 관절염, 노이로제 치료에 좋다.

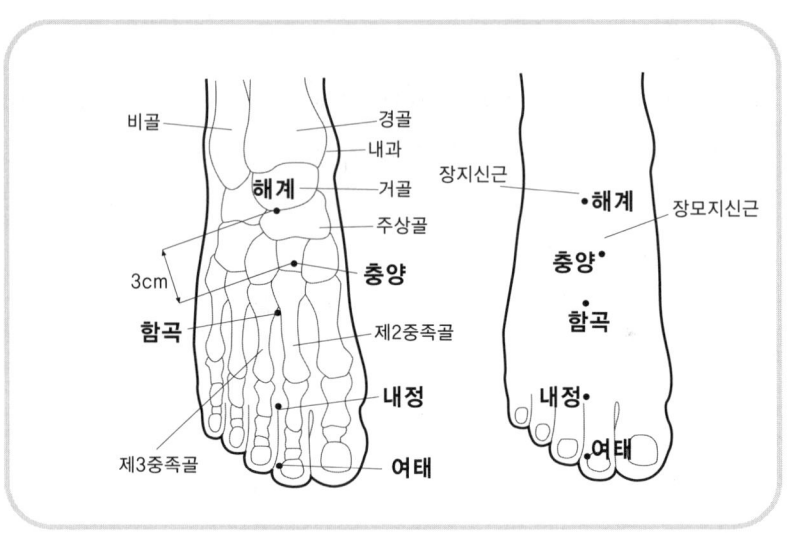

43. 함곡

충양에서 발가락 쪽으로 1.5치(4~4.5센티미터) 떨어진 지점에 있다. 복통, 눈에 핏발이 설 때, 온몸이 부을 때 자극하면 좋다.

44. 내정

둘째와 셋째 발가락 사이에 있는 혈자리다. 신경쇠약, 코피, 식중독, 설사 등의 치료에 좋은 혈자리다.

45. 여태

족양명위경의 마지막 혈자리로, 둘째 발가락 바깥쪽 발톱 바로 앞에 있다. 간장 질환, 소화불량, 정신착란증 치료에 도움이 된다.

여태(勵兌)혈은 위를 깨끗하게 하고, 정신을 안정시키며, 맑게 한다. 치통, 코피, 빈혈, 열병, 구안와사(口眼喎斜), 편도선염, 간염, 소화불량, 신경쇠약, 히스테리, 정신착란 및 얼굴이 부어오르거나, 가슴이 그득하거나, 혹은 마음이 답답하고 초조하거나, 꿈꾸면서 가위에 눌려 불안해할 때, 사혈이나 지압, 안마를 하면, 상당한 효과가 있다.

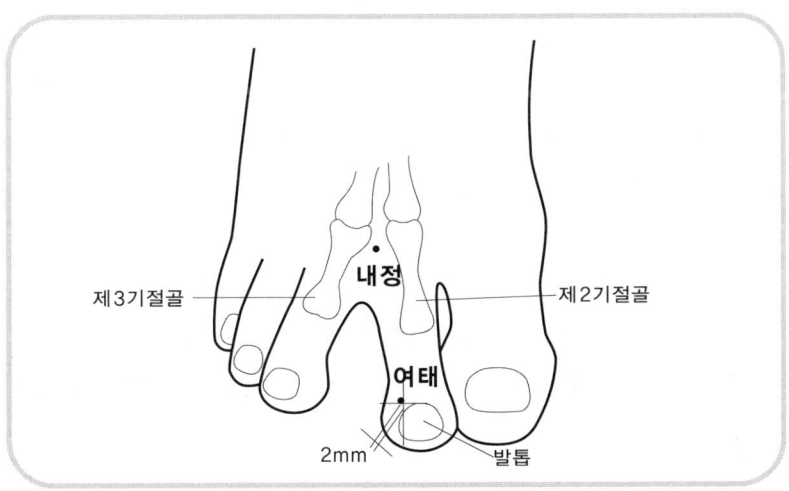

④ 족태음비경 : 비장(지라) 혹은 췌장(이자)

비경은 음식물의 소화를 돕고, 영양분을 전신으로 운송하며, 살을 주관한다. 때문에 비경의 기능이 정상이면 근육이 풍만하여 체격이 건강해 보이고, 피부와 모발이 윤택하여 얼굴이 환하다.

비경에 이상이 생기면 설근(舌根)이 굳어지거나, 음식물을 먹자마자 토하려하거나, 혹은 명치(거궐혈)부위가 아프거나, 배가 더부룩하거나, 또는 트림을 하거나, 전신이 무겁고 무력해지거나, 이밖에 방귀를 뀌고 나면 속이 편안해지는 증상 등이 나타난다.

비경은 소화불량, 설사, 황달, 불면증, 혀뿌리가 아프거나, 신체활동을 하지 못하거나, 가슴이 가득하거나, 명치 아랫부분이 당기면서 아프거나, 혹은 대변이 묽거나, 소변이 원활하게 배출되지 않거나, 엄지발가락을 움직이지 못하거나, 또 허벅지와 종아리 안쪽이 부어오르거나 차가워지는 경우를 주로 치료한다.

우리들 몸 안의 모든 영양물질은 비(脾)의 운화작용(濕化作用)에 의해서 전신으로 공급되기 때문에 근육의 풍만여부는 비경과 관계가 있으므로, 경락미용에서 비경의 작용은 매우 중요하다.

비경은 음식물의 정미(精微)뿐만 아니라, 수습(水濕)도 운화하기 때문에 비기(脾氣)의 부족으로 수습이 정체되어 발생하는 부종(浮腫:붓는병)은 비경의 혈을 취해 치료할 수 있다. 입술의 색과 윤택함은 그 사람의 건강상태를 반영한다. 만약 비가 허하면 입술이 창백해지는데, 이 경우에는 비경의 혈을 취해 치료한다.

비경은 비만치료에도 효과적이고, 야윈 사람을 치료하는데도 효과가 있으며, 얼굴이 누렇고 초췌하거나 피부가 거칠거나, 혹은 모발이 성글거나 빠지는 경우를 치료하는데도 사용한다. 비와 위는 표리관계로서, 소화계통의 모든 질환을 치료할 때 사용한다. 비경은 엄지발가락의 은백혈에서 시작해 허벅다리 앞 가장자리를 지나 배와 가슴으로 올라가 대포혈에서 끝난다. 한쪽 경락에 21개 혈자리로, 양쪽으로 42개 혈자리가 있다. 명치 밑이나 윗부분이 묵직하고 거북스러울 때 자극하면 좋은 경맥이다.

비장(지라)은 얼굴에선 입술, 몸에선 살을 다스리고, 맛은 단맛이고, 소리는 노래하는 소리며 감정은 생각(思)이다. 단맛은 비장(지라)을 보(補)하고, 딱딱한 것을 부드럽게 하는 작용이 있으며, 해독작용을 한다. 그러나 단맛이 지나치면 콩팥기능을 떨어뜨려, 정력을 약하게 한다.

비장은 어느 한쪽으로 치우침이 없다. 소화가 잘되면 팔다리가 활발하게 움직이고, 소화가 안되면 팔다리에 힘이 없다. 그러므로 염통은 예전보다 더 센 힘으로 피(혈맥)를 밀어내야 함으로 무리가 가기 쉽다.

족태음비경(은백→대포)

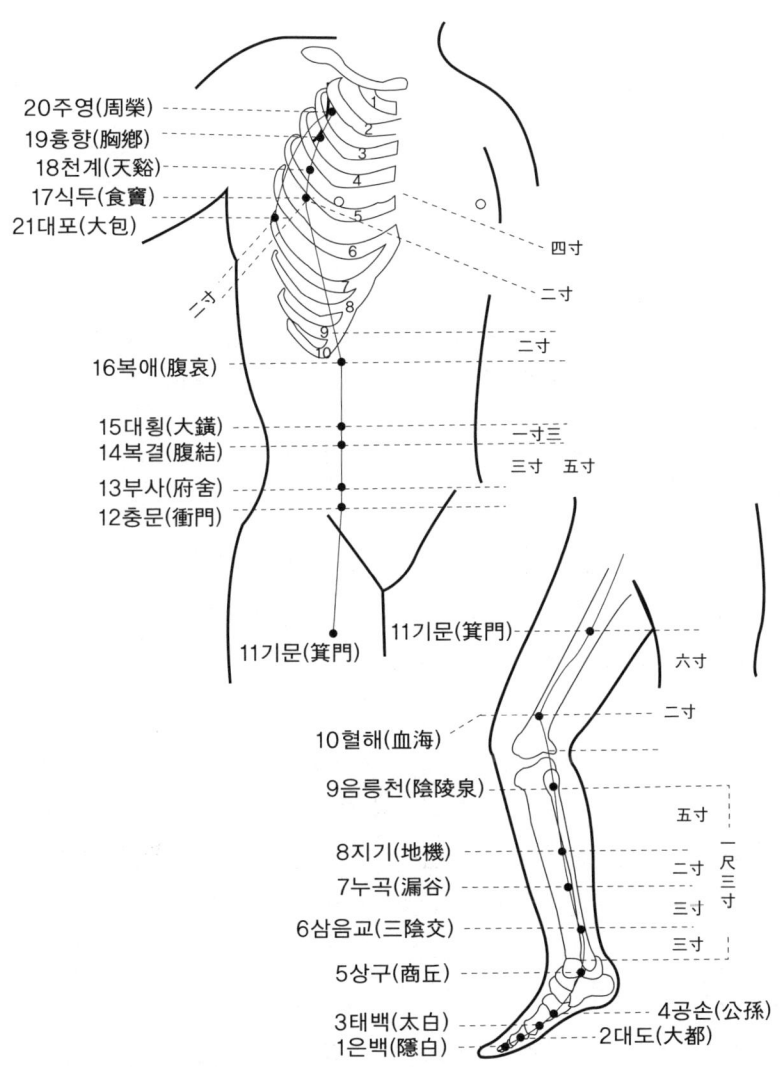

20주영(周榮)
19흉향(胸鄉)
18천계(天谿)
17식두(食竇)
21대포(大包)

四寸
二寸

二寸

16복애(腹哀)

15대횡(大鎖)
14복결(腹結)

一寸三
三寸　五寸

13부사(府舍)
12충문(衝門)

11기문(箕門)　　11기문(箕門)

六寸
二寸

10혈해(血海)

9음릉천(陰陵泉)

五寸
一尺三寸

8지기(地機)
7누곡(漏谷)
6삼음교(三陰交)

二寸
三寸
三寸

5상구(商丘)

3태백(太白)　　4공손(公孫)
1은백(隱白)　　2대도(大都)

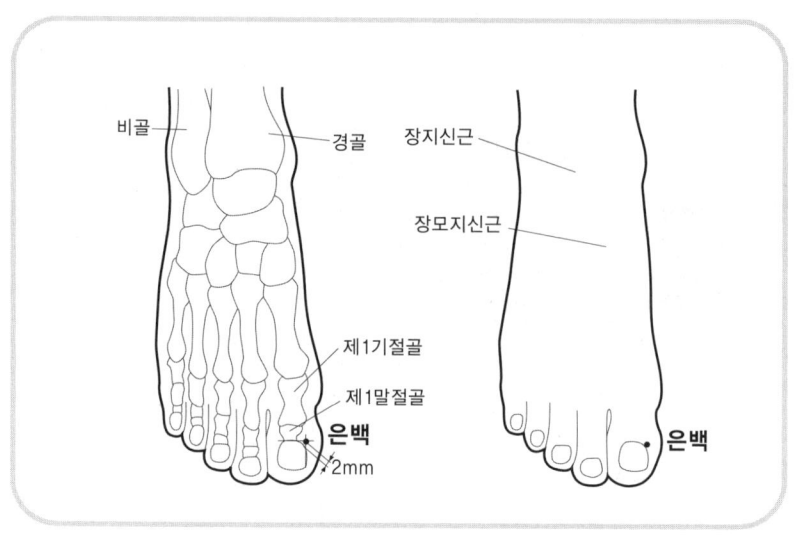

도표에서:
- 비골
- 경골
- 장지신근
- 장모지신근
- 제1기절골
- 제1말절골
- 은백
- 2mm
- 은백

1. 은백

엄지발가락 바깥쪽 발톱 뿌리에서 약간 떨어진 곳에 있다.
다리와 발의 냉증, 월경과다, 자궁경련, 하복부 팽창증 등에
효과가 있는 혈자리다.

구토·구역질·설사·변혈(便血)·복통·안면통(顔面痛)·
소화관출혈(消化管出血)·정신병·뇨혈(尿血)·붕루(崩漏)
및 월경(月經)의 양이 많거나, 배가 더부룩하거나, 꿈꾸면서
가위에 눌리거나, 갑자기 쓰러져 인사불성이 되는 증상에
지압이나 안마(마사지)를 하면 상당한 효과가 있다.

2. 대도

엄지발가락 첫째 마디 앞에 있다. 위경련, 허리신경통, 복통
등에 효과가 있다.

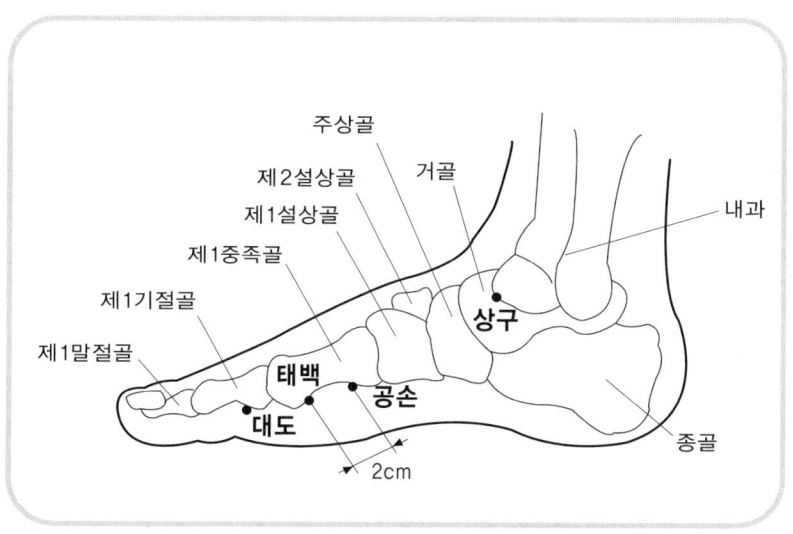

주상골
제2설상골
제1설상골
제1중족골
제1기절골
제1말절골
거골
내과
상구
태백
공손
대도
종골
2cm

3. 태백

대도에서 발뒤꿈치 쪽으로 1치(2.5~3센티미터) 떨어져 있
다. 위경련, 장출혈, 소화불량 등의 치료에 도움이 된다.

4. 공손

태백에서 발뒤꿈치 쪽으로 1치(2.5~3센티미터) 떨어져 있
다. 하복부 경련, 장출혈, 소화불량 치료에 좋다.

5. 상구

복사뼈 바로 앞에서 약간 아래쪽으로 있다. 복부팽창증, 속
이 매스꺼울 때, 발목이 아플 때 자극을 한다.

6. 삼음교

안쪽 복사뼈에서 위로 3치 올라간 위치의 약간 뒤쪽에 있다. 남녀 생식기 질환, 월경 과다, 자궁 출혈, 다리 무릎 통증 치료에 좋다.

삼음교혈은 족태음비경 · 족궐음간경 · 족소음신경의 세 음경이 만나는 곳이므로 삼음교라고 명명하였다.

삼음교혈은 비기를 북돋아 주며, 주로 습을 제거하고, 부기를 가라앉히며, 간음과 신양을 보하는 작용을 한다.

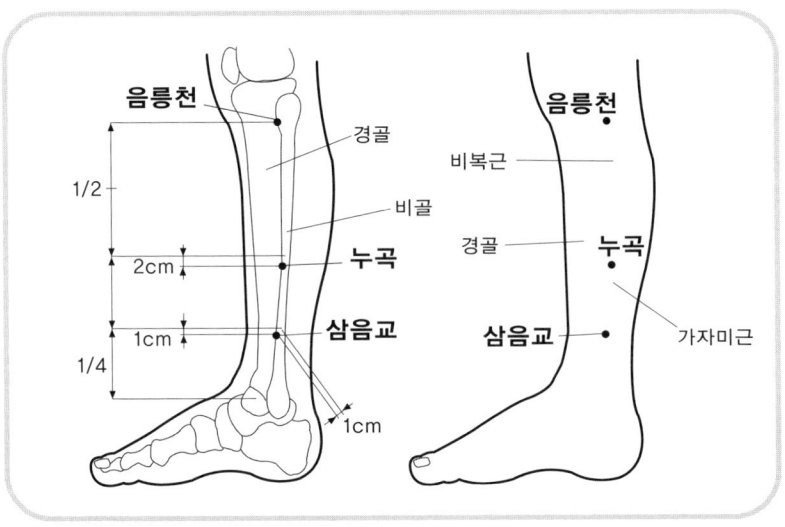

7. 누곡

삼음교에서 위로 3치 올라간 지점에 있다. 다리냉증, 남녀 생식기 질환 치료에 도움이 된다.

8. 지기

누곡에서 위로 3치 올라간 지점에 있다. 다리신경통, 당뇨병, 위장병 치료에 좋다.

9. 음릉천

무릎 안쪽에서 2치 아래 지점에 있다. 복막염, 월경불순, 무릎통증 치료에 좋다. 침으로 마취를 시켜 외과 수술을 할 때 사용하는 마취혈 중의 하나이다.

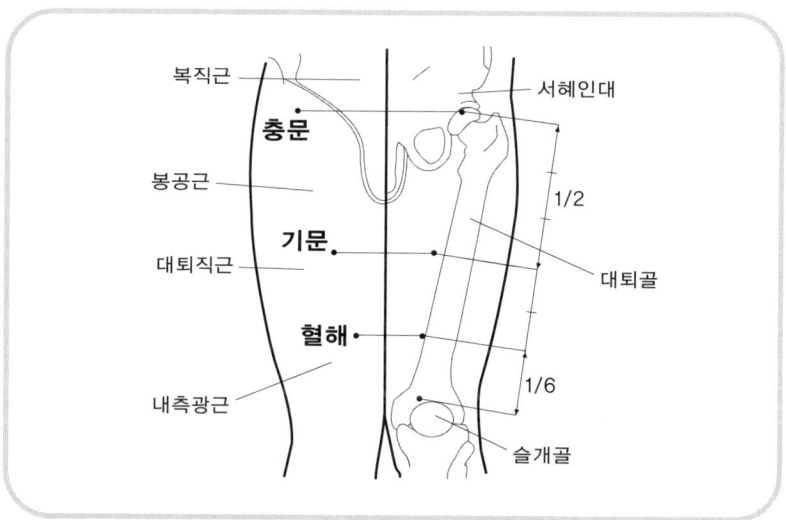

10. 혈해

안쪽 무릎에서 2치 올라간 지점에 있다. 늑막염, 월경불순, 자궁출혈, 자궁내막염 치료에 좋다.

11. 기문

혈해에서 6치 올라간 지점에 있다. 임질, 유정, 음경통, 다리신경통 개선에 좋다.

12. 충문

사타구니 정중앙에 있는 혈자리다. 위경련, 만성 설사, 난소염, 고환염 등의 치료에 좋다.

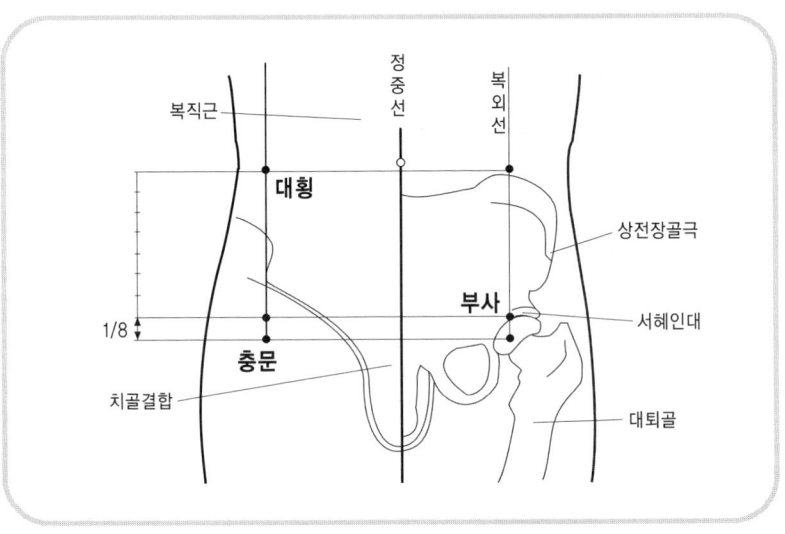

13. 부사

충문에서 약간 비스듬하게 위쪽으로 7푼(1.5~2센티미터)쯤 떨어져 있다. 변비, 설사, 맹장염 등의 치료에 도움이 된다.

14. 복결

부사에서 곧장 위쪽으로 2치 올라간 지점에 있다. 복막염, 위장병, 변비 개선에 좋다.

15. 대횡

배꼽과 일직선상에 있는 혈자리로, 복결에서 위쪽으로 1치 떨어져 있다. 급성 및 만성 설사, 변비, 팔다리 경련, 당뇨병, 월경 장애증 개선에 좋다.

16. 복애

대횡에서 위로 3치 떨어져 있다. 위경련, 위냉증, 소화불량, 설사 개선에 좋다

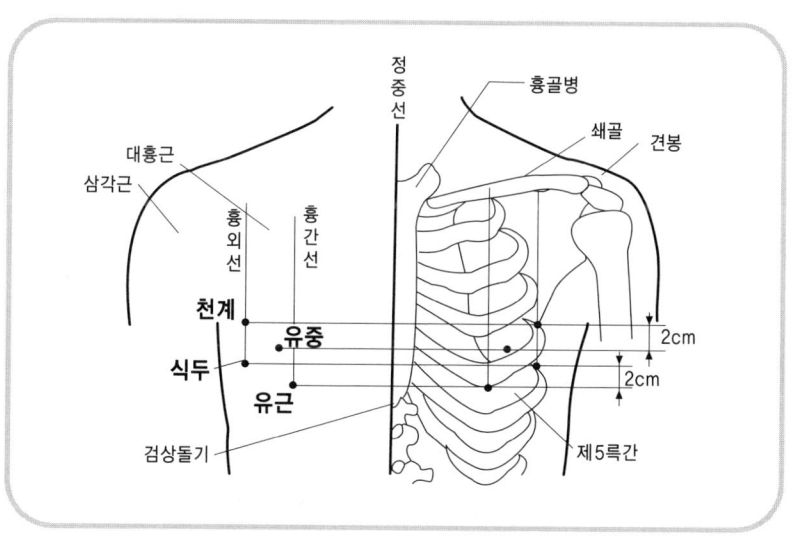

17. 식두

아래 가슴에 자리잡은 혈자리로, 젖꼭지 아래쪽에서 2치 떨어져 있다. 늑막염, 가슴 답답증, 간염 등의 치료에 도움이 된다.

18. 천계

젖꼭지에서 옆으로 2치 떨어져 있다.
기관지염, 가슴답답증, 유방염 치료에 도움이 된다.

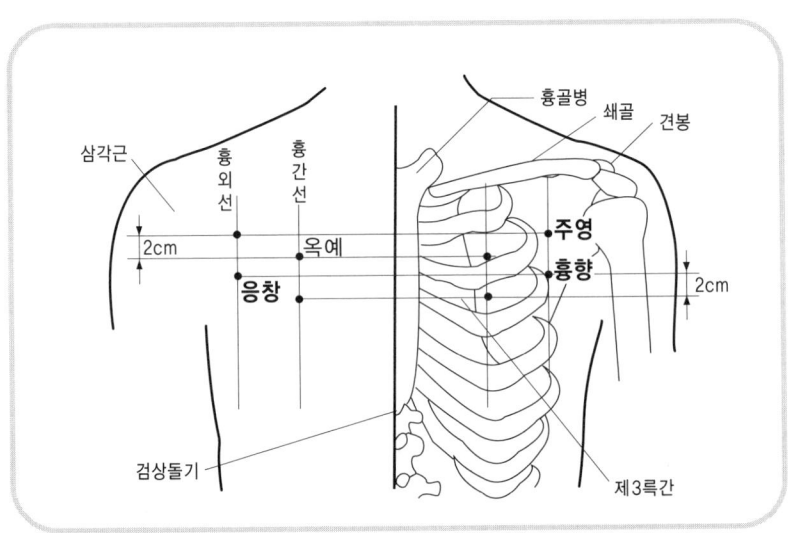

19. 흉향

천계에서 위쪽으로 갈비뼈 하나를 사이에 두고 있는 혈자리다.
늑막염, 딸꾹질, 기침, 유방염 등의 개선에 좋다.

20. 주영

흉향에서 위쪽으로 갈비뼈 하나를 사이에 두고 있다.
기관지염, 늑막염, 기침 개선에 좋다.

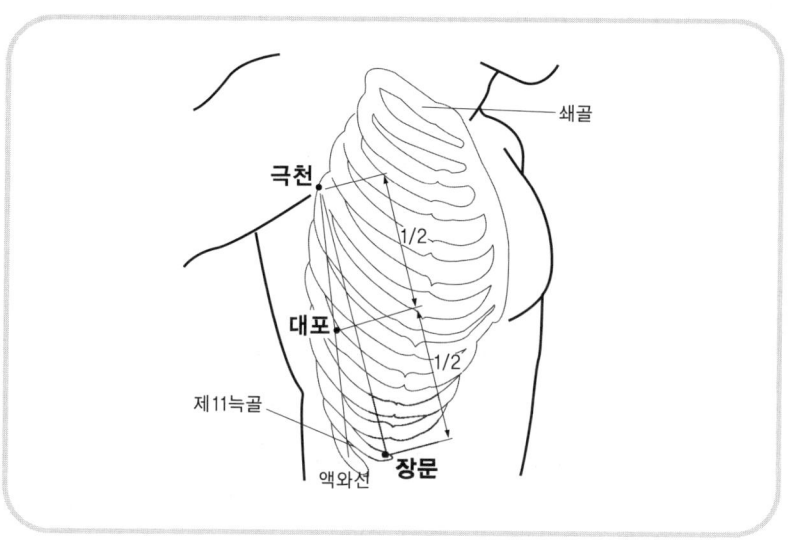

21. 대포

식두에서 약간 아래, 바깥쪽으로 2치 떨어진 곳에 있다. 폐
렴, 천식, 전신이 아프고 쑤실 때 자극한다.

모든 경락(經絡)을 소통시키고 근육과 골격을 튼튼히 하며,
흉격(胸膈)을 다스린다. 대포혈에 자침하면 간(肝)의 혈류량
을 현저히 감소시키므로 급·만성간염, 간경화 초기를 치료
하는 데 효과적이다.

⑤ 수소음심경 : 심장 혹은 염통

심장은 염통으로, 전신의 혈맥(동맥과 정맥)을 주관한다. 우리들 혈맥이 건강하면 얼굴색이 발그레하여 보기가 좋고, 눈이 맑고 용모가 윤택하다.

염통인 심장이 건강한지는 피의 빛깔을 보면 알 수 있는데, 심장이 건강하여 혈액순환이 잘 되면, 피가 맑은 선홍색을 띠어서, 허파숨이나 살갗숨을 통해 산소가 많이 머금고(가지고) 있음을 말해주는 것이고, 피의 색이 검붉은 것은 피돌이가 나빠서, 산소를 많이 품고 있지 못함을 말해 준다.

때문에 심장이 건강하면 머리가 맑고, 제 정신을 잘 차리나, 염통에 산소가 부족하여 탈(병)이 나면, 정신이 오락가락하여, 사리를 잘 분별하지를 못한다. 그래서 정신질환에 있어서 심장경락(특히 신문혈)을 치료하게 된다.

심장(염통)의 기운은 혀에 나타나는데, 혀의 색깔이 담홍색일 때는 심장이 건강한 것이지만, 심홍색일 때는 염통에 열이 있는 것이고, 연한 홍색일 때는 피가 부족하다든가 염통의 기운이 부족한 것이다. 또한 염통의 기운이 약하면 혓바늘이 나고, 혀가 뻣뻣이 굳어지며, 말을 더듬게 된다.

심경에 이상이 생기면 가슴이 아프거나, 갈증으로 물을 마시고 싶어지거나, 눈이 침침하거나, 손바닥에 열이 나거나, 또는 어깨와 팔이 아프거나 차가워지는 증상 등이 나타난다. 심경은 심장의 기능을 좌우하는 경락으로, 심장 가슴 신경계통의 질환에 효과가 있다. 심경은 족태음비경과 연결되어 팔안쪽 극천혈에서 시작해 새끼손가락의 소충혈에서 끝난다. 한쪽에 9개의 혈로, 좌우 18개의 혈을 가지고 있다.

심장의 맥박수는 어른과 아이가 다르다. 아이들은 몸에 열이, 어른보다 많아 맥박수가 빠르고, 어른들은 아이들보다 느리다. 어른이 70박이 안된다면 몸이 차다고 할 수 있고, 80박 이상이면 열이 있다고 할 수 있으나, 젖먹이 아이들의 평균 맥박수는 120박이나 되고, 갓난 아이의 경우는 120~140박이나 된다. 청소년들은 80~90박이 된다.

정상적인 혈압은 80~120㎜Hg인데, 고혈압이란 최고 혈압이 160이상일 때요, 저혈압이란 최고 혈압이 100이 안될 때를 흔히 가리킨다. 여기에서 최고 혈압이라고 하는 것은, 심실(염통)이 가장 오무라 들었을 때의 혈압을 말하고, 최저 혈압은 심실이 가장 늘어났을 때의 혈압을 말한다.

수소음심경(극천→소충)

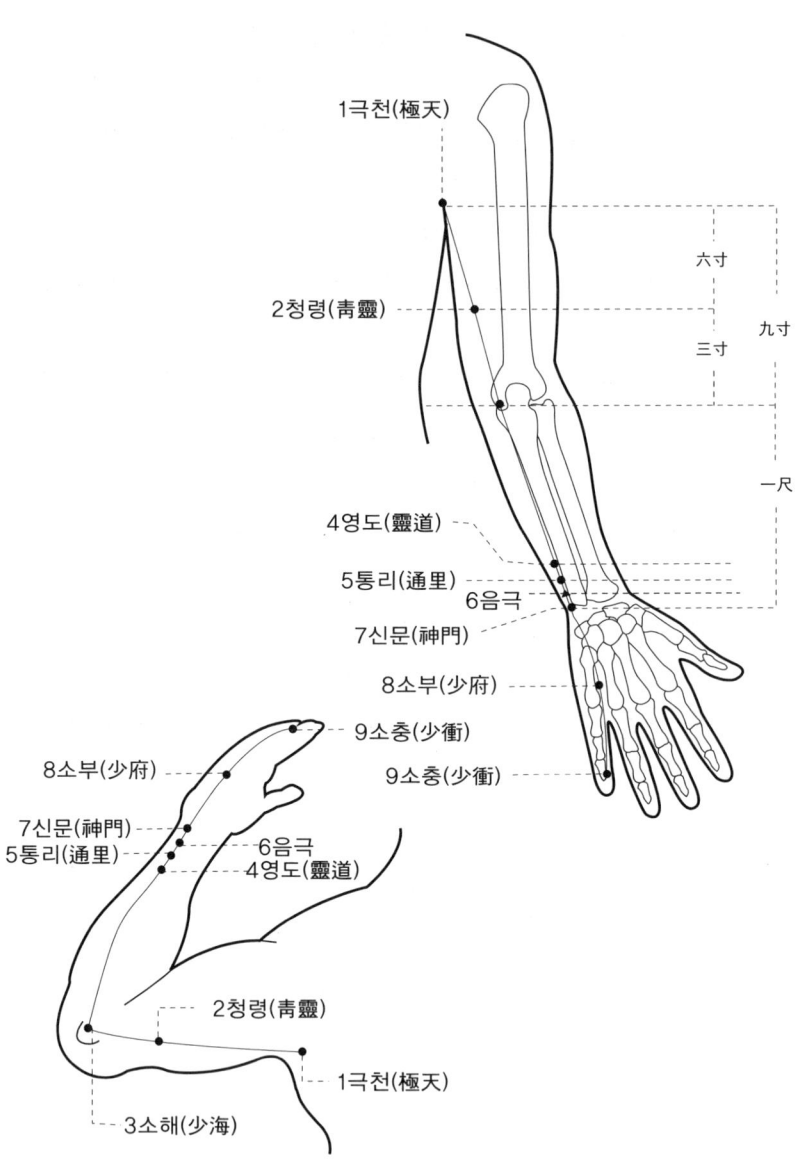

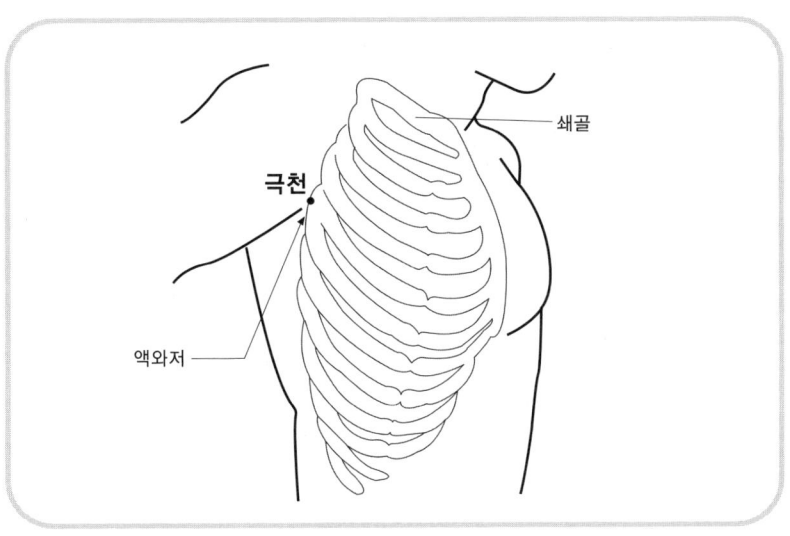

1. 극천

겨드랑이 안쪽에 있는 혈로, 심장병, 늑간 신경통, 히스테리
와 암내 제거에 효과적이다.

팔굽의 냉이나 통증, 심장의 통증 또는 가슴이 답답하고 숨
찬 것이 가라앉지 않는다거나 왠지 심란스럽고 가슴이 울렁
거릴 때 응용하면 좋다.

연구 결과 극천혈(極天血)이 심장 박동수를 조절하는 역할
을 한다는 사실이 밝혀졌다. 또한 본 혈에 자침하면 아드레
날린이 줄어들고, 심장박동수를 떨어뜨려 심장박동수를 정
상으로 회복시킨다는 사실이 동물실험을 통해 밝혀졌다.

겨드랑이 냄새가 심한 사람은 삼릉침으로 본 혈을 사혈(瀉
血)하면 효과가 좋다.

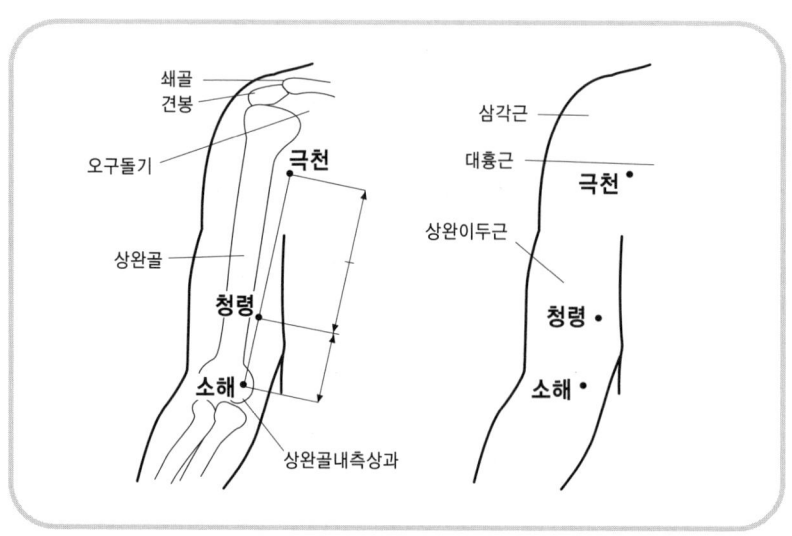

2. 청령

팔꿈치 관절 안쪽에서 위쪽으로 3치 올라간 지점에 있다.
두통, 팔꿈치 관절염, 신경성 심계항진에 효과를 본다.

3. 소해

팔꿈치 안쪽에 있는 혈로, 어지럼증, 심장병, 눈 충혈, 비
곡만증 개선에 효과적이다.

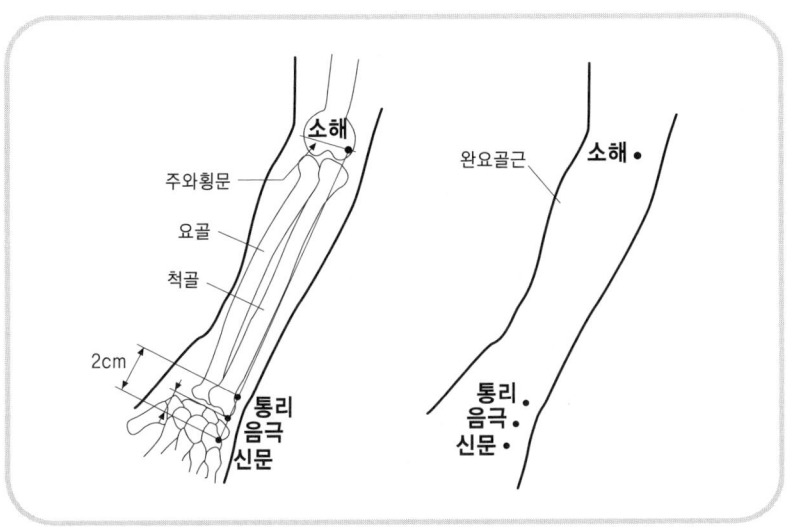

4. 영도

손목관절 안쪽에서 팔꿈치 쪽으로 1.5치 떨어진 곳에 있다.
팔꿈치 관절염, 중풍 등의 치료에 도움이 된다.

5. 통리

영도에서 손목 쪽으로 5푼(1.5센티미터) 떨어진 지점에 있
다. 두통, 히스테리, 편도선염, 중풍 치료에 도움이 된다.

6. 음극

손목과 통리 중간에 있다. 코피, 어지럼증, 협심증, 심계항
진 치료에 도움이 된다.

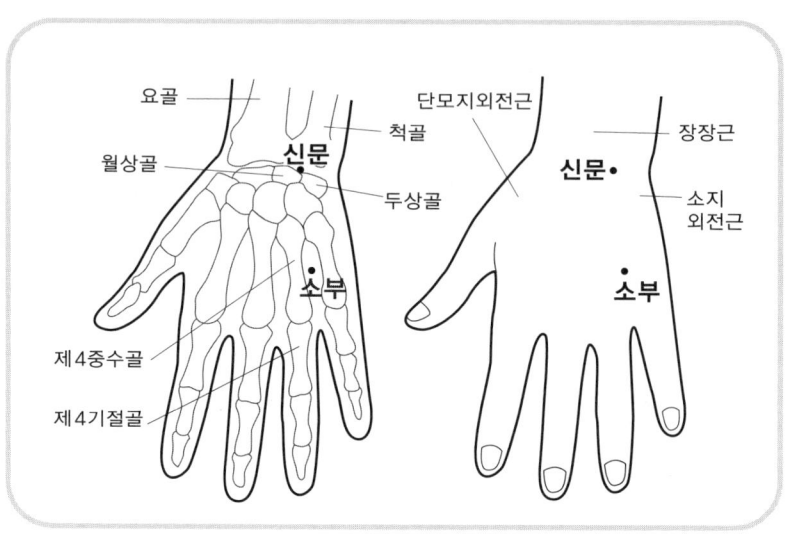

요골
월상골
신문
척골
두상골
단모지외전근
장장근
신문
소지
외전근
소부
소부
제4중수골
제4기절골

7. 신문

손목 안쪽에 있다. 정신질환 개선에 도움이 되는 혈이다.

심장마비, 히스테리, 협심증, 신경쇠약 개선에 좋다.

신문혈은 심신을 안정시키고, 가슴을 편안하게 하며, 기(氣)를 다스린다.

다몽(多夢) · 불면증 · 건망증 · 치매 · 현기증 · 황달 · 심장병 · 협심통 · 심계항진 · 소아경풍(小兒驚風) · 히스테리 · 신경쇠약 · 발작성 정신이상 및 놀라거나 화를 심하게 내서 가슴이 두근거리고 불안하거나, 마음이 답답하고 초조하거나, 혹은 얼굴이 붉어지는 증상에 지압이나 안마를 하면 상당한 효과가 있다.

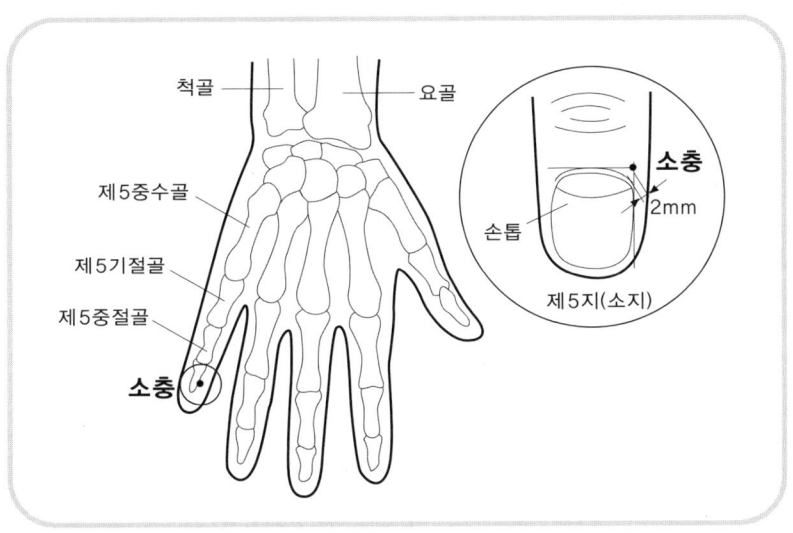

8. 소부

주먹을 가볍게 쥐었을 때 새끼손가락 끝이 닿는 곳이 혈자리다. 심장질환, 손바닥이 화끈거릴 때, 위경련 치료에 도움이 된다.

9. 소충

새끼손가락 안쪽(넷째손가락 쪽) 손톱 끝에서 약간 떨어진 곳에 있다. 심장병, 인사불성, 가슴 아픈 증상의 개선에 좋다.

특히 심장질환에 효과가 있으며, 심계항진에 흉부의 젖꼭지 중앙부분과 합한 자극은 좋은 효과가 있다.

⑥ 수태양소장경 : 소장(小腸) 혹은 곱창

수태양소장경은 정신을 조절하고 진액을 조정하는 작용을 한다. 또한 소장경은 안면부를 지나가므로, 경락미용에 있어 안색을 좋게 하고, 주름을 개선하는 등 매우 중요한 역할을 한다.

소장은 위에서 초보적으로 소화된 음식물을 이어 받아서, 영양물질을 흡수하기 때문에, 소장경의 기능을 조절하면, 소화계통의 질병과 비만 및 야윈 경우를 치료하는데도, 상당한 효과가 있다. 소장에 이상이 생기면 귀가 멍멍하거나, 인후가 아프거나, 눈이 침침하거나, 얼굴과 뺨이 부어오르거나, 턱 아래가 부어올라서 고개를 돌리지 못하거나, 혹은 어깨와 팔이 아프거나 한다.

소장은 심경과 연결되어 있는데, 새끼손가락의 소택혈에서 시작해 얼굴의 청궁혈에 이르기까지 19개의 혈자리를 가지고 있다. 좌우 양쪽을 합하여 38개의 혈자리가 있다.

소장경인 곱창줄기는 영양분을 소화흡수하기 때문에, 곱창의 표면에는 수많은 융털돌기가 나 있고, 길이가 6~7미터 정도로 아주 길다. 그런데 비위가 상하고, 스트레스가 쌓이면, 소장의 통로가 좁아지고 소장의 길이가 늘어나며, 나중에는 소장이 꼬이고 꼬여서, 여러 가지 탈들을 불러온다. 비위가 상하면 배알이가 꼬이고, 배알이가 꼬이면 소화가 안되고 기분이 나빠지는 것이다.

소장은 밥통에서 받아들인 음식물들을 소화흡수하여, 청탁 (清濁)을 구별하는 일을 담당한다. 청탁의 구별이란 정기(精 氣)는 지라로 보내 오장(五臟)으로 저장하기위해 수송케하 고, 맑은 찌꺼기는 오줌보(방광)로 보내서 오줌으로 배설시 키고, 탁한 찌꺼기는 대장으로 보내여 항문을 통하여 배설 케 하는 것이다.

그러므로 곱창인 소장이 제 기능을 잘 못하면, 똥오줌에 영 향을 미치게 된다. 소화가 잘 되지 않은 설사병이라든가, 오 줌량의 많고 적음이라든가, 오줌의 색이라든가, 똥의 색깔 과 굵고 가늘고 묽고 되고 등에 직접적인 관련이 있다.

수태양소장경(소택→청궁)

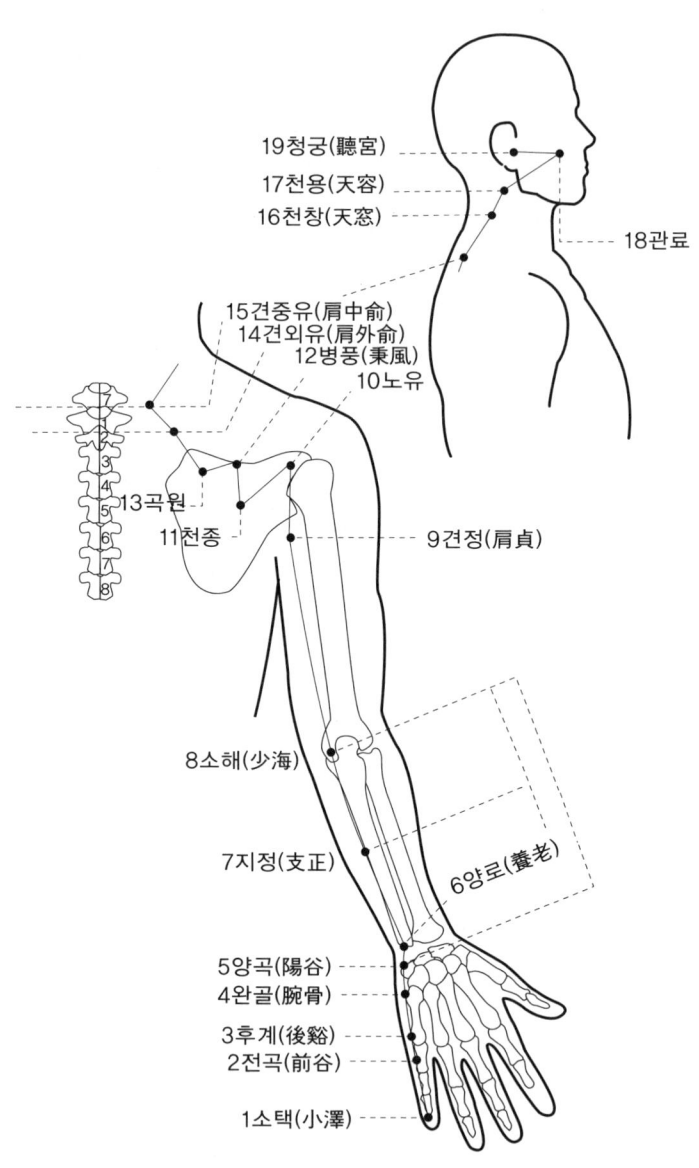

19청궁(聽宮)
17천용(天容)
16천창(天窓)
18관료

15견중유(肩中俞)
14견외유(肩外俞)
12병풍(秉風)
10노유

3
4
5
6
7
8

13곡원
11천종
9견정(肩貞)

8소해(少海)

7지정(支正)
6양로(養老)

5양곡(陽谷)
4완골(腕骨)
3후계(後谿)
2전곡(前谷)

1소택(小澤)

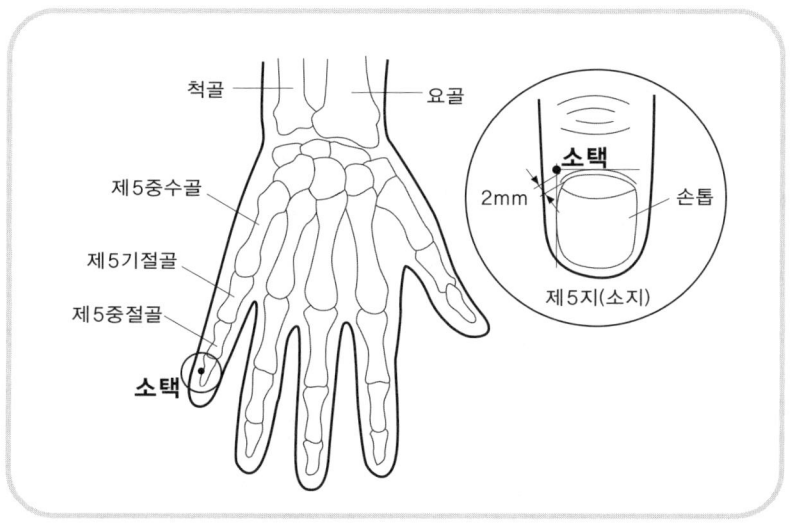

척골   요골

제5중수골

제5기절골

제5중절골

소택

소택

2mm   손톱

제5지(소지)

1. 소택

새끼손가락의 바깥쪽 손톱 뿌리에서 약간 떨어진 곳에 있다.
두통, 심장마비, 인사불성 등을 개선하는 데 효과가 있으며,
어린아이들이 숨을 쉴 수 없을 때 자극을 주면 효과가 있다.
열병에 걸렸으나 땀이 나지 않거나, 말라리아, 두통, 이명,
목에서 목덜미를 걸친 통증이나 뻣뻣하고 아픈 증상, 목과
뺨이 부어오르고 귀 뒤로 당기며 아프거나, 코가 막히고 호
흡이 마음먹은 대로 되지 않을 때 자극을 주면 효과가 있다.

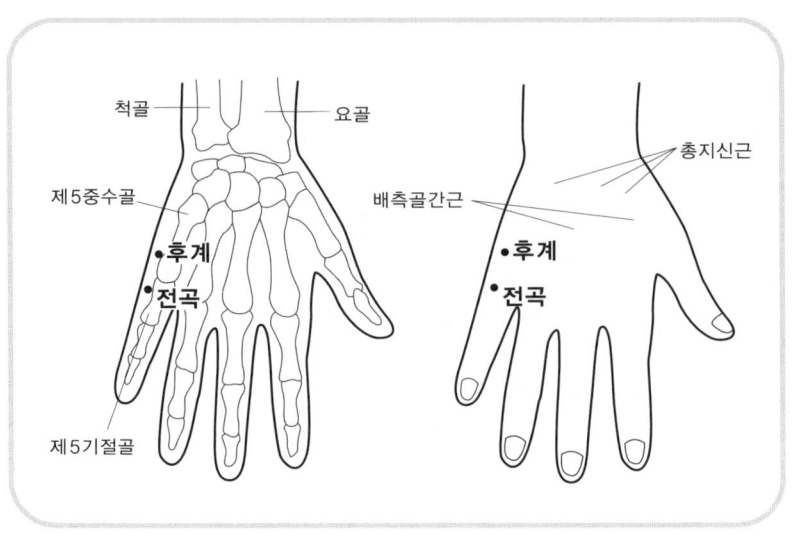

2. 전곡

새끼손가락 첫째 마디 우묵한 곳에 있다.
코막힘, 기침, 목이 부었을 때 자극하면 좋다.

3. 후계

전곡 약간 뒤쪽 손바닥에 있는 혈자리다.
폐렴, 유행성 감기, 지랄병 등의 개선에 좋다.

4. 완골

손목 앞 손바닥 우묵한 곳에 있다. 손목 관절염, 두통, 구토
증 개선에 좋다.

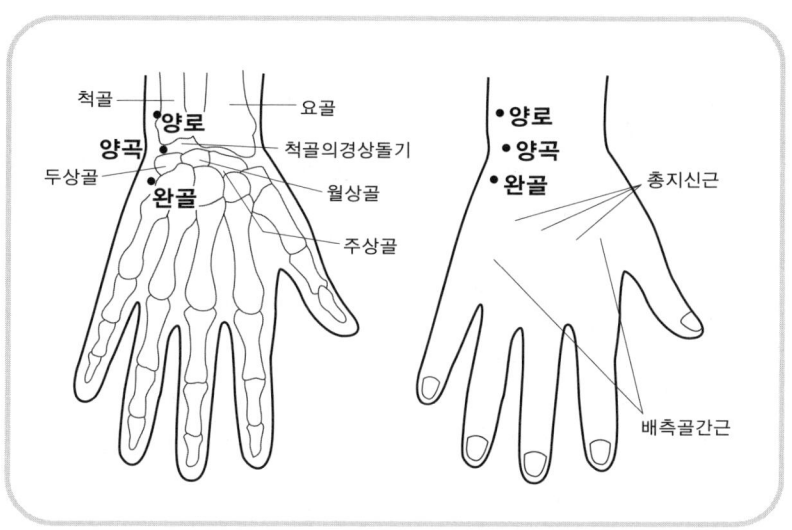

5. 양곡

손목에 있는 혈자리다.

어지럼증, 입 안이 헐었을 때 자극하면 좋다.

6. 양로

양곡에서 1치 위로 올라간 지점에 있다.

견비통, 팔의 마비, 시력장애, 사마귀 치료에 좋은 혈자리다.

7. 지정

양곡에서 4치 위로 올라간 곳에 있다.

눈이 침침할 때, 목이 뻣뻣해지면서 부을 때, 손가락이 저리고 아플 때 자극하면 좋다.

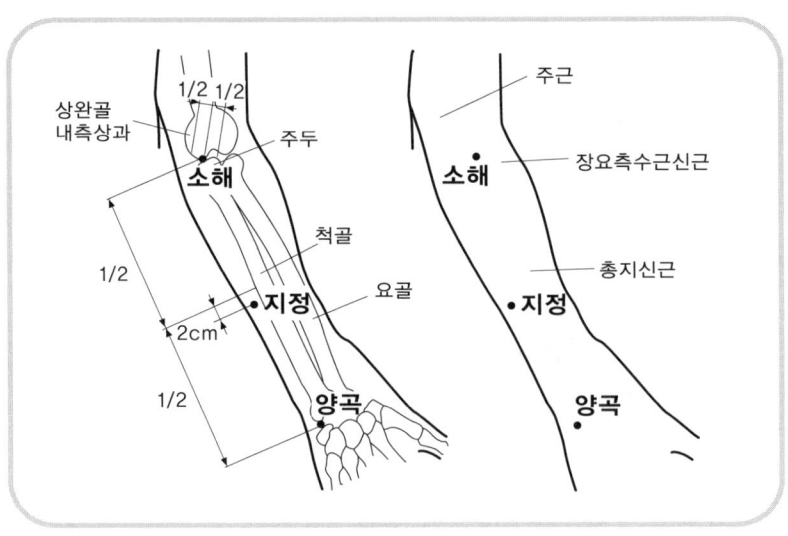

8. 소해

팔꿈치에 있는 혈자리다.

팔꿈치 경련, 오십견, 하복통 등의 개선에 좋다.

두통, 치통, 청력감퇴, 이명, 발작성 정신이상, 경련성 흥분에 지압이나 마사지를 하면 상당한 효과가 있으며, 얼굴이 붓거나 목줄기가 아픈 증상에도 효과가 있다.

9. 견정

겨드랑이 뒤쪽에서 위로 1치 올라간 곳에 있다.

두통, 어깨통증, 이명증 등의 개선에 도움이 된다.

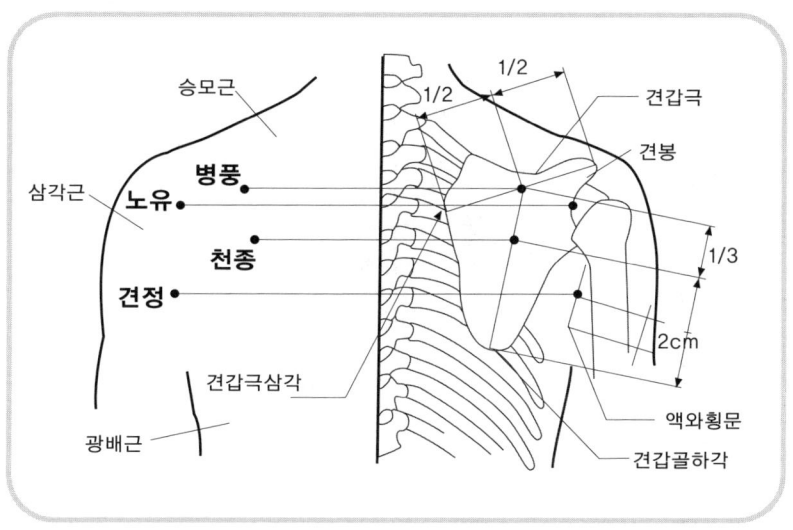

10. 노유

견정에서 위로 2치 올라간 곳에 있다.

뇌일혈, 중풍 등의 치료에 도움이 되는 혈자리다.

11. 천종

견정에서 어깻죽지 쪽으로 비스듬하게 2치 정도 떨어져 있
다.

유방통, 심장병, 어깻죽지의 신경통 개선에 좋다.

12. 병풍

주걱뼈 위쪽 가장자리에 있다.

어깻죽지와 팔죽지 통증, 팔과 어깨의 마비증 개선에 좋다.

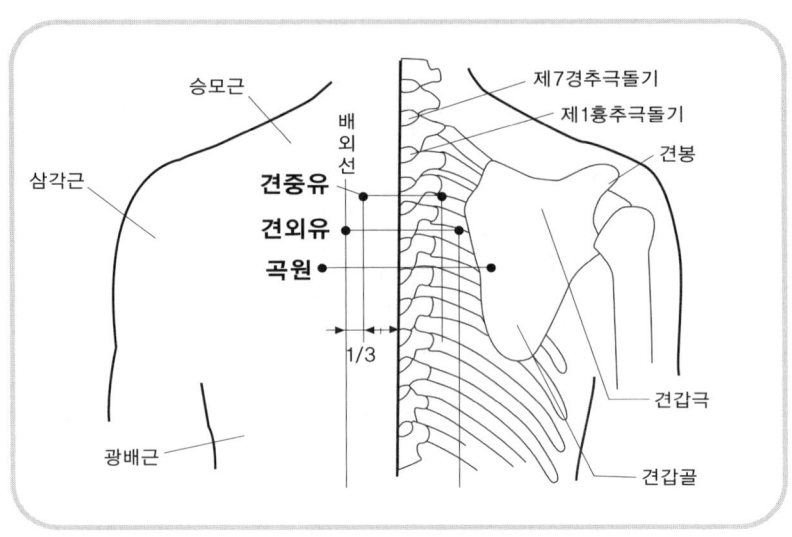

13. 곡원

병풍에서 등뼈 쪽으로 1.5치 떨어져 있다. 어깨가 저리고 아플 때, 척골 신경통 등의 개선에 좋다.

14. 견외유

곡원에서 안쪽으로 1치 떨어져 있다. 뒷덜미가 뻣뻣할 때, 어깨와 팔이 마비될 때 주로 자극한다.

15. 견중유

독맥의 대추혈에서 옆으로 2치 떨어져 있다. 기관지염, 천식, 어깻죽지가 쑤실 때, 목이 뻣뻣할 때 자극하면 좋다.

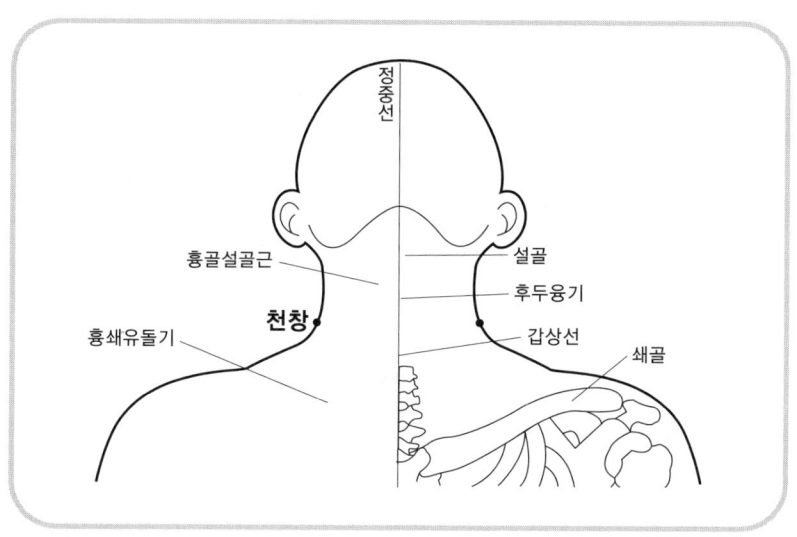

정중선

흉골설골근

흉쇄유돌기

천창

설골

후두융기

갑상선

쇄골

16. 천창

목에 있는 혈자리로 날핏줄이 만져지는 곳에 있다.
반신불수, 어깨와 팔에 경련이 있을 때 자극을 준다.

17. 천용

천장에서 위로 1치 올라간 곳에 있다.
호흡곤란, 목 신경통, 편두통 등의 개선에 좋다.

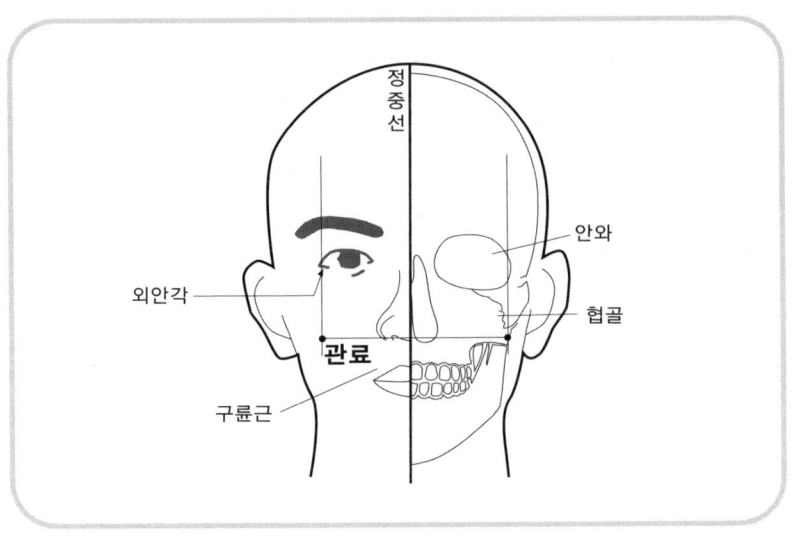

18. 관료

광대뼈 아래쪽 우묵한 곳에 있다.

치통, 안면 신경마비증 치료에 주로 이용된다.

안면 부위의 경락을 소통시켜, 뺨이나 입술 등의 부기를 가라앉히고, 얼굴의 주름을 개선하며, 얼굴에 화색이 돌게 하여 반점을 없앤다.

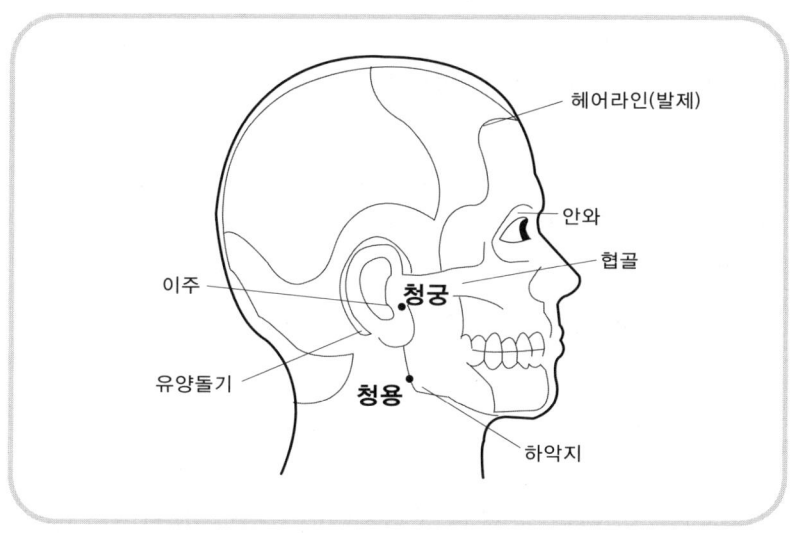

헤어라인(발제)

안와

협골

이주

청궁

유양돌기

청용

하악지

19. 청궁

귀젖 바로 앞에 있다.

귀가 아플 때, 이명증, 두통, 어지럼증 개선에 주로 이용된다.
치통 · 중이염 · 턱관절염 · 청력감퇴 · 이명(耳鳴) · 농아(聾
啞) · 발작성 정신이상 및 귀에서 진물이 나거나 말할 때 소
리가 나지 않거나, 혹은 얼굴에 주름이 생기거나, 얼굴에 색
소가 침착되는 경우에 자극을 주면 좋다.

귓속에서 매미가 우는 소리가 들린다든가, 이명, 안면근의
병이나 두통, 현기증, 결막염이나 시력감퇴, 기억력감퇴 등
에도 자극을 주면 효과가 있다.

7 족태양방광경 : 방광 혹은 오줌보

방광은 수액을 기화(氣化)하는 역할을 하는데, 진액(오줌)을 저장하고 배설한다. 비위의 작용으로 물과 음식물은 진액으로 변화하는데, 몸에서 필요한 양만을 흡수하고, 나머지는 방광에 저장하였다가 몸 밖으로 내보내진다.

여기에서 몸 밖으로 내보내지는 진액이란 눈물, 콧물, 오줌, 땀, 침, 정액 등이 있는데, 그중에서도 땀과 오줌이 대표적이라 하겠다. 따라서 땀과 오줌은 서로 밀접한 관계를 가지고 있다. 오줌이 지나치게 많으면 체내의 진액이 감소하여 땀이 적은 것이요, 반대로 땀을 지나치게 흘리거나, 구토나 설사 등으로 진액이 많이 손실되면 오줌량이 줄어드는 것이다.

때문에 더운 여름철에는 땀이 많고 오줌이 적으며, 추운 겨울철에는 땀이 적고 오줌이 많은 것이다. 그러므로 진액이 적은 마른 사람이 땀이 많고 오줌이 잦으면 병이 있는 것이요, 뚱뚱한 사람이 땀과 오줌이 적은 것 또한 안 좋은 것이라 하겠다.

방광경락을 소통시키면, 비만을 치료하고 소화를 촉진시키며, 내분비를 조절할 뿐 아니라, 허약체질, 월경불순, 월경증후군, 주근깨, 피부알레르기 등을 치료한다. 방광에 이상이 생기면 등과 허리가 아프거나, 머리가 무거우면서 아프거나, 눈이 마치 빠질듯이 아프거나, 뒷목이 뻣뻣하거나, 혹은 허리가 끊어질듯이 아프거나, 고관절이 굽혀지지 않거나, 무릎이 뻣뻣해지거나, 또는 종아리가 찢어질 듯이 아프거나, 복숭아 뼈 부위가 차가워지거나 무감각한 증상 등이 발생한다.

방광경은 12경맥 중에서 혈자리가 가장 많다. 눈안쪽 정명혈에서 시작해, 등을 거쳐 발로 내려가 새끼발가락의 지음혈에서 끝난다. 한쪽에 67개의 혈자리가 있으므로 좌우 양쪽을 합하면 134개의 혈자리가 있다. 방광경락에 이상이 있으면 다양한 증상이 나타나는데, 과로에서 오는 두통이라든가, 혈액순환의 장애로 인한 팔다리의 관절통이라든가 수분 부족으로 인해 피부가 거칠어지는 등의 현상이 나타난다.

족태양방광경(정명→지음)

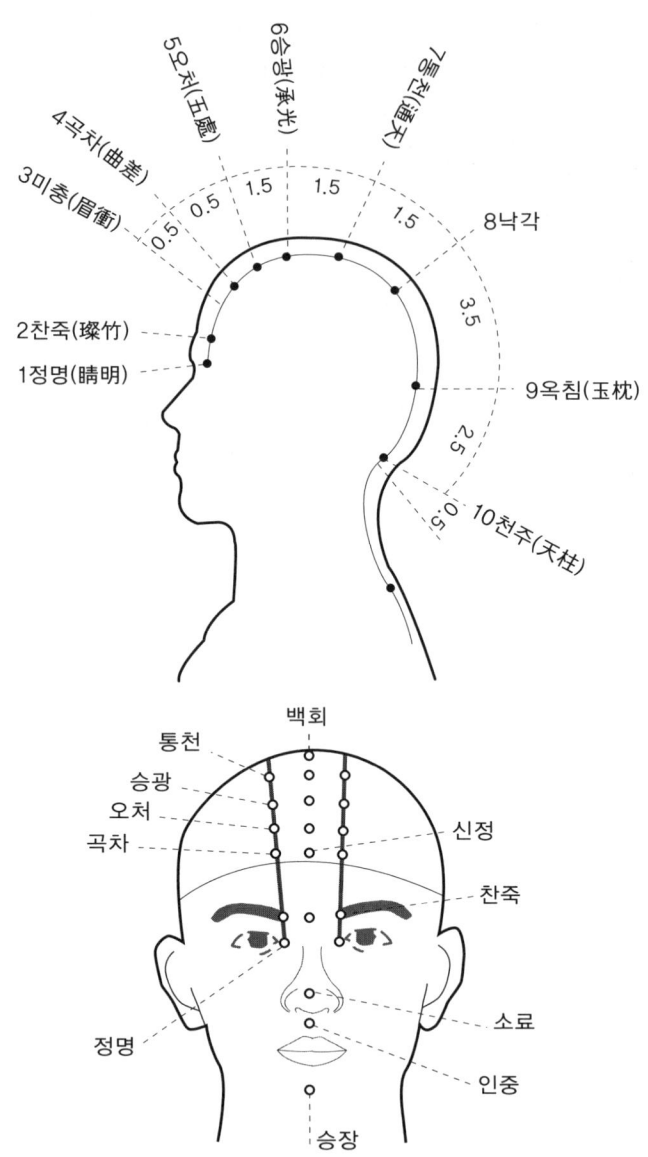

족태양방광경(정명→지음)

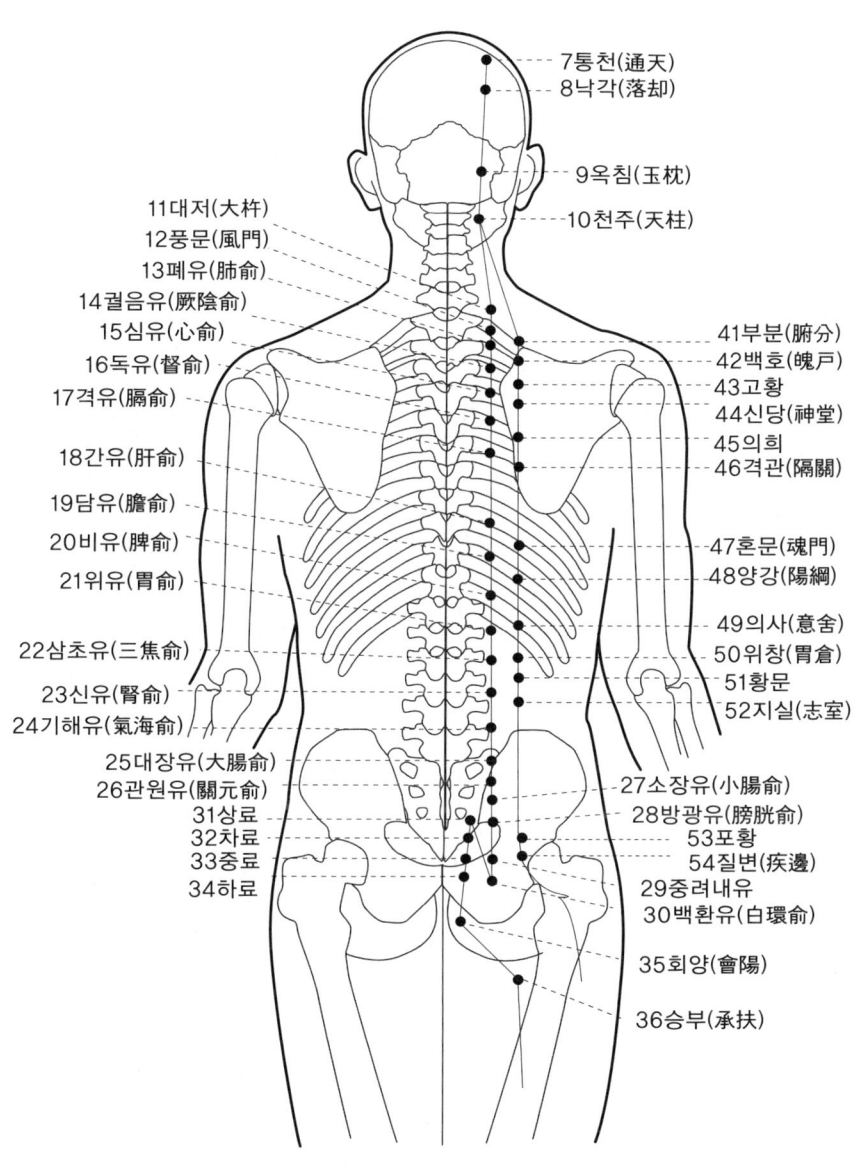

7통천(通天)
8낙각(落却)
9옥침(玉枕)
10천주(天柱)

11대저(大杼)
12풍문(風門)
13폐유(肺俞)
14궐음유(厥陰俞)
15심유(心俞)
16독유(督俞)
17격유(膈俞)
18간유(肝俞)
19담유(膽俞)
20비유(脾俞)
21위유(胃俞)
22삼초유(三焦俞)
23신유(腎俞)
24기해유(氣海俞)
25대장유(大腸俞)
26관원유(關元俞)
31상료
32차료
33중료
34하료

41부분(腑分)
42백호(魄戶)
43고황
44신당(神堂)
45의희
46격관(隔關)
47혼문(魂門)
48양강(陽綱)
49의사(意舍)
50위창(胃倉)
51황문
52지실(志室)
27소장유(小腸俞)
28방광유(膀胱俞)
53포황
54질변(疾邊)
29중려내유
30백환유(白環俞)
35회양(會陽)
36승부(承扶)

족태양방광경(정명→지음)

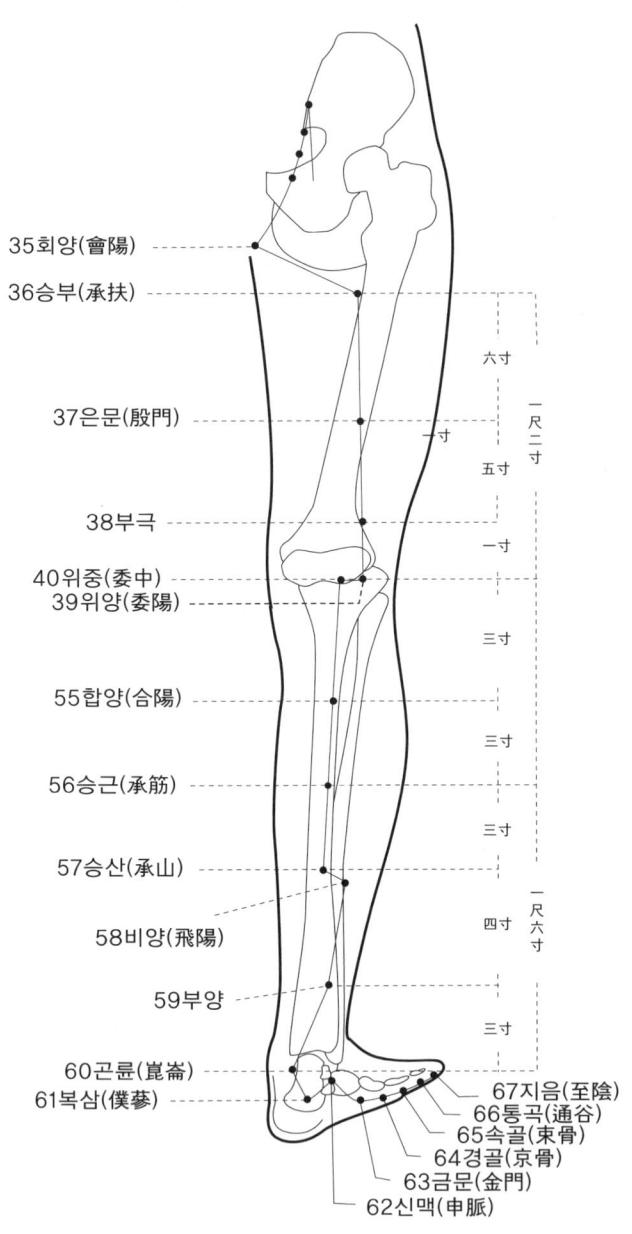

35회양(會陽)

36승부(承扶)

37은문(殷門)

38부극

40위중(委中)
39위양(委陽)

55합양(合陽)

56승근(承筋)

57승산(承山)

58비양(飛陽)

59부양

60곤륜(崑崙)
61복삼(僕參)

六寸

一寸

五寸

一寸

三寸

三寸

三寸

四寸

三寸

一尺二寸

一尺六寸

67지음(至陰)
66통곡(通谷)
65속골(束骨)
64경골(京骨)
63금문(金門)
62신맥(申脈)

1. 정명

안쪽 눈초리 끝에서 1푼 떨어져 있는 혈자리다. 눈병이나 콧물, 눈물이 지나치게 날 때 자극을 하는 혈자리다.

정명혈을 마사지할 때는 반드시 눈 부위가 시큰거리고 눈물이 나올 정도로 시술해야 효과가 있다.

풍열(風熱)을 제거하여 눈을 밝게 하고, 간(肝)을 자양하여 시력 장애를 개선하며, 경락을 소통시켜 주름을 없앤다.

정명혈에 자침하면 안구(眼球)의 혈액 순환을 원활하게 하므로 국소의 신진대사를 촉진한다. 또한 눈의 염증을 억제하는 역할을 하므로 눈의 부기를 가라앉히고, 통증을 멎게 하여 시력을 회복시키는 작용을 한다. 이 밖에 기능성유뇨(機能性遺尿)와 좌골신경통(坐骨神經痛)을 치료하는 데에도 효과적이다.

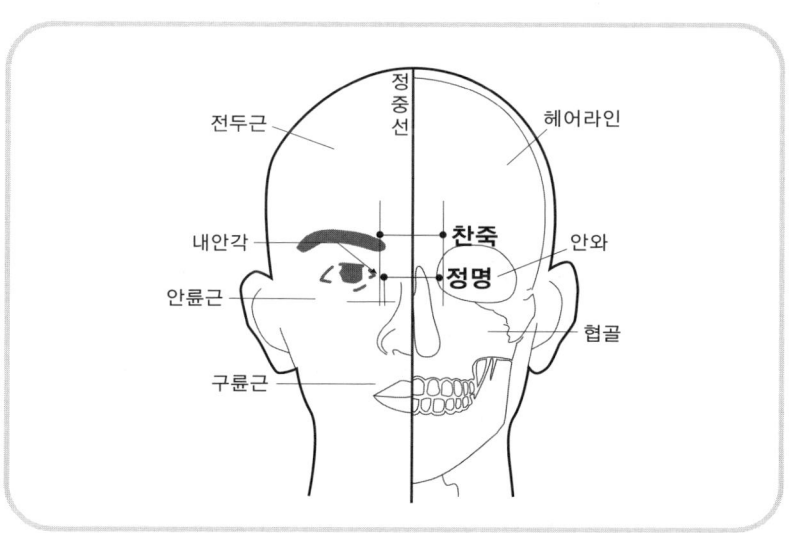

2. 찬죽

눈썹 안쪽 끝에 있다. 두통, 눈병, 재채기 등의 치료에 이용
된다.

3. 미충

찬죽에서 1.5치 곧장 올라간 지점에 있다.
어지럼증, 코막힘증 치료에 좋다.

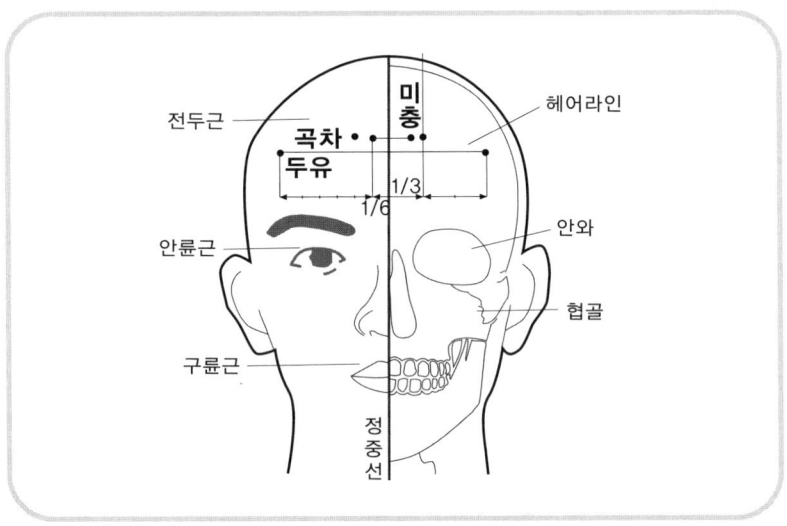

4. 곡차, 5. 오처, 6. 승광, 7. 통천, 8. 낙각, 9. 옥침

머리카락이 나있는 앞머리에서 뒷머리까지 이어지는 혈자
리들로 두통, 감기, 중풍 등의 치료에 좋은 부위이다. 아쉽
게도 뜸뜨기에는 어려운 부위이다.

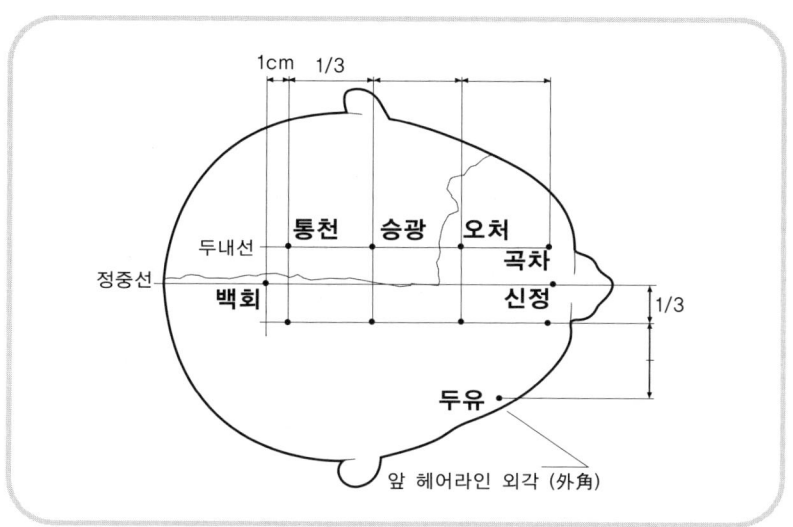

10. 천주

목덜미의 머리털이 나기 시작한 곳에서 5푼쯤 올라간 곳에
있는 혈이다. 두통, 불면증, 목이 뻣뻣하게 굳었을 때 자극
하면 좋은 효과를 본다. 또한 현기증이나 신경쇠약, 히스테
리 증상에 효과가 있다

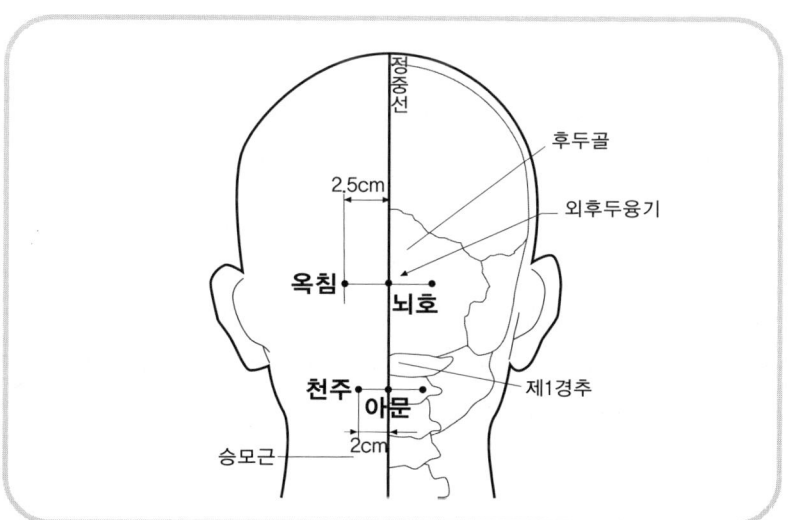

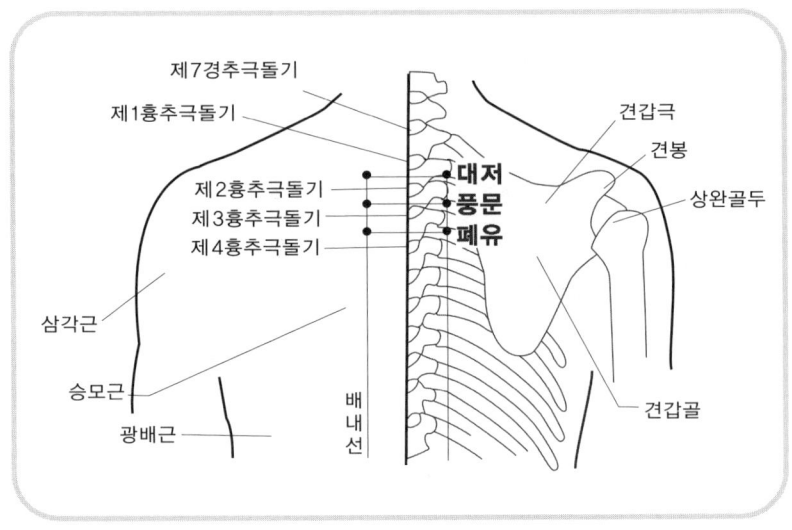

11. 대저

첫 번째 가슴등뼈에서 양쪽으로 1치5푼 떨어진 곳에 있다. 감기로 인한 열과 기침, 기관지염, 두통, 어깨 신경통, 혈압이 오를 때 자극한다.

12. 풍문

두 번째 가슴등뼈에서 양쪽으로 1치5푼 떨어져 있다. 기관지염, 폐렴, 늑막염, 감기, 심계항진 등을 개선시키는데 좋다.

13. 폐유

세 번째 가슴등뼈에서 양쪽으로 1치5푼 떨어져 있다. 폐결핵, 폐충혈, 기침, 가슴이 뭉치고 답답할 때, 허리와 등이 아플 때 자극한다.

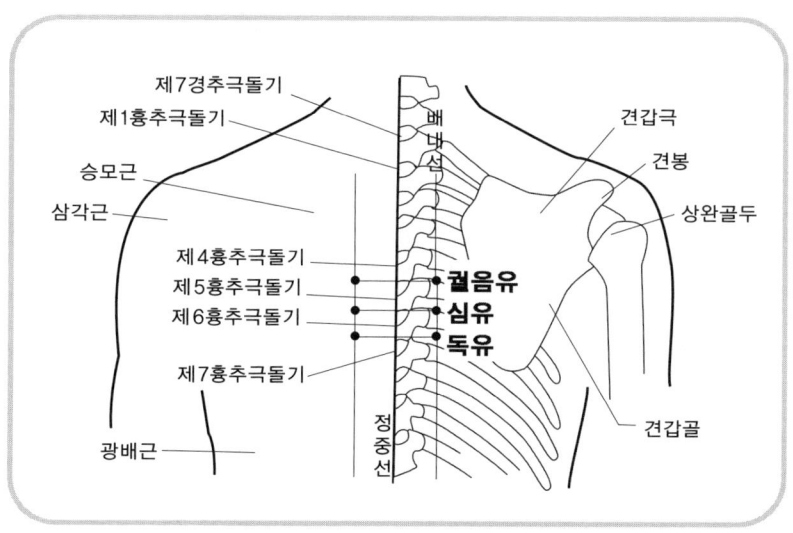

14. 궐음유

네 번째 가슴등뼈에서 양쪽으로 1치5푼 떨어져 있다.
호흡기 질환, 심장비대증, 기력 쇠약, 노이로제 등을 개선시
키는데 이용되는 혈자리다.

15. 심유

다섯 번째 가슴등뼈에서 양쪽으로 1치5푼 떨어져 있다.
심장병, 협심증, 폐결핵, 위출혈, 신경쇠약 등을 개선시키는
데 이용되는 혈자리다.

16. 독유

여섯 번째 가슴등뼈에서 양쪽으로 1치5푼 떨어져 있다.
복통, 흉통 등을 개선시키는 혈자리다.

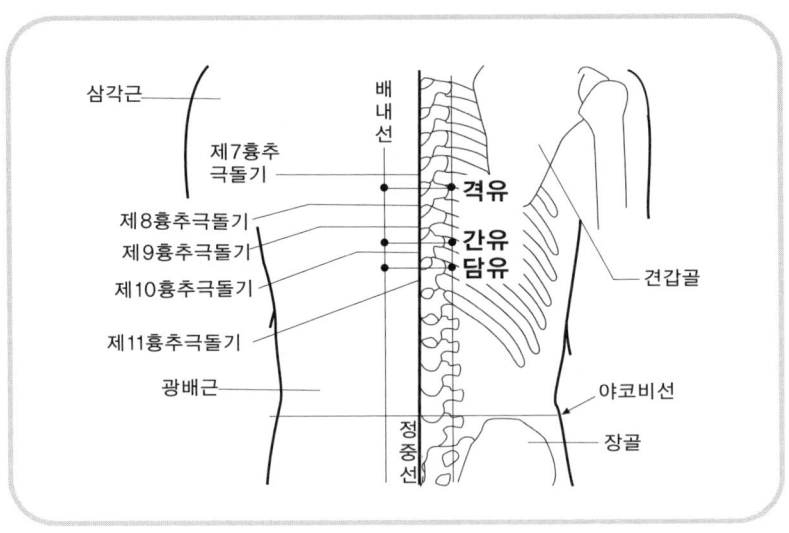

17. 격유

일곱 번째 가슴등뼈에서 양쪽으로 1치5푼 떨어져 있다. 천식, 위산과다, 빈혈, 신경성구토 등을 치료하는 데 이용되는 혈자리다.

18. 간유

아홉 번째 가슴등뼈에서 양쪽으로 1치5푼 떨어져 있다. 간장질환, 위경련, 만성위염, 노이로제 등을 치료하는 데 이용되는 혈자리다.

19. 담유

열 번째 가슴등뼈에서 양쪽으로 1치5푼 떨어져 있다. 담낭질환, 12지장궤양, 위장병, 늑막염 등을 치료하는 데 이용되는 혈자리다.

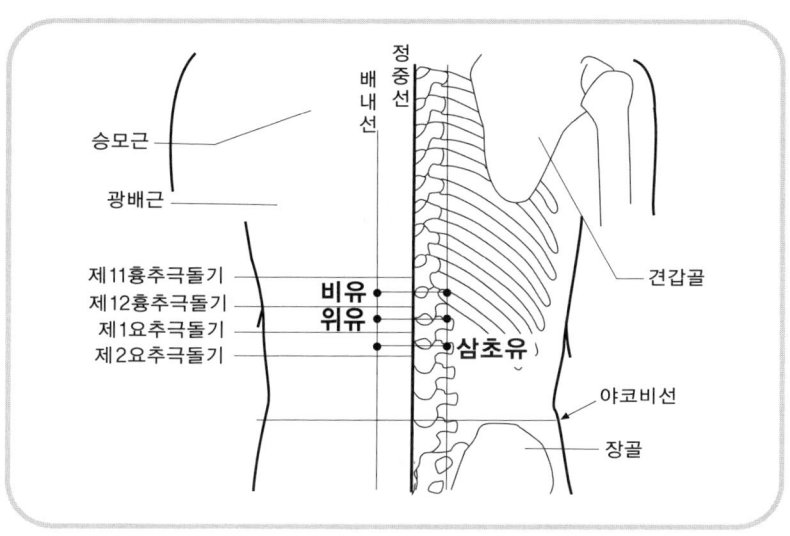

20. 비유

열한 번째 가슴등뼈에서 양쪽으로 1치5푼 떨어져 있다. 소화불량, 위하수, 위궤양, 당뇨병 등을 개선시키는 혈자리다.

21. 위유

열두 번째 가슴등뼈에서 양쪽으로 1치5푼 떨어져 있다. 위경련, 위궤양, 위암, 복부팽창 증세를 치료하는 데 이용된다.

22. 삼초유

첫 번째 허리뼈에서 양쪽으로 1치5푼 떨어져 있다. 신경쇠약, 장염, 신장기능 이상증, 요통 등을 치료하는 혈자리다.

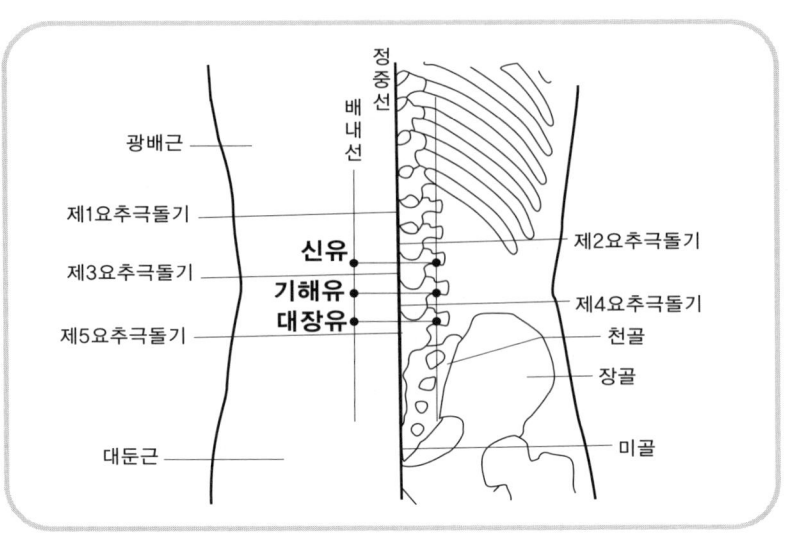

23. 신유

두 번째 허리뼈에서 양쪽으로 1치5푼 떨어져 있다. 신장염, 당뇨병, 소화기 장애, 호흡기 장애, 생식기 장애, 월경불순 등을 치료하는 혈자리다.

24. 기해유

세 번째 허리뼈에서 양쪽으로 1치5푼 떨어져 있다. 요통, 치루를 개선시키는 혈자리다.

25. 대장유

네 번째 허리뼈에서 양쪽으로 1치5푼 떨어져 있다. 장질환, 설사, 변비, 요통을 치료하는 혈자리다.

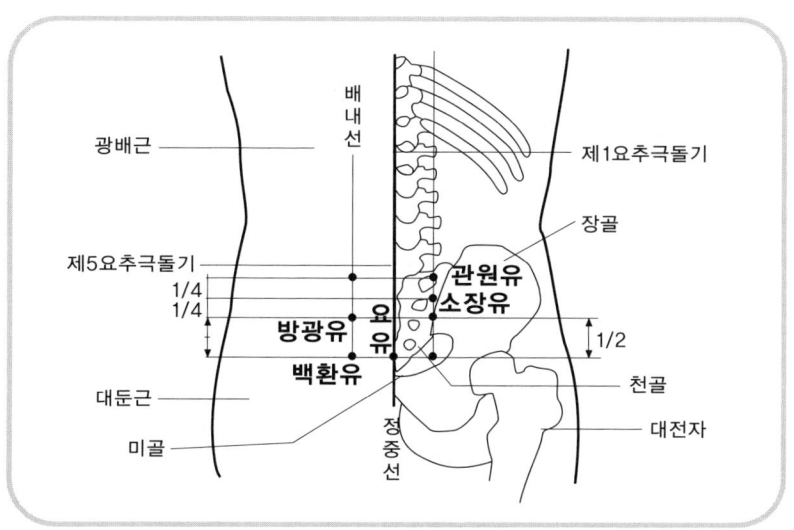

26. 관원유

다섯 번째 허리뼈에서 양쪽으로 1치5푼 떨어져 있다. 요통,
난소염, 심한 설사를 개선시킨다.

27. 소장유

첫 번째 엉덩이뼈에서 양쪽으로 1치5푼 떨어져 있다. 장염,
생식기 질환, 자궁내막염을 치료하는 혈자리다.

28. 방광유

두 번째 엉덩이뼈에서 양쪽으로 1치5푼 떨어져 있다. 방광
염, 요도염, 야뇨증, 요통 등을 치료한다.

29. 중려유

세 번째 엉덩이뼈에서 양쪽으로 1치5푼 떨어져 있다. 장염, 당뇨병, 요통을 개선시키는 혈자리다.

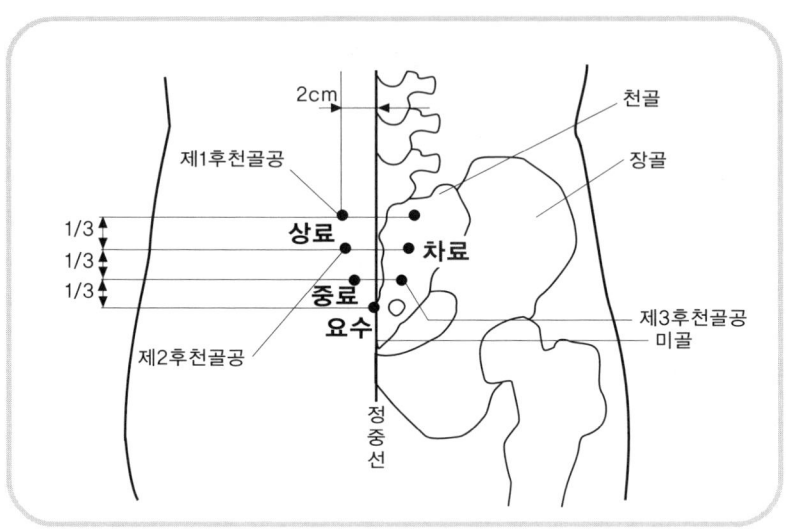

30. 백환유

네 번째 엉덩이뼈에서 양쪽으로 1치5푼 떨어져 있다. 항문질환, 변비 등을 개선시킨다.

31. 상료

첫 번째 엉덩이뼈에서 양쪽으로 1치5푼 떨어져 있다. 생식기질환, 노이로제, 치질을 개선시킨다.

32. 차료

두 번째 엉덩이뼈에서 양쪽으로 1치5푼 떨어져 있다. 생식
기질환, 불임증을 개선시킨다.

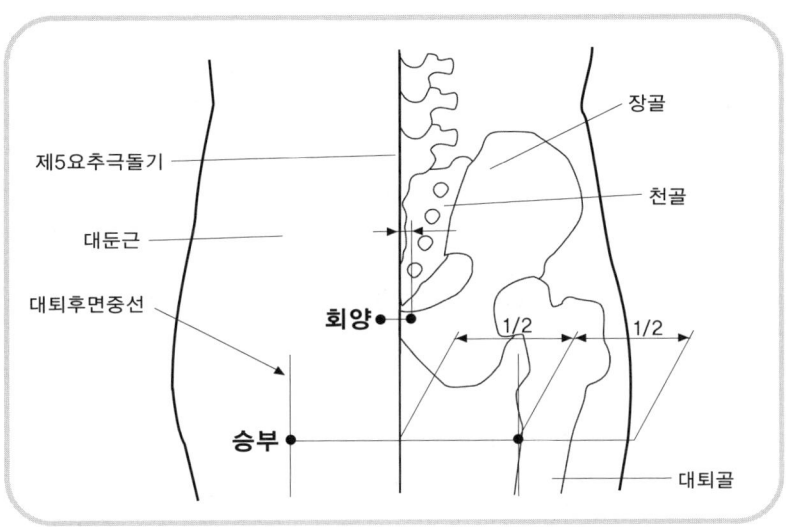

33. 중료

세 번째 엉덩이뼈에서 양쪽으로 1치5푼 떨어져 있다. 생식
기질환, 좌골신경통, 요통을 개선시킨다.

34. 하료

네 번째 엉덩이뼈에서 양쪽으로 1치5푼 떨어져 있다.
생식기질환, 치질 등을 개선시킨다.

35. 회양

꼬리뼈 끝에서 양쪽으로 5푼 떨어져 있다.
장염, 장출혈, 탈항, 치질 등을 개선시킨다.

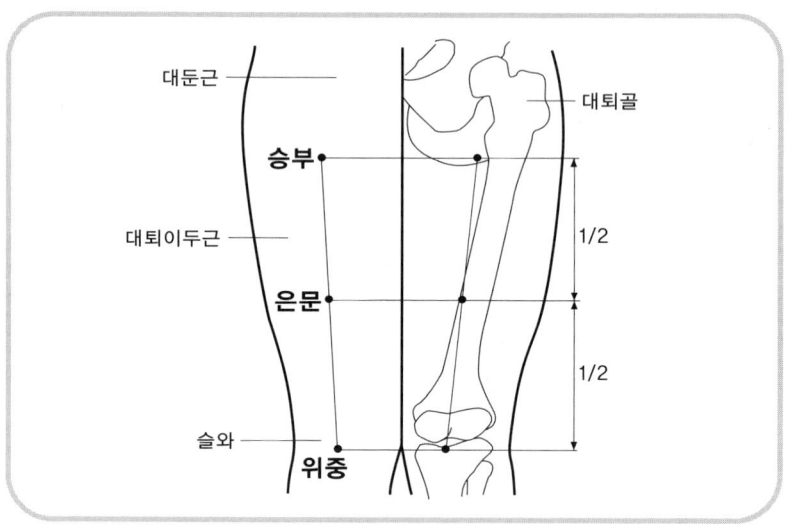

36. 승부

엉덩이 아래 주름살이 지는 부위의 정중앙에 있다.
좌골신경통, 치질, 생리통을 개선시킨다.

37. 은문

승부에서 아래로 6치 떨어져 있다.
좌골신경통, 대퇴부 신경통 치료에 좋은 혈자리다.
허리와 허벅지를 튼튼하게 하고, 어혈이 정체한 것을 풀어

준다. 요통이나 발이 부은 것에 효과가 있으며, 하지의 마비에도 효과가 있다.

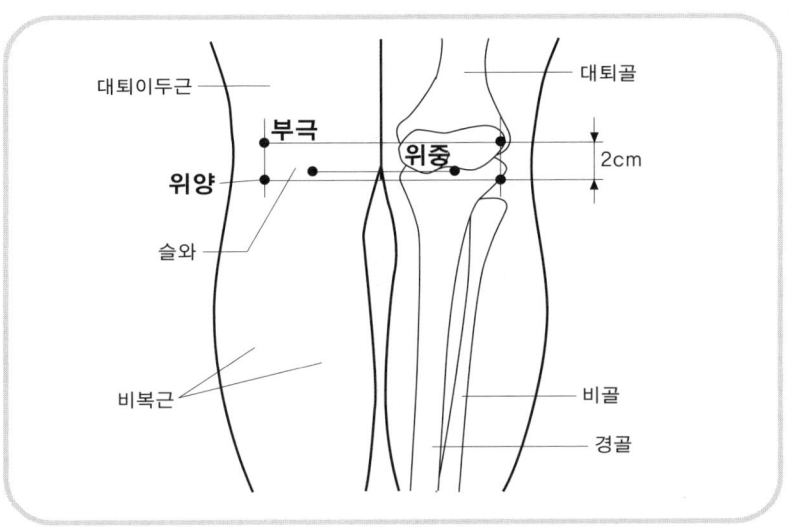

38. 부극

무릎 주름살에서 몸 바깥쪽으로 1치를 나갔다가 위로 비스듬하게 1치 올라가면 찾을 수 있는 혈이다. 방광염, 변비, 허벅다리 관절염 등을 개선시키는 혈자리다.

39. 위양

부극에서 아래로 1치 떨어진 곳에 있다. 다리신경통, 무릎통증, 반신불수의 치료 혈자리다.

40. 위중

무릎을 굽혔다 폈다 할 때 무릎 반대쪽에 잡히는 주름살의
정중앙에 있다. 위양에서 몸가운데 쪽으로 1치 떨어져 있다.

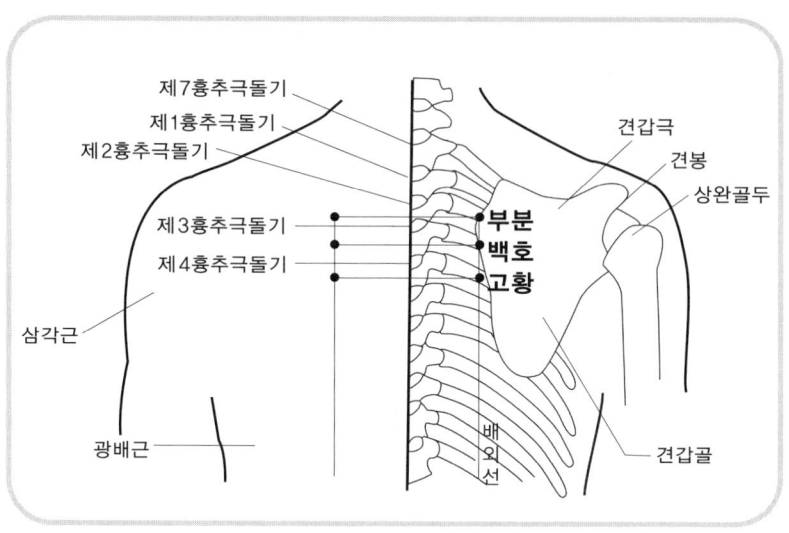

41. 부분

두 번째 가슴등뼈에서 양쪽으로 3치 떨어진 곳에 있다.
목 근육 경련, 팔 저림 증상 개선에 좋은 혈자리다.

42. 백호

세 번째 가슴등뼈에서 양쪽으로 3치 떨어진 곳에 있다.
천식, 뒷덜미가 뻣뻣할 때 자극하면 효과를 보는 혈자리다.

43. 고황

네 번째 가슴등뼈에서 양쪽으로 3치 떨어진 곳에 있다. 폐결핵, 늑막염, 심장병, 노이로제 개선에 좋은 혈자리다.

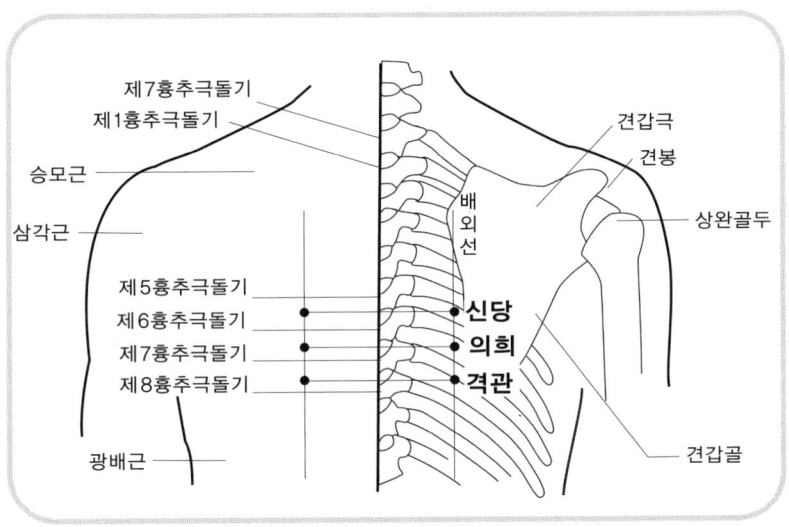

44. 신당

다섯 번째 가슴등뼈에서 양쪽으로 3치 떨어진 곳에 있다. 심장병, 팔의 신경통을 개선시키는 혈자리다.

45. 의희

여섯 번째 가슴등뼈에서 양쪽으로 3치 떨어진 곳에 있다. 폐결핵, 늑간신경통, 식은땀이 많이 나는 증상을 개선시킨다.

46. 격관

일곱 번째 가슴등뼈에서 양쪽으로 3치 떨어진 곳에 있다. 늑간 신경통, 늑막염, 식도 협착, 목과 팔이 아픈 증상에 효과를 보는 혈자리다.

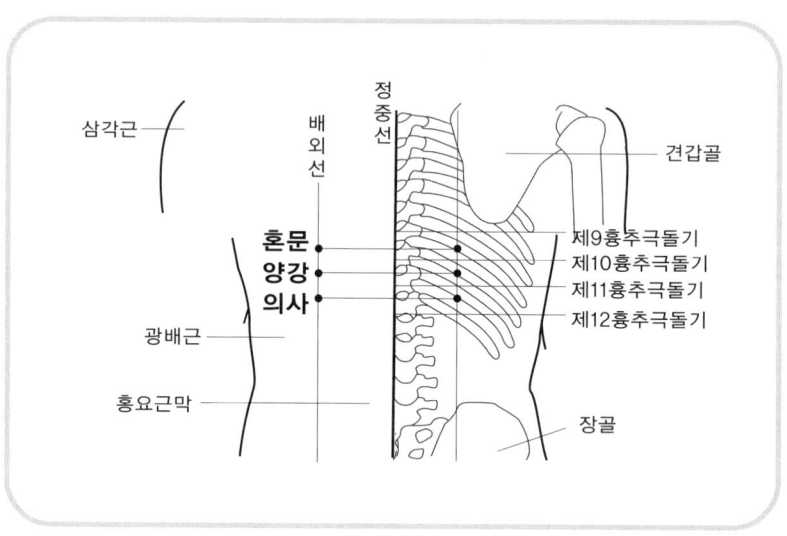

47. 혼문

아홉 번째 가슴등뼈에서 양쪽으로 3치 떨어진 곳에 있다. 간장 질환, 늑막염, 위경련, 소화불량 개선에 효과를 주는 혈자리다.

48. 양강

열번 째 가슴등뼈에서 양쪽으로 3치 떨어진 곳에 있다. 간장염, 늑막염, 담석증, 위경련을 개선시킨다.

49. 의사

열한 번째 가슴등뼈에서 양쪽으로 3치 떨어진 곳에 있다.
간염, 위경련, 소화불량 등을 개선시키는 혈자리다.

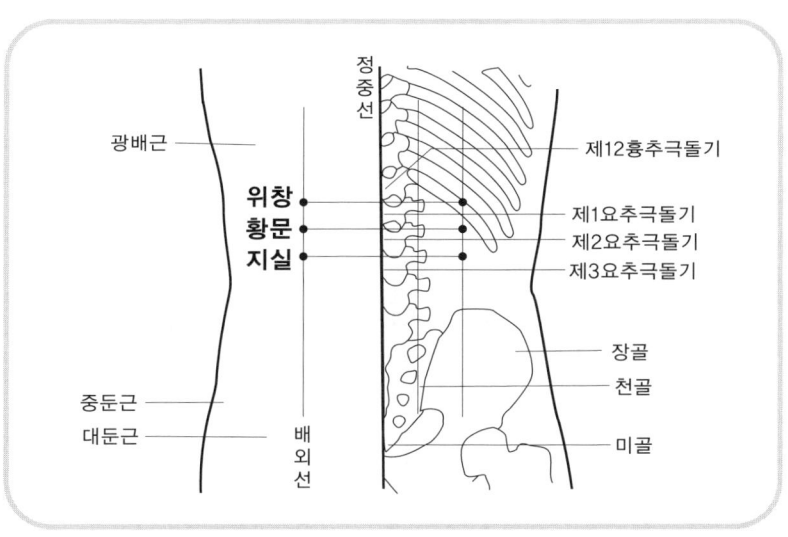

50. 위창

열두 번째 가슴등뼈에서 양쪽으로 3치 떨어진 곳에 있다.
구토, 위경련, 소화불량, 당뇨병 치료에 좋은 혈자리다.

51. 황문

첫 번째 허리뼈에서 양쪽으로 3치 떨어진 곳에 있다. 만성 내장질환, 습관성 변비, 신장염, 12지장궤양 치료에 도움이 되는 혈자리다.

52. 지실

두 번째 허리뼈에서 양쪽으로 3치 떨어진 곳에 있다. 남녀 생식기질환, 신장염, 요통 치료에 도움이 되는 혈자리다.

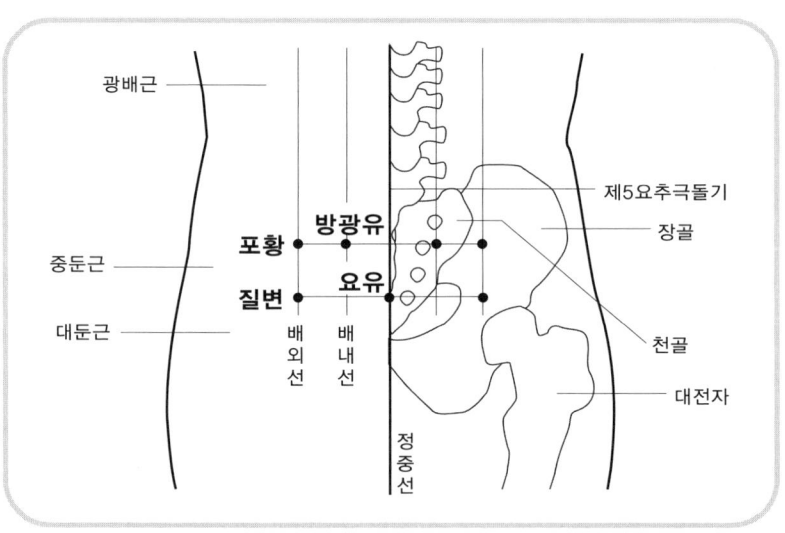

53. 포황

두 번째 허리뼈에서 양쪽으로 3치 떨어진 곳에 있다.
변비, 방광염, 요통, 좌골신경통, 부인병 등에 효과를 나타
내는 혈자리다.

54. 질변

세 번째 허리뼈에서 양쪽으로 3치 떨어진 곳에 있다.
좌골신경통, 요통, 다리마비증, 치질, 항문, 생식기 등의
치료에 좋은 혈자리다.

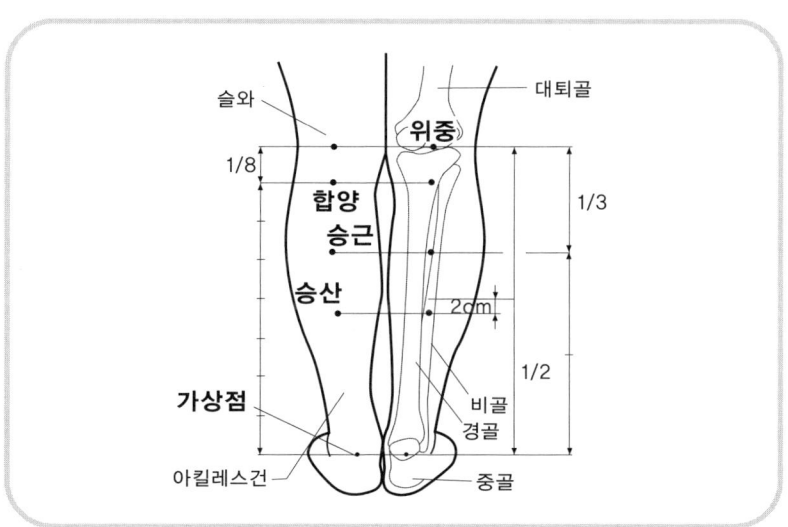

55. 합양

무릎 오금살 정중앙, 즉 위중혈에서 아래로 2치 떨어져 있다. 요통, 대하증, 장출혈 등의 개선에 좋다.

56. 승근

합양에서 3치 떨어져 있다. 요통, 치질, 곽란, 발뒤꿈치가 아플 때 자극하는 혈자리다.

57. 승산

승근 아래에 있는 혈자리로 장딴지 힘살 바로 아래에 자리 잡고 있다. 요통, 치질, 무릎 관절통, 설사 등의 질환을 개선하는데 효과적인 혈자리다.

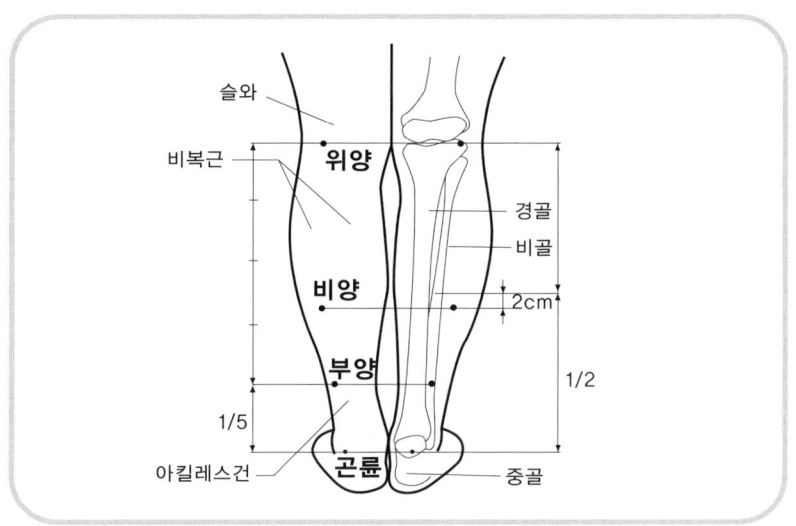

58. 비양

승산에서 약간 비스듬하게 내려가서 자리잡고 있는 혈자리
다. 좌골신경통, 관절염, 두통, 치질 등을 개선하는데 효과
적인 혈자리다.

59. 부양

바깥쪽 복숭아뼈 위쪽으로 3치 떨어져 있다. 뒷덜미가 뻣뻣
할 때, 요통, 자궁질환 등의 치료에 도움을 주는 혈자리다.

60. 곤륜

바깥쪽 복숭아뼈 약간 위쪽에서 발뒤꿈치 힘줄 사이에 있
다. 두통, 어지럼증, 좌골신경통, 방광염 등을 치료하는데
도움이 되는 혈자리다.

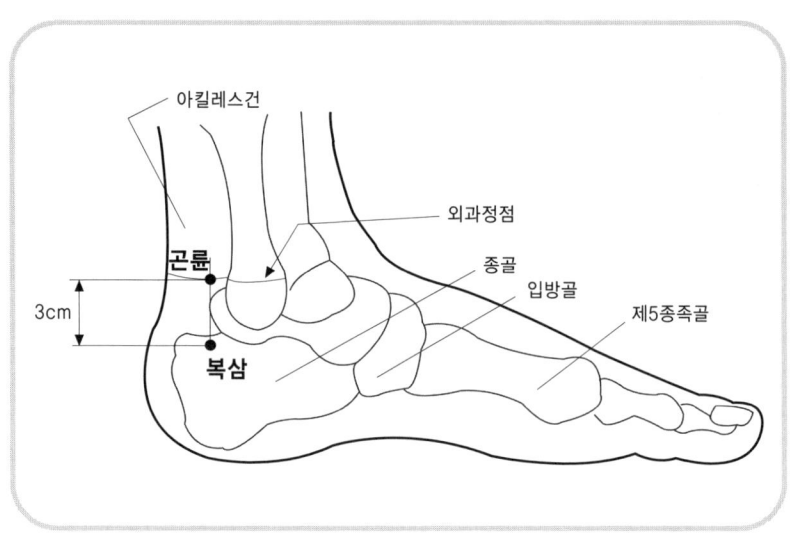

61. 복삼

곤륜에서 아래쪽으로 1.5치 떨어진 곳에 있다.
감기, 다리근육통, 아킬레스건 통증을 없애는데 도움이 되는 혈자리다.

62. 신맥

복사뼈 아래 우묵하게 들어간 곳이 혈자리다. 요통, 중풍, 히스테리 증상을 개선하는데 도움이 된다.

63. 금문

신맥에서 발가락 쪽으로 5푼 떨어져 있다. 하복부 통증, 복막염, 무릎관절염 등을 개선하는데 도움이 된다.

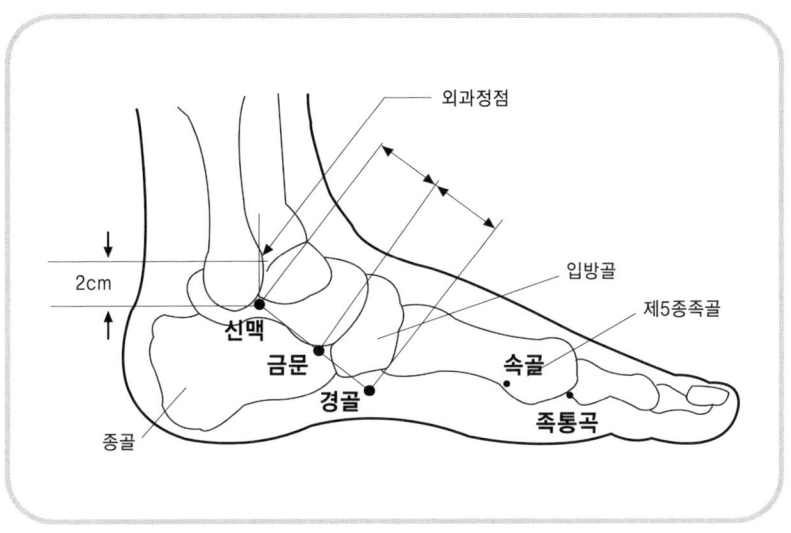

외과정점

2cm

선맥

금문

경골

종골

입방골

제5종족골

속골

족통곡

64. 경골, 65. 속골, 66. 통곡

새끼발가락이 연결되는 뼈마디와 새끼발가락 첫째 마디 앞
뒤에 자리잡고 있는 혈자리들로, 두통, 중풍, 어지럼증 등을
개선하는데 도움이 된다.

족통곡혈은 머리를 맑게 하고, 눈을 밝게 하며, 수액대사를
이롭게 하여 소변을 원활히 배출시킨다.

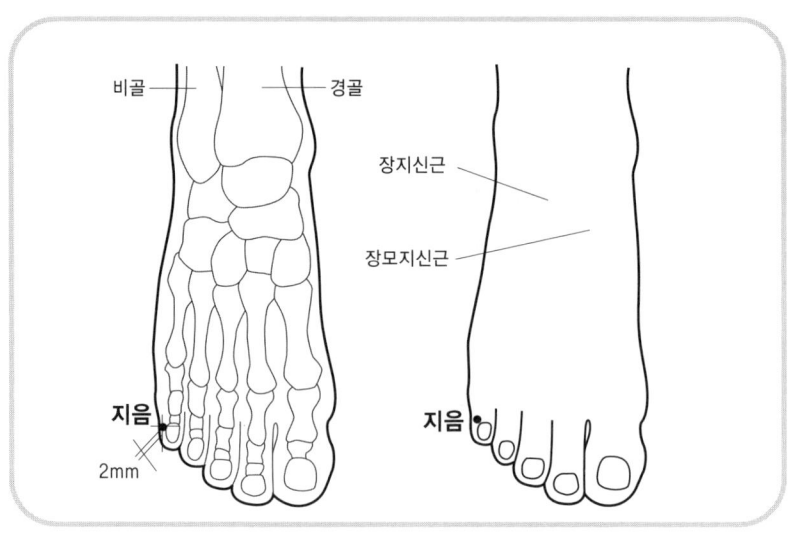

67. 지음

족태양방광경의 마지막 혈자리다. 새끼발가락 바깥쪽 발톱
뿌리 약간 앞에 있다. 만성 위염, 코막힘, 이명증, 요통 개
선에 도움이 된다.

머리를 맑게 하고, 눈을 밝게 하며, 임신과 출산을 순조롭게
한다. 두통 · 코막힘 · 코피 · 중풍 · 난산(難産) 및 태아의 위
치가 바르지 않거나 혹은 눈이 아프거나 발바닥에서 열이
나는 증상에 도움이 된다.

지음혈에 뜸을 뜨면 뱃속에 있는 태아의 위치를 바로잡아
주는 효과가 있으며, 뜸을 뜰 경우에는 일반적으로 15분 정
도 온구(溫灸)하는 것이 적당하며, 복벽(腹壁)의 긴장도가
적당한 임신부의 경우는 치료 효과가 더욱 좋다.

⑧ 족소음신경 : 신장 혹은 콩팥

콩팥인 신경은 모양이 콩같고, 빛깔은 팥색깔 같다 하여 콩팥이라 하였다. 콩팥은 피속의 노폐물을 청소하여 피를 맑게 하는데 콩팥에 탈이 나면 피가 잘 걸러지지가 않아, 피가 탁해지고, 피가 탁해지면 피돌이가 잘 안되어서, 몸이 붓는다.

콩팥은 미용상 매우 중요한 기관이다. 신(腎)이 허약하면 반드시 화기(火氣)가 생기므로 얼굴이 검고 거칠어지며 어지럼증, 인후통, 구강궤양, 목잠김 등의 증상이 나타난다. 콩팥의 기운은 귀에 나타나므로 귀울림, 난청 등의 증상은 콩팥의 기운이 약해져서 나타난 증상이다.

콩팥은 차가운 것을 싫어하기 때문에 겨울철에는 움츠리게 되고 오줌을 자주 보며, 콩팥에 탈이 나기 쉽다. 콩팥은 귀와 이빨, 머리털, 뼈, 털, 항문과 관계가 있다. 그래서 귀에 생기는 모든 탈은 콩팥을 다스리면 낫고, 콩팥의 기운이 좋은지 아닌지는 머리털에 나타난다. 콩팥의 기운이 좋으면 머리털이 검고 윤이 나며, 콩팥의 기운이 나쁘면 머리털이 빠지고 윤기가 없으며 희어진다.

신경에 이상이 발생하면 배가 고파도 먹고 싶지 않거나, 얼굴빛이 어둡거나, 가래에 피가 섞여나오거나, 눈이 침침해서 사물이 잘 보이지 않거나, 혹은 호흡이 촉박하여 앉거나 눕지를 못하거나, 마치 허공에 매달려있는 것처럼 불안하거나, 배가 고픈 듯 하거나, 쉽게 두려워하거나, 다른 사람에 의해 쫓기는 것 같은 증상이 발생한다. 때문에 얼굴빛이 어둡고 몸이 허약해 설사를 자주하는 사람은 신경의 경맥을 잘 다스려야 한다.

콩팥은 선천적으로 부여받은 생명력을 간직한 곳으로, 방광경과 서로 연결이 되어 있다. 발바닥의 용천에서 시작해 가슴으로 올라가 목아래 유부에서 끝난다. 한쪽에 27개의 혈자리를 갖고 있어, 좌우 54개가 된다. 콩팥은 두려움과 공포심으로 인하여 탈이 나거나 상하기가 쉽고, 콩팥이 오랫동안 안좋으면 몸에서 썩는 냄새가 난다.

족소음신경(용천→유부)

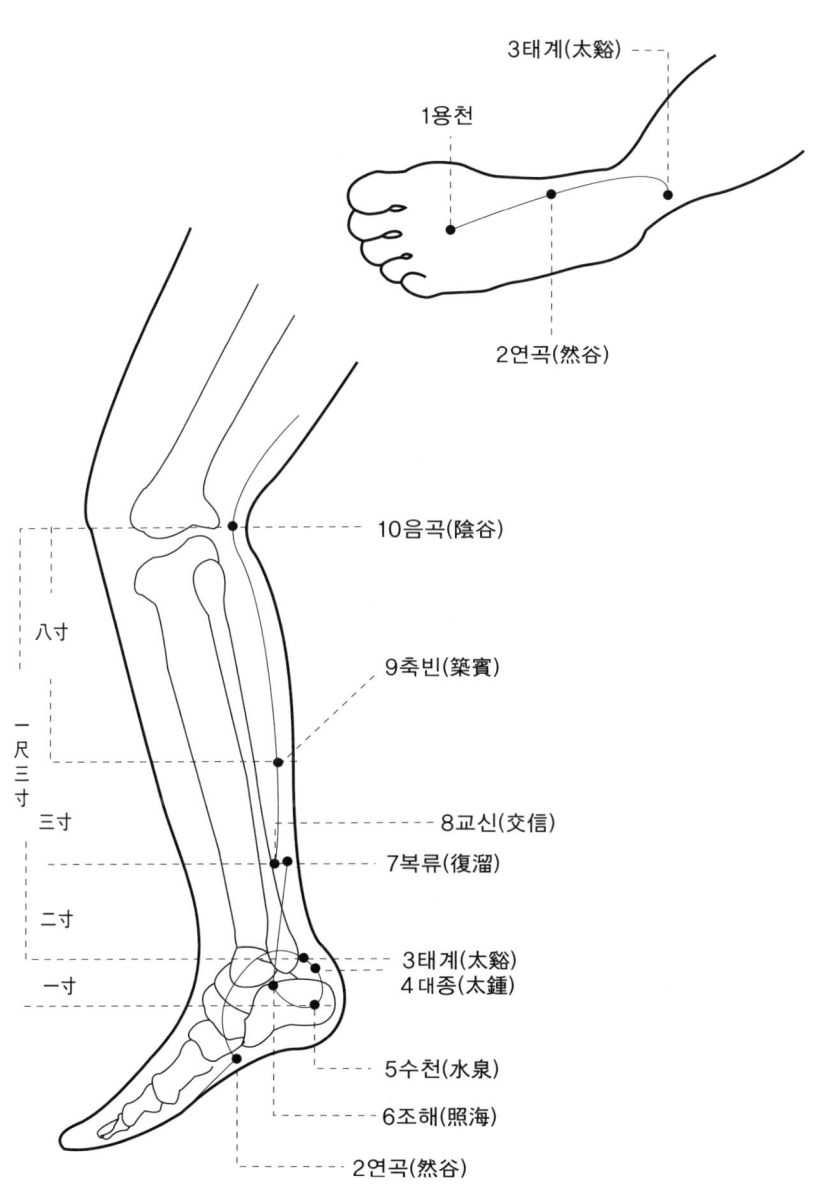

3태계(太谿)

1용천

2연곡(然谷)

10음곡(陰谷)

9축빈(築賓)

八寸

一尺三寸

三寸

8교신(交信)

7복류(復溜)

二寸

3태계(太谿)
4대종(太鍾)

一寸

5수천(水泉)

6조해(照海)

2연곡(然谷)

족소음신경(용천→유부)

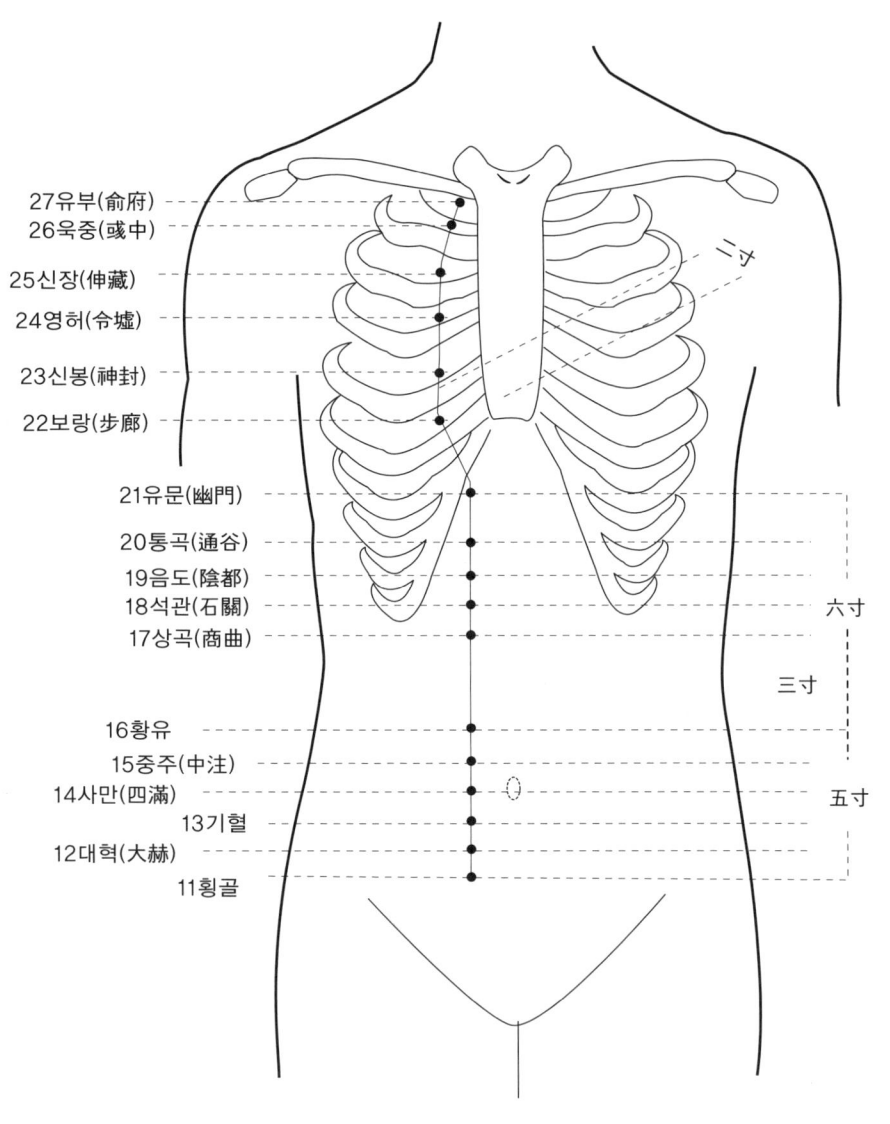

27유부(俞府)
26욱중(彧中)
25신장(神藏)
24영허(令墟)
23신봉(神封)
22보랑(步廊)
21유문(幽門)
20통곡(通谷)
19음도(陰都)
18석관(石關)
17상곡(商曲)
16황유
15중주(中注)
14사만(四滿)
13기혈
12대혁(大赫)
11횡골

二寸
六寸
三寸
五寸

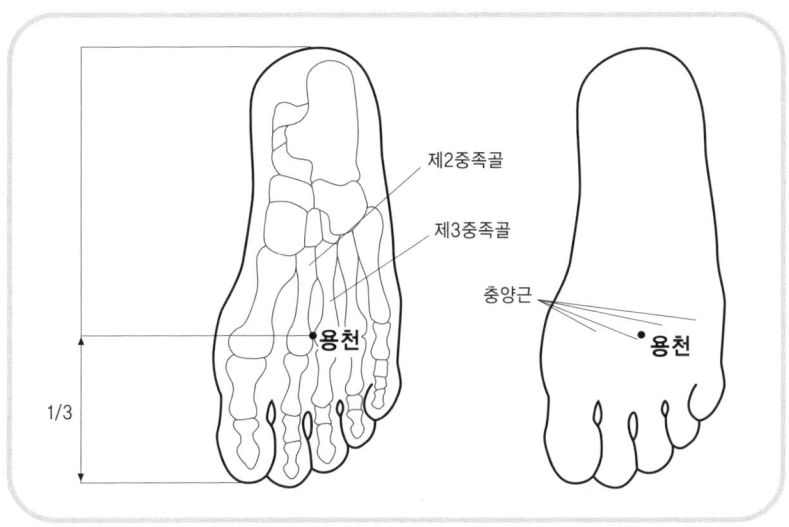

제2중족골

제3중족골

충양근

용천

용천

1/3

1. 용천

발바닥 정중앙에서 발가락 쪽으로 약간 파여 들어간 곳이 혈자리다. 기가 샘물처럼 솟아난다 하여 용천이라고 이름 붙인 이 혈자리는 부인병, 냉증, 신장질환, 심장병, 중풍 등을 개선하는데 이용된다.

현기증 · 불면증 · 중풍 · 고혈압 · 구강궤양 · 원기부족 · 인후통(咽喉痛) · 소아경풍(小兒驚風) · 하지마비(下肢痲痺) · 쇼크 · 히스테리 · 발작성 정신이상 및 정수리가 아프거나, 족심(足心) 부위에 열이 나면서 아프거나, 목이 잠기거나, 말을 할 때 소리가 나지 않거나, 발바닥이 갈라지거나, 얼굴이 어둡고 까칠한 경우에 자극을 준다.

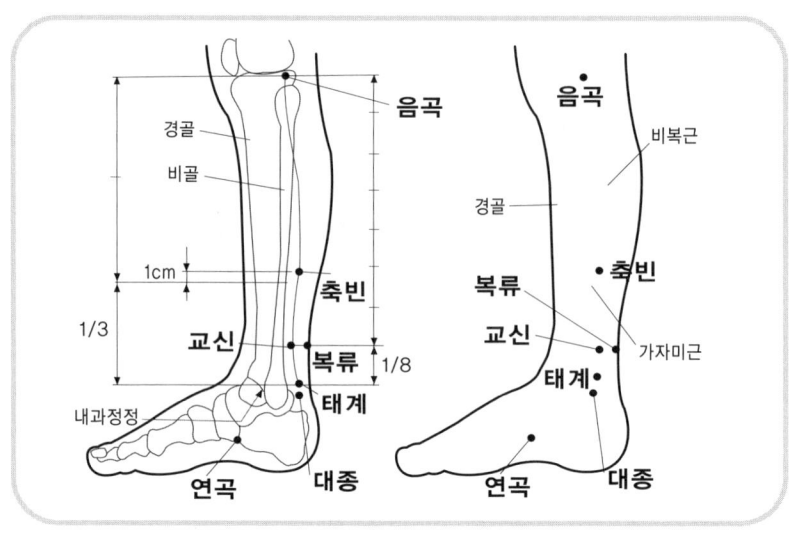

2. 연곡

안쪽 복숭아뼈에서 아래쪽으로 비스듬하게 1.5치 떨어진 곳에 있다. 심장병, 당뇨병, 요도염, 월경불순을 개선하는 데 이용된다.

3. 태계, 4. 대종, 5. 수천, 6. 조해

안쪽 복숭아뼈 뒤쪽에 있는 혈자리들로 신장질환, 정력증진, 인후염, 월경불순을 다스리는데 이용된다.

7. 복류

안쪽 복사뼈 뒤쪽에서 곧장 위로 2치 떨어진 곳에 있다. 요통, 정력감퇴, 신장질환, 복막염 등을 다스리는데 이용된다.

8. 교신

복류에서 앞으로 5푼(1.2~1.5센티미터) 떨어진 곳에 있다.
다리신경통, 식은땀, 급성 변비, 설사 등을 다스린다.

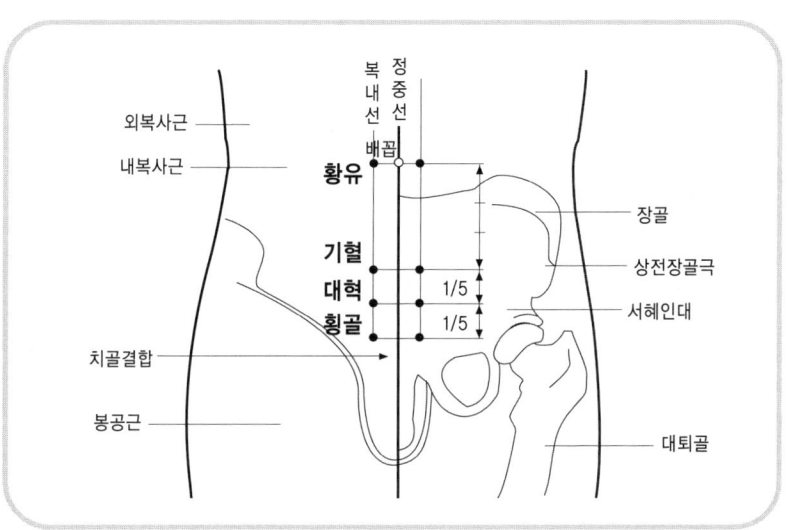

9. 축빈

복류에서 위로 3치 떨어져 있다. 발에 쥐가 날 때, 대하, 약
독, 병독 등, 해독을 시키는데 주로 이용되는 혈자리다.

10. 음곡

무릎 안쪽 굵은 정강이뼈 뒷부분에 있는 혈자리다. 무릎관
절염, 성기능 위축, 자궁 출혈 등을 다스린다.

11. 횡골

곡골혈에서 양쪽으로 0.5촌에 위치하고 있다. 신기(腎氣)를
보하고, 방광을 소통시키며, 야뇨증, 발기불능, 요도염 등을
다스린다.

12. 대혁

중극혈에서 양쪽으로 0.5촌 부위에 있다. 신기를 보하고 자
궁탈수 음경통 등 하초를 다스린다.

13. 기혈

대혁에서 위쪽으로 1치 떨어져 있다. 월경불순, 생리통, 생
식기 질환, 요통을 다스리는데 이용된다.

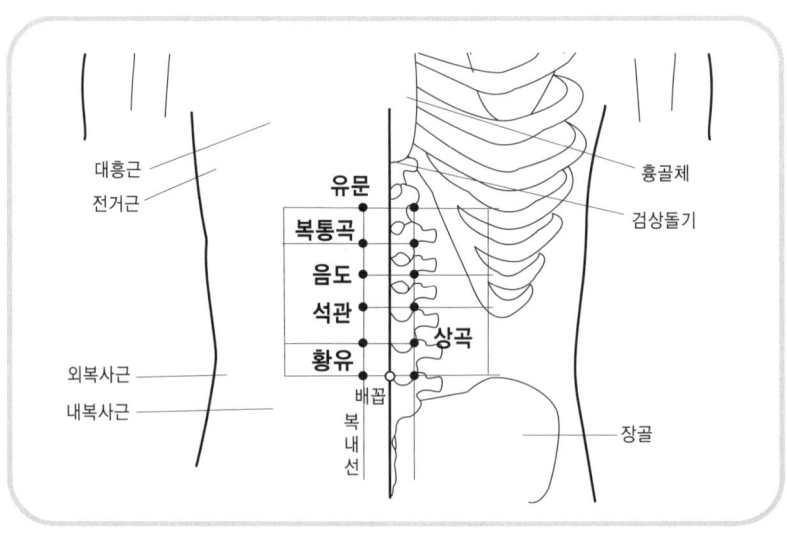

14. 사만

기혈에서 위쪽으로 1치 떨어져 있다. 장염, 부인병, 불임증, 생리통, 자궁출혈 등을 다스리는데 이용된다.

15. 중주

사만에서 위쪽으로 1치 떨어져 있다. 장염, 변비, 복막염, 부인병, 요통 등을 다스리는데 이용된다.

16. 황유

중주에서 위쪽으로 1치 떨어져 있다. 만성 변비, 만성 설사, 신장염, 당뇨병, 부인병 등을 다스리는데 이용되는 혈자리다.

17. 상곡

황유에서 위쪽으로 2치 떨어져 있다. 위경련, 위하수증, 식욕부진, 황달, 소화기계 장애를 개선하는데 이용된다.

18. 석관

상곡에서 위쪽으로 1치 떨어져 있다. 위장병, 변비, 자궁출혈을 다스리는데 이용된다.

19. 음도

석관에서 위쪽으로 1치 떨어져 있다. 천식, 구토, 신경성 위장병 등을 다스리는데 이용된다.

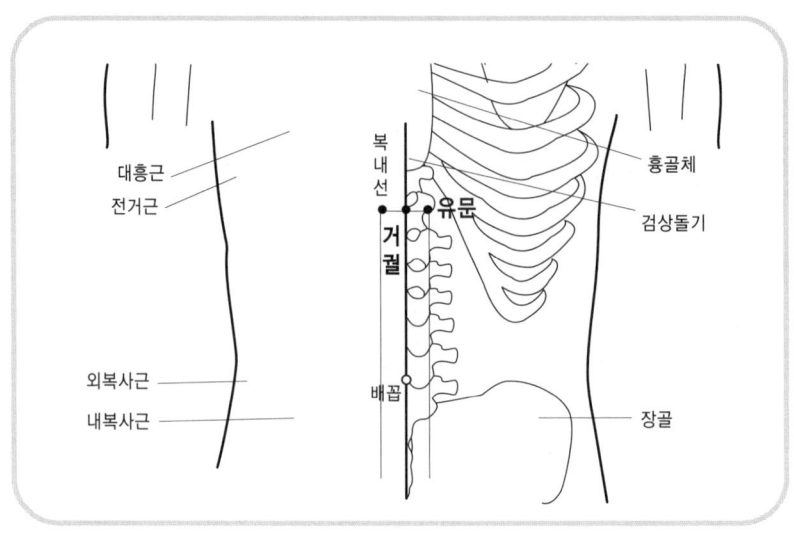

20. 통곡

음도에서 위쪽으로 1치 떨어져 있다. 만성 위염, 장염, 천식, 딸꾹질 등을 개선하는데 이용된다.

21. 유문

통곡에서 위쪽으로 1치 떨어져 있다. 상복부 팽창증, 위경련, 기관지염, 복통 등을 다스리는데 이용되는 혈자리다.
명치에 통증이 있거나, 가슴의 압통이나, 건망증이나, 구토증에 효과가 크다.
특히 치솟는 기를 하강시켜서, 위가 조화를 이루도록 한다.

22. 보랑

다섯 번째 갈비뼈와 여섯 번째 갈비뼈 사이에 있는 혈자리로 늑막염, 협심증, 유방염, 천식 등을 다스리는데 이용된다.

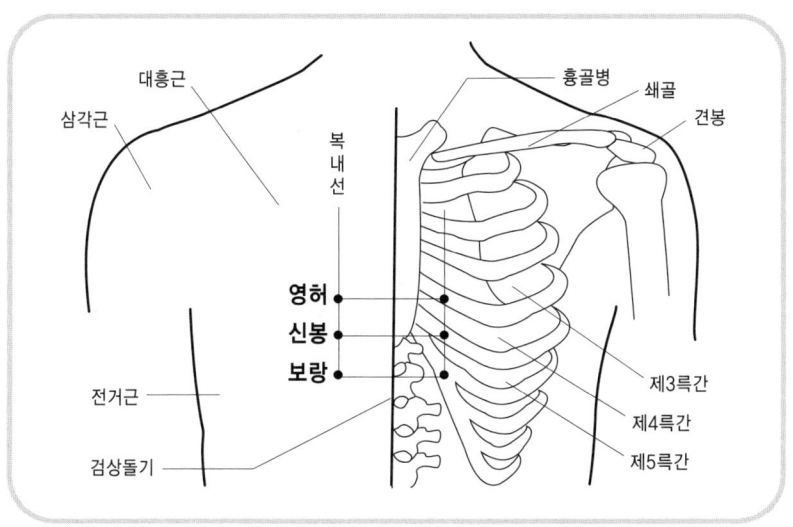

23. 신봉

보랑에서 위쪽으로 1.5치 정도 떨어져 있다. 늑막염, 협심증, 비염, 구토증 등을 다스리는데 이용되는 혈자리다.

24. 영허

신봉에서 위쪽으로 1.5치 정도 떨어져 있다. 늑막염, 호흡곤란증, 유방염 등을 다스리는데 이용된다.

25. 신장

영허에서 위쪽으로 1.5치 정도 떨어져 있다. 천식, 기관지염, 호흡곤란, 고혈압 등을 치료하는데 이용된다.

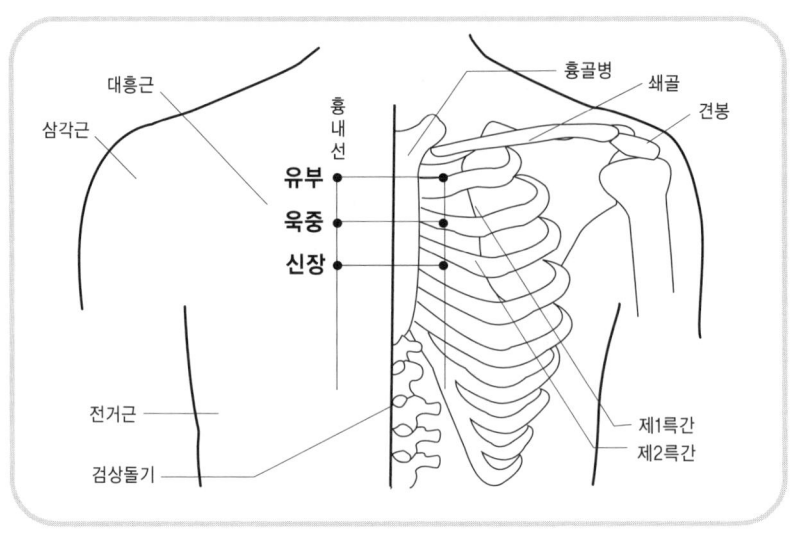

26. 욱중

신장에서 위쪽으로 1.5치 정도 떨어져 있다. 천식, 기관지염, 늑막염 등을 개선하는데 이용된다.

27. 유부

욱중에서 위쪽으로 1.5치 정도 떨어져 있다. 천식, 기관지염, 갑상선 비대증, 호흡곤란증 등을 개선시킨다.
기(氣)를 다스리고 기침을 멎게 하여 천식을 진정시킨다. 기침 · 천식 · 구토 · 흉통(胸痛) · 기관지염 및 음식을 먹고 싶어하지 않거나, 복부가 그득한 증상에 도움이 된다.

⑨ 수궐음심포경 : 심보 혹은 마음보

심포(心包)는 심장을 둘러싸고 있는 막(脂膜=지막)으로, 심장에 사기가 침범하지 못하도록 막아주고 보호하는 역할을 한다. 심장에 열(熱)과 사기(邪氣)가 침범하면, 신경이 예민해지고 힘이 없으며, 아프고 가렵거나 부스럼이 생기기 때문에 습진, 가려움증, 부스럼 등은 심포경에서부터 치료를 해야 한다.

심포는 심장을 에워싸고 있는 기관으로 고유한 형태는 없다.
심포경은 족소음신경과 연결되어 있으며, 가슴의 천지혈에서 시작해서 가운데 손가락의 중충혈에서 끝난다.
한쪽에 9개의 혈자리가 있으며, 좌우 양쪽을 합하면 총18개의 혈자리가 있다.
심포경은 심장과 위장, 가슴과 신경계통의 질환에 효능이 있다.
심포에 이상이 생기면 손바닥에서 열이 나거나, 팔과 팔꿈치에 경련이 발생하거나, 겨드랑이 부위가 부어오르면서 아프거나, 가슴이 뛰면서 불안해지거나, 가슴이 그득하거나, 얼굴이 붉어지고 눈이 누렇게 되는 등의 증상이 나타난다.

우리말에 심보가 고약하다든가, 심보를 곱게 써야 복을 받는다는 말에서의 심보는 마음을 싸는 보자기라는 뜻으로,

심포, 심보, 마음보라는 뜻이다.

동양의학에서 장부를 이름할 때 6장육부라 하지 않고, 오장육부라 하여 심포를 빼고 부르는 것도, 마음이 모든 것의 으뜸이라는 뜻에서 비롯된 것이다.
몸에 발생하는 모든 질병도, 마음으로부터 비롯됨을 명심해야 한다.
때문에 오장육부는 우리의 몸이요, 심포는 우리의 마음으로 육장육부를 말하며, 12경락에서 보면 몸과 마음은 하나요, 몸이 곧 마음이요, 마음이 곧 몸인 것이다.

수궐음심포경(천지→중충)

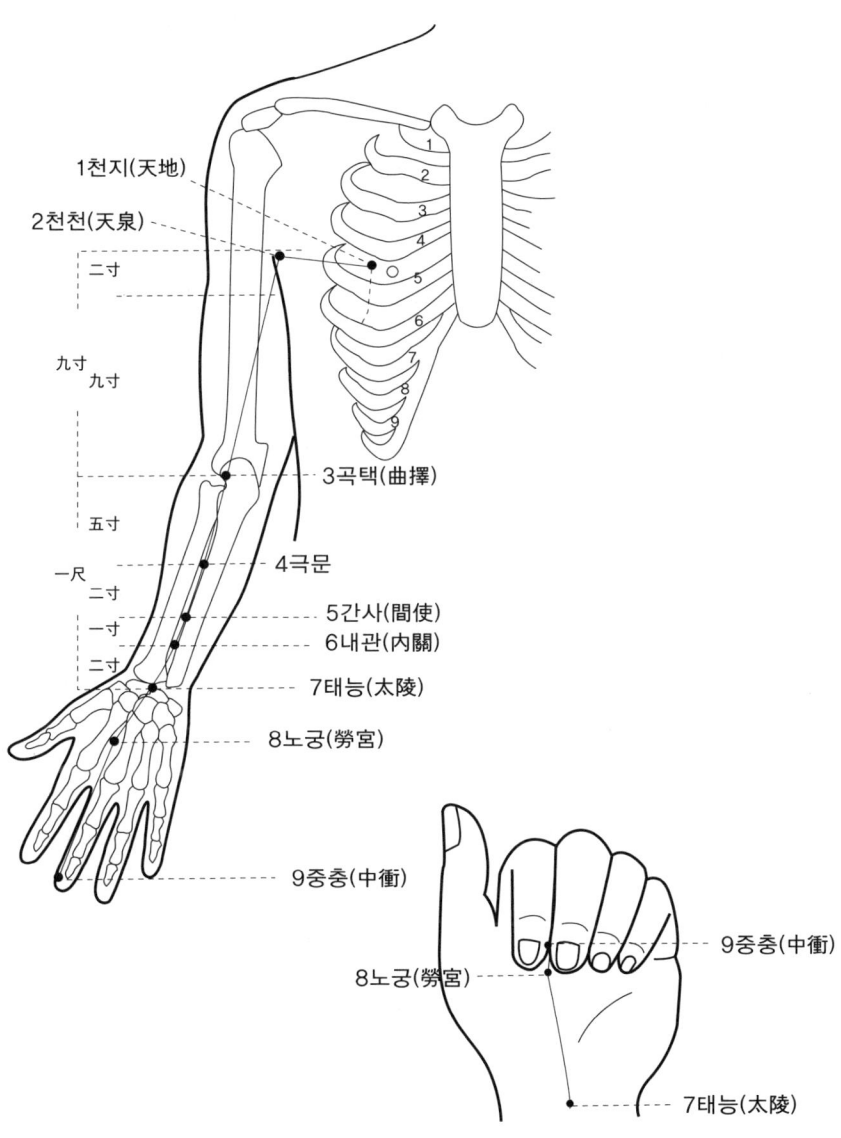

1천지(天地)
2천천(天泉)
二寸
九寸 九寸
五寸
一尺 二寸
一寸
二寸

1
2
3
4
5
6
7
8
9

3곡택(曲澤)
4극문
5간사(間使)
6내관(內關)
7태능(太陵)
8노궁(勞宮)

9중충(中衝)

9중충(中衝)
8노궁(勞宮)
7태능(太陵)

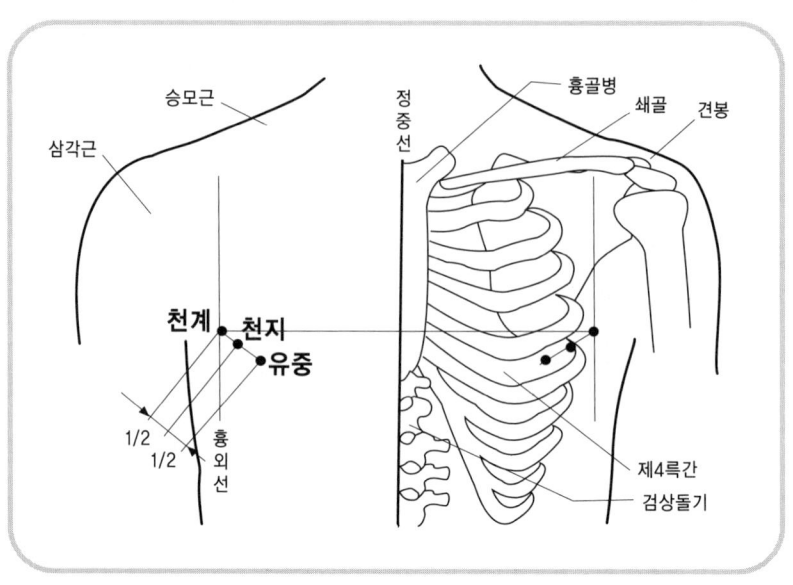

1. 천지

젖꼭지에서 옆구리 쪽으로 1치 떨어져 있다.

두통, 천식, 옆구리가 결릴 때, 유방염, 심장판막증 등을 개선시키는데 이용되는 혈자리다.

천지혈에 자침하거나 맛사지를 해주면, 열사(熱邪)를 제거하여 답답함이 사라지며, 어혈이 풀어져 유방을 소통시킨다.

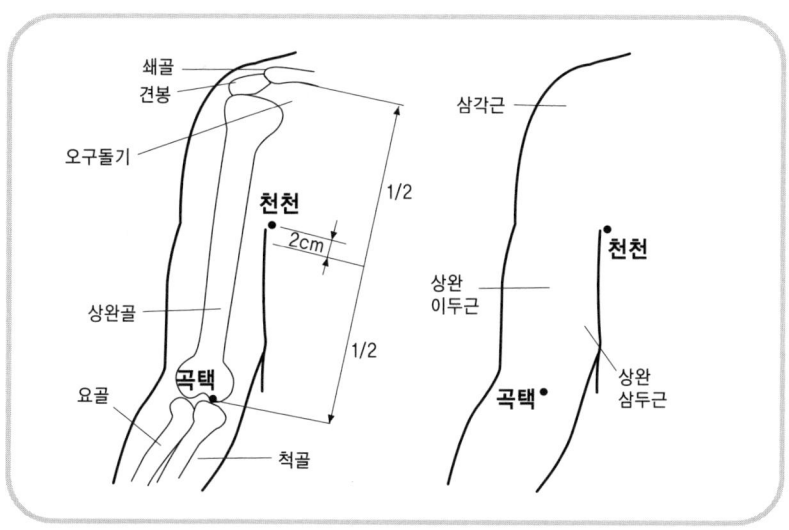

2. 천천

겨드랑이 끝에서 안쪽 팔꿈치 쪽으로 2치 내려간 곳에 있다.
심장내막염, 심계항진, 기침, 팔 신경통 등을 개선하는데 이
용된다.

3. 곡택

위팔과 아래팔이 연결되는 오목한 부위의 정중앙에 있는 혈
자리다.
심장병, 기관지염, 수전증 등을 치료하는데 도움이 되는 곳
이다.

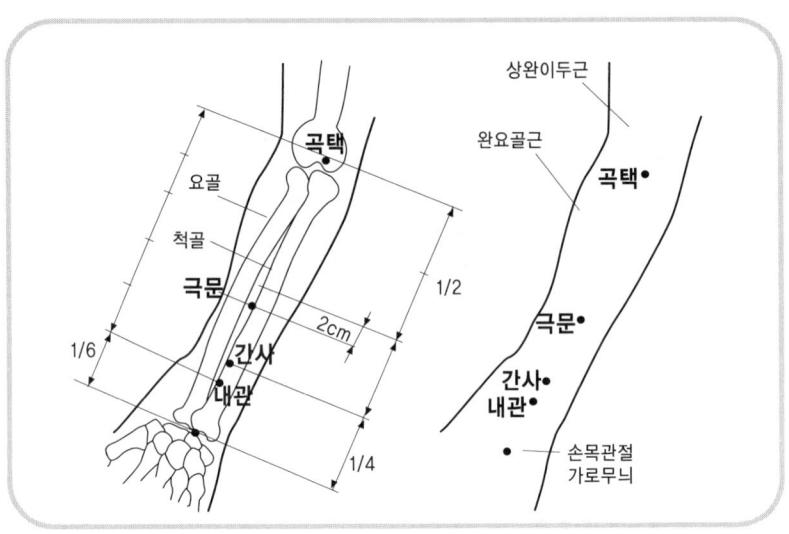

4. 극문

안쪽 손목 정중앙에서 위쪽으로 5치 떨어져 있다. 심장병 발작이 있을 때 구급혈로 이용되는 곳으로, 늑막염, 심장판막증, 폐결핵, 히스테리 등을 개선시킨다.

5. 간사

극문에서 손목 쪽으로 2치 떨어져 있다. 인후염, 위염, 중풍, 자궁출혈 등을 다스리는데 이용되는 혈자리다.

6. 내관

간사에서 손목 쪽으로 1치 떨어져 있다. 심장염, 매스꺼움, 황달, 팔 신경통 등을 개선시키는데 이용된다.

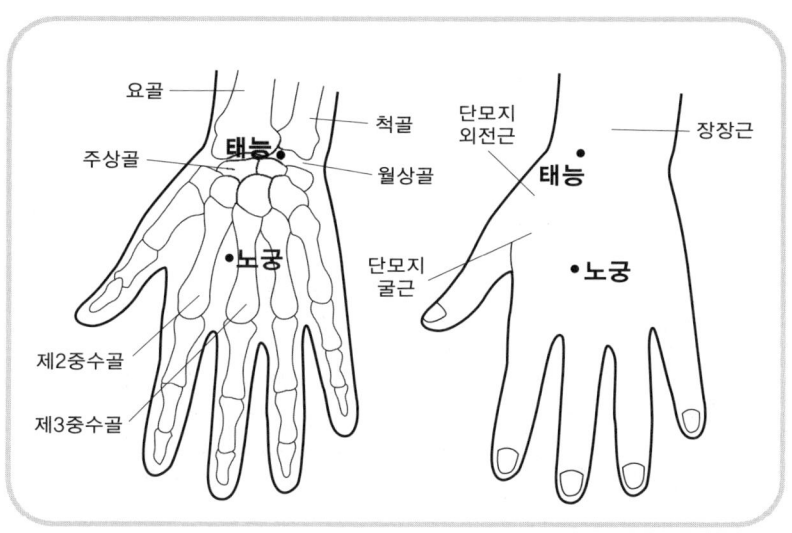

7. 태능

손목 안쪽 정중앙에 있는 혈자리다.

내관에서 아래쪽으로 1치 떨어져 있다. 심장질환, 편도선염, 두통, 중풍 등을 개선하는데 이용된다.

8. 노궁

손바닥 가운데에 있는 혈자리로, 주먹을 가볍게 쥐었을 때, 가운뎃손가락과 네 번째 손가락이 닿는 사이 지점이 정확한 위치다.

구강염, 손목관절염, 과로, 중풍 등을 치료하는데 도움이 되는 곳이다.

노궁혈을 자극하면, 심열(心熱)을 제거하여 정신을 맑게 하고, 경련을 멎게 한다.

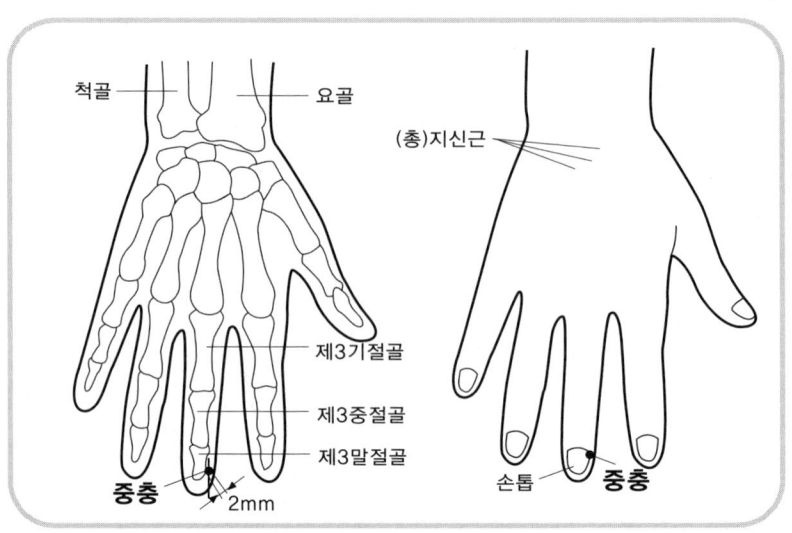

9. 중충

가운뎃손가락 끝에 자리잡은 혈자리다.

흉통, 중풍, 소아 야경증 등을 개선하는데 도움이 되는 혈자
리다.

실어증 · 쇼크 · 협심증 · 심통(心痛) · 중서(中暑) · 경풍(驚
風) · 열병(熱病) · 중풍으로 인한 정신혼미 및 혀가 뻣뻣하
고 부어오르면서 아프거나, 혹은 헛소리를 하는 경우에는
인중(人中)과 백회(百會)를 함께 다스려 준다.

⑩ 수소양삼초경 : 상초 · 중초 · 하초

삼초경은 주로 원기운행을 주관한다. 수액이 흐르는 통로이다. 삼초경은 얼굴의 귀와 뺨과 눈을 순행한다.

삼초에는 상초, 중초, 하초가 있는데 상초는 혀의 아래에서부터 밥통의 윗문까지로, 허파, 염통, 식도, 인후, 기관지, 갑상선, 머리, 입, 코, 귀, 눈의 모든 기능을 주관한다. 때문에 상초가 막히거나 고장나면, 숨을 내 쉬는 기능은 되는데, 숨을 들이 마시는 기능에 탈이 나거나, 가슴이 답답한 탈이 난다.

중초는 밥통 윗문에서 밥통 아랫문까지의 위치에 자리한 것으로, 간, 쓸개, 지라, 밥통 등을 주관한다. 중초가 막히거나 고장이 나면, 가래가 식도에 쌓이고, 중초에 가래가 쌓이면 먹고 싸는데 지장을 초래한다.

하초는 밥통 아랫문에서 회음(항문)까지의 위치에 자리한 것으로, 콩팥, 창자, 곱창, 오줌보, 전립선, 애기집(자궁)의 기능을 주관한다. 하초는 몸속의 불순물(진액)들이 몸밖으로 잘 나가도록 하는데, 몸속 불순물들이 몸속에 고여 있으면 썩게 되듯이, 하초가 막히거나 고장이 나면 똥, 오줌이 잘 안나와서 탈이 나게 된다.

삼초경에 이상이 생기면 이농(耳聾), 이명(耳鳴) 및 인후가 부어오르는 등의 증상이 발생한다. 따라서 목과 얼굴과 머리와 귀 주위에 질병이 발생하게 되면, 삼초경의 경혈을 취하여 치료한다. 삼초는 동양의학에서만 따로 분류하는 독특한 기관으로, 이름은 있되 형태는 없다. 수궐음심포경과 연결된 경맥으로 네 번째손가락 끝 관충혈에서 시작해 눈 윗부분에 있는 사죽공혈에서 끝난다. 한쪽에 23개의 혈자리가 있으며, 좌우 양쪽에 46개의 혈자리가 있다. 삼초경은 코와 심장과 흉부의 질환을 치료하는데 있어서, 아주 좋은 혈자리이다.

삼초경이 하는 일로는, 심포경과 마찬가지로 무형(無形)의 장기로서, 기와 혈과 진액들을 온몸 구석구석으로 운반하고, 몸안에 쌓여있던 노폐물들을 몸밖으로 내보내는, 도랑(길)과 같은 역할을 한다. 삼초에 탈이 있으면 몸 전체에 탈이 생기게 되고, 삼초에 탈이 없으면 몸 전체가 건강한 것이라 하겠다. 삼초에 탈이 나면 똥과 오줌을 잘 나오게 하는 것이, 치료의 바탕이 된다.

수소양삼초경(관충→사죽공)

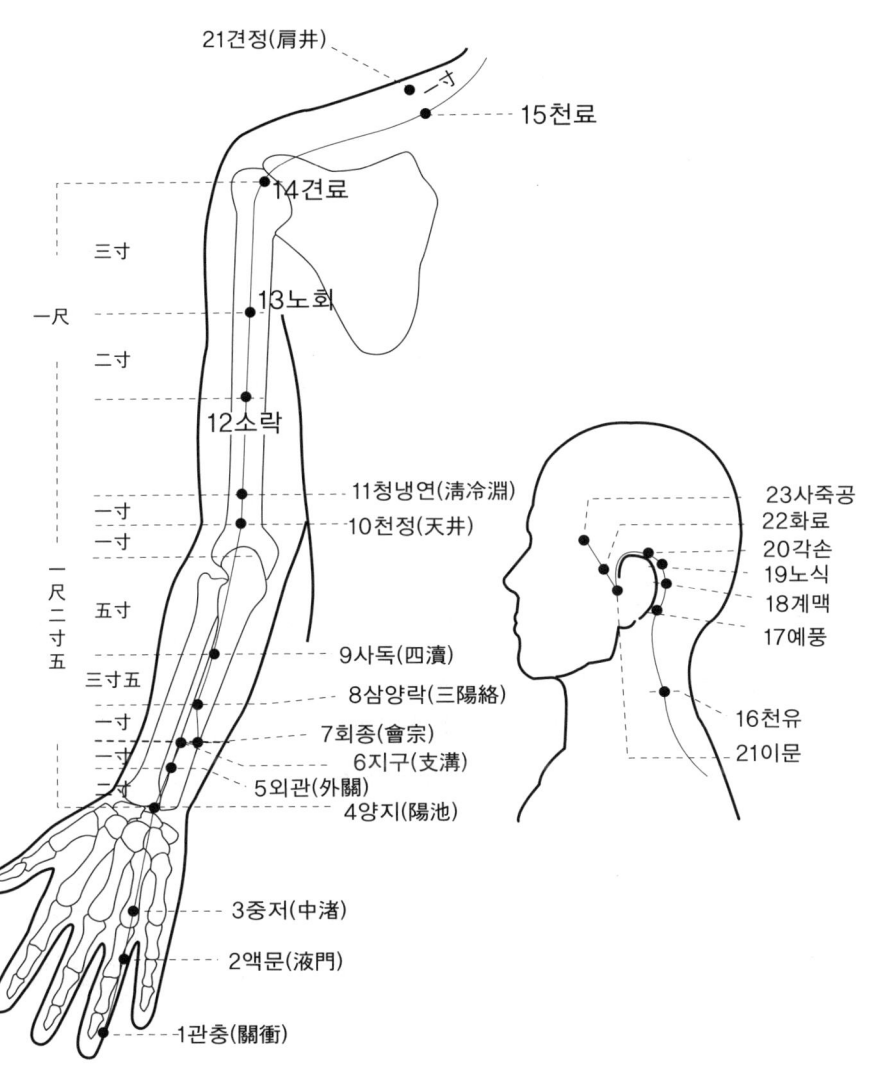

21견정(肩井)

15천료

14견료

三寸

一尺

三寸

二寸

13노회

12소락

11청냉연(淸冷淵)

10천정(天井)

一寸

一寸

23사죽공
22화료
20각손
19노식
18계맥
17예풍

五寸

9사독(四瀆)

8삼양락(三陽絡)

16천유

21이문

一尺二寸五

三寸五

一寸

7회종(會宗)

6지구(支溝)

5외관(外關)

4양지(陽池)

3중저(中渚)

2액문(液門)

1관충(關衝)

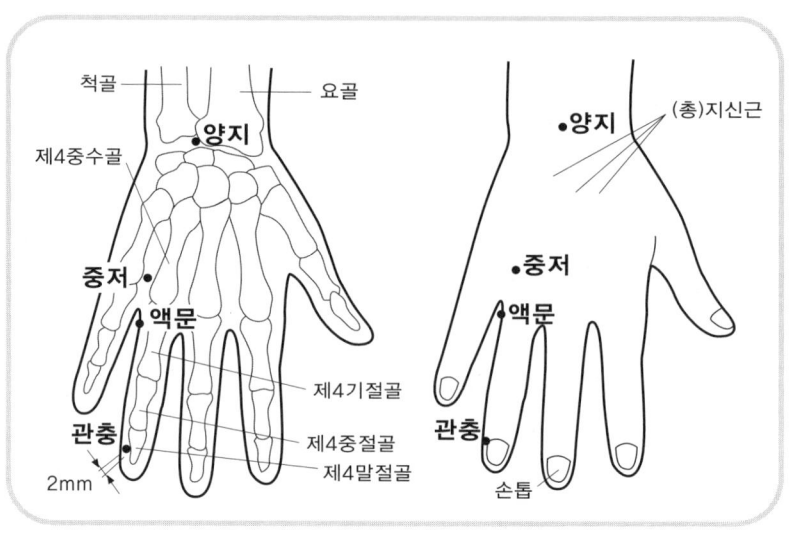

1. 관충

네 번째 손가락 손톱 뿌리 끝에 있는 혈자리다. 두통, 각막염, 헛구역질이 심할 때 자극해 주면 좋다. 열을 내려 부기를 가라앉히고 혀를 다스린다. 눈이 충혈되거나, 인후가 부어오르면서 아프거나, 혀가 뻣뻣하거나, 가슴에 답답한 증상이 있을 때 안마를 하면 상당한 효과가 있다.

2. 액문

손등 쪽의 네 번째 손가락과 새끼손가락 사이에 있는 혈자리다. 두통, 결막염, 어지럼증, 이명증, 잇몸 염증 등을 개선시키는 혈자리다.

3. 중저

액문에서 손목 쪽으로 1치 뒤쪽에 있다. 관절염, 두통, 이명증, 고열 등을 개선시키는 데 도움이 된다.

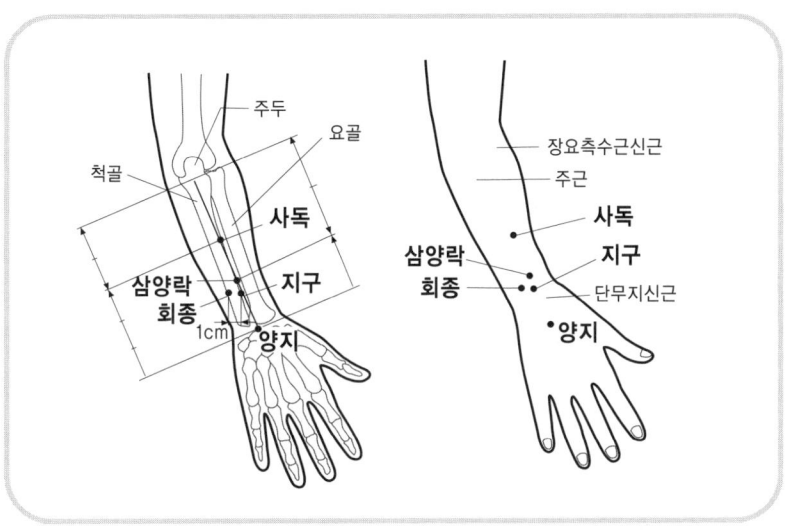

4. 양지

손등 쪽 손목 관절 정중앙에 있다. 손목통증, 팔 신경통, 당뇨병, 견비통 등의 개선에 도움이 되는 혈자리다.

5. 외관

양지에서 위쪽으로 2치 떨어진 곳에 있다. 반신불수, 수전증, 팔을 못 움직일 때, 불면증 등을 개선시키는 혈자리다.

6. 지구

외관에서 위쪽으로 1치 떨어진 곳에 있다. 옆구리 통증, 늑막염, 으슬으슬 추우면서 열이 나는 증상 등을 개선시키는 혈자리다.

7. 회종

지구에서 팔 바깥쪽으로 1치 옆에 있다. 팔이 저리고 아플 때, 협심증 등을 개선시키는 혈자리다.

8. 삼양락

지구에서 위쪽으로 1치 떨어져 있다. 청각상실, 중풍, 수전증 등을 개선시키는 혈자리다.

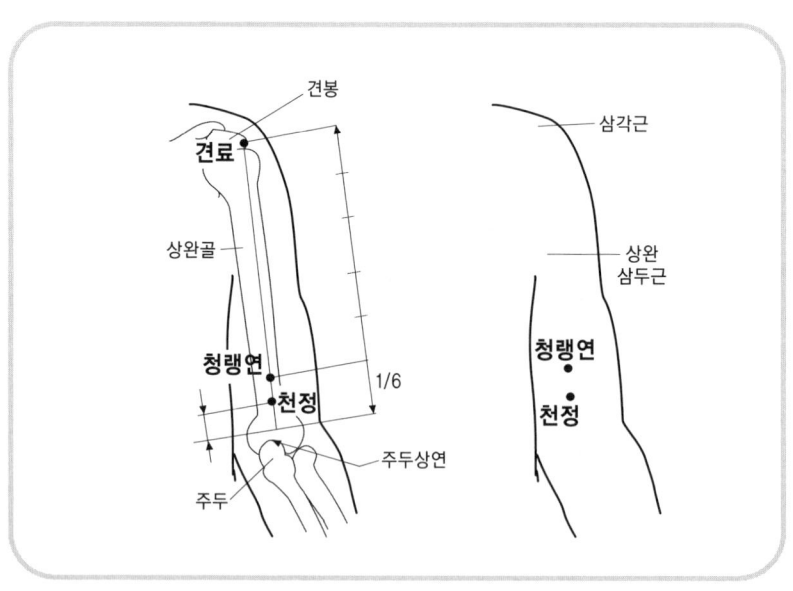

9. 사독

바깥쪽 팔꿈치 관절에서 손목 쪽으로 5치 아래 지점에 있다. 위팔 신경통, 청각상실, 신장염, 인후염 등을 개선시킨다.

10. 천정

팔꿈치에서 위쪽으로 1치 올라간 곳에 있다. 기관지염, 기침, 편도선염, 편두통, 팔과 어깨, 목 통증 등을 개선시키는 혈자리다.

11. 청랭연

천정에서 위쪽으로 1치 올라간 지점에 있다. 위팔이 저리고 아플 때, 두통, 옆구리가 아플 때 도움이 되는 혈자리다.

12. 소락

청냉연에서 위쪽으로 4치 올라간 지점에 있다. 두통, 뒷목이 뻣뻣하게 굳을 때, 위팔 신경통 등을 개선하는데 도움이 된다.

13. 노회

소락에서 위쪽으로 2치 올라간 곳에 있다.
두통, 위팔 신경통 등을 개선하는데 도움이 된다.

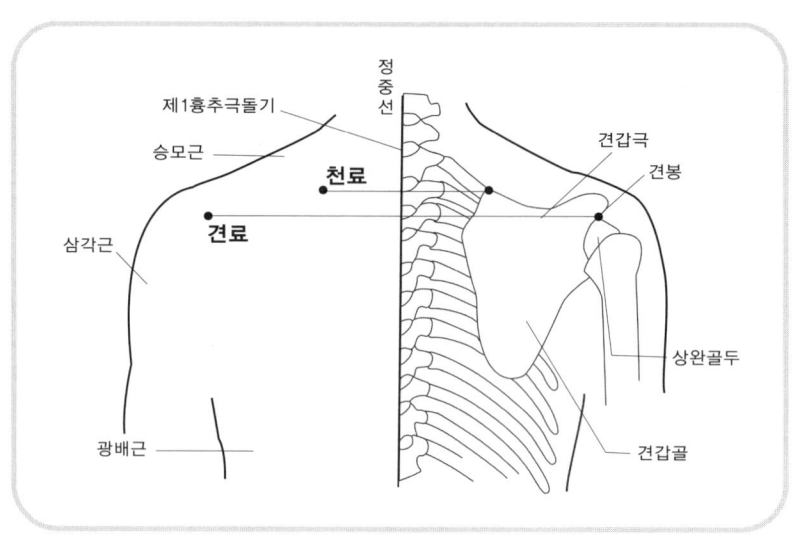

14. 견료

어깨뼈 사이에 있는 혈자리다.

견비통, 중풍, 고혈압을 개선하는데 도움이 된다.

15. 천료

수태양소장경의 혈자리인 곡원에서 1치 위에 자리잡고 있다.
위팔이 저리고 아플 때, 윗목이 뻣뻣하게 굳을 때, 흉통, 심
계항진 등을 개선하는데 도움이 된다.

16. 천유

뒷목의 가장자리에 자리잡은 혈자리다. 두통, 눈에 핏발이
설 때, 뒷목이 뻣뻣하게 굳는 증상을 개선시킨다.

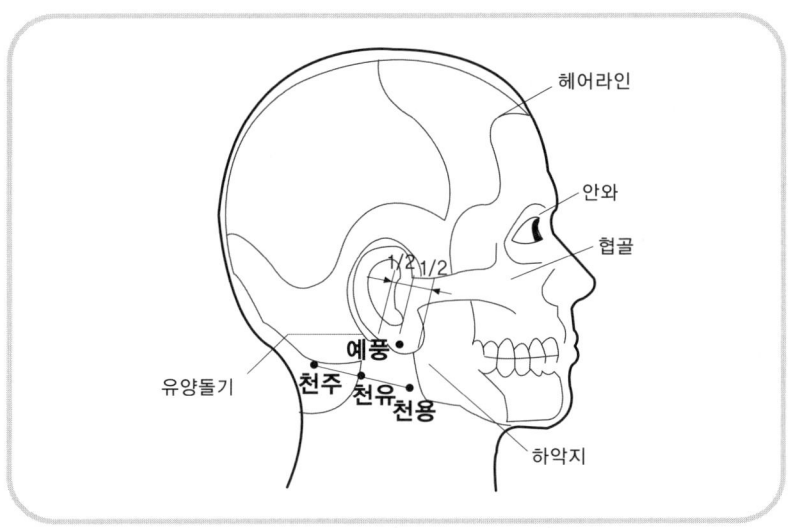

17. 예풍

귓볼 뒤쪽의 움푹 파인 곳에 있다. 안면 신경마비, 언어장
애, 이하선염, 어지럼증, 멀미 등을 개선하는데 도움이 되는
혈자리다.

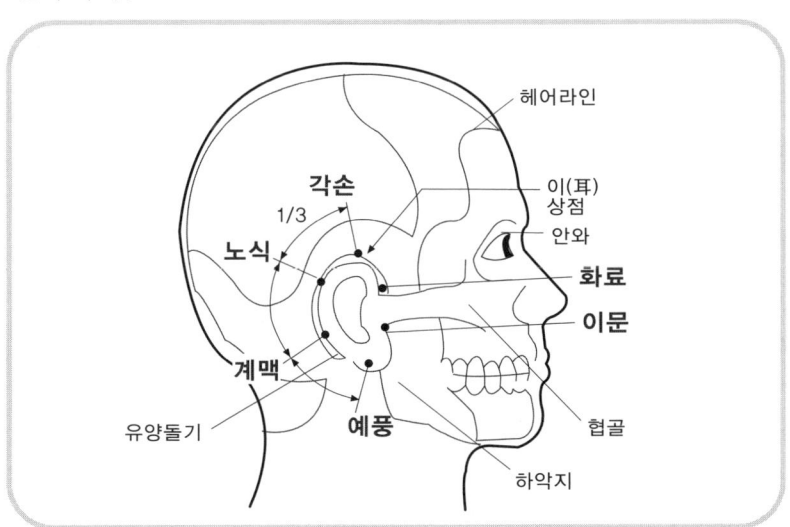

18. 계맥

예풍에서 위쪽으로 1치 올라간 지점에 있다.
두통, 소아 경기, 뇌출혈 등의 증상을 개선시킨다.

19. 노식, 20. 각손

귀 뒤편에 자리잡은 혈자리로, 두통, 결막염 등을 치료하는
데 도움이 된다.

21. 이문

귀젖 약간 앞쪽에 있는 혈자리다.
귓병, 치통, 이명증을 개선하는 혈자리다.

22. 화료

이문에서 이마 쪽으로 1치 올라간 곳에 있다.
두통, 안면 신경마비, 눈병, 콧병에 잘 듣는 혈자리다.

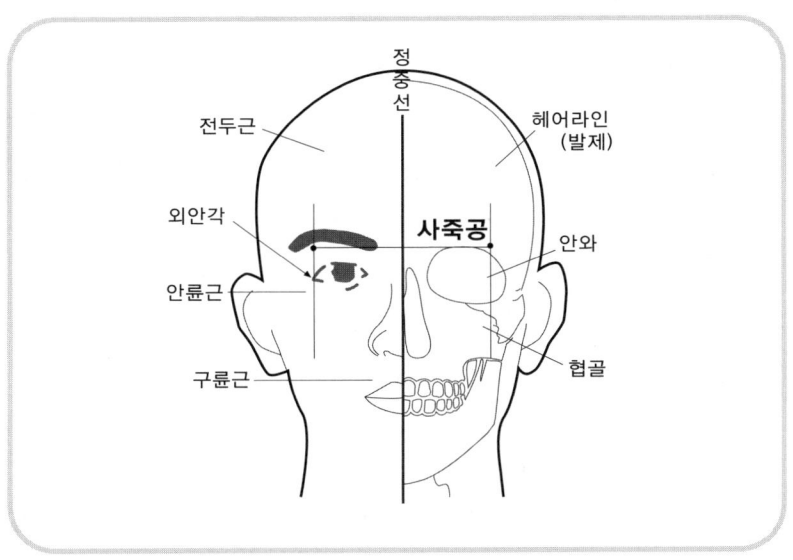

23. 사죽공

바깥쪽 눈썹 끝에 있다. 편두통, 시력장애, 각막염, 결막염
등을 다스리는 혈자리다.

사죽공혈은 삼초경에 속하여 삼초(三焦)의 기를 소통 · 조절
하고 간담(肝膽)에 쌓인 열을 제거하며, 어요혈(魚腰穴)과
비슷한 기능을 한다. 경락마사지에서는 일반적으로 어요혈
과 사죽공혈을 함께 시술한다.

사죽공 혈은 눈가의 주름을 제거하는 데 있어, 어요혈 · 찬
죽혈(攢竹穴)보다 효과가 뛰어나므로, 눈가의 주름을 제거
할 때 반드시 시술하는 부위이다.

사죽공혈은 풍사(風邪)를 제거해 통증을 멎게 하고, 머리를
맑게 하며, 눈을 밝게 한다. 또한 눈썹을 자라게 하고, 피부
를 매끄럽게 하며, 주름을 개선한다.

⑪ 족소양담경 : 쓸개 혹은 담낭

담경의 경맥은 목 양측과 이마와 눈 언저리 주위를 순행한
다. 담경인 쓸개가 튼튼하면 결정적인 순간에 판단을 잘 내
리게 되고, 지나치거나 모자람이 없도록 올바르게 잘 인도
한다. 쓸개는 몸 안에 들어온 기름기를 작은 알갱이로 만들
어서, 소화흡수할 수 있도록 도와준다.

담경에 이상이 있으면 입이 쓰거나, 자주 한숨을 쉬거나, 가
슴이 아파서 몸을 돌리지 못하거나, 얼굴에 먼지를 덮어 씌
운 것 같거나, 몸에 지방이 없어 윤택하지 않거나, 허벅지와
다리에 열이 발생하는 등의 병증이 생긴다. 때문에 황달, 이
농(귀먹음), 이명, 대상포진, 탈모증, 주름, 가려움증 등을
치료할 경우에는 담경의 경혈을 배합하여 시술한다.

족소양담경은 수소양삼초경과 연결된 경맥으로, 얼굴의 동
자료혈에서 시작해 넷째발가락 끝 규음혈에서 끝난다. 한쪽
에 44개로, 좌우 양쪽 88개의 혈자리가 있다. 두통, 겨드랑
이, 무릎, 다리, 피부 등 모든 부분의 이상증에 이용되는 혈
자리다.

담(痰:가래)이란 몸안에 있어서는 안될 물질이 있는 것인데,
이는 기혈순환이 안되어서 체액이 담으로 바뀐 것이다. 그
래서 담 결린다할 때의 담이란 몸안에 필요없는 것들이 쌓
여가고 있다는 증거물인 것이다.

족소양담경(동자료→규음)

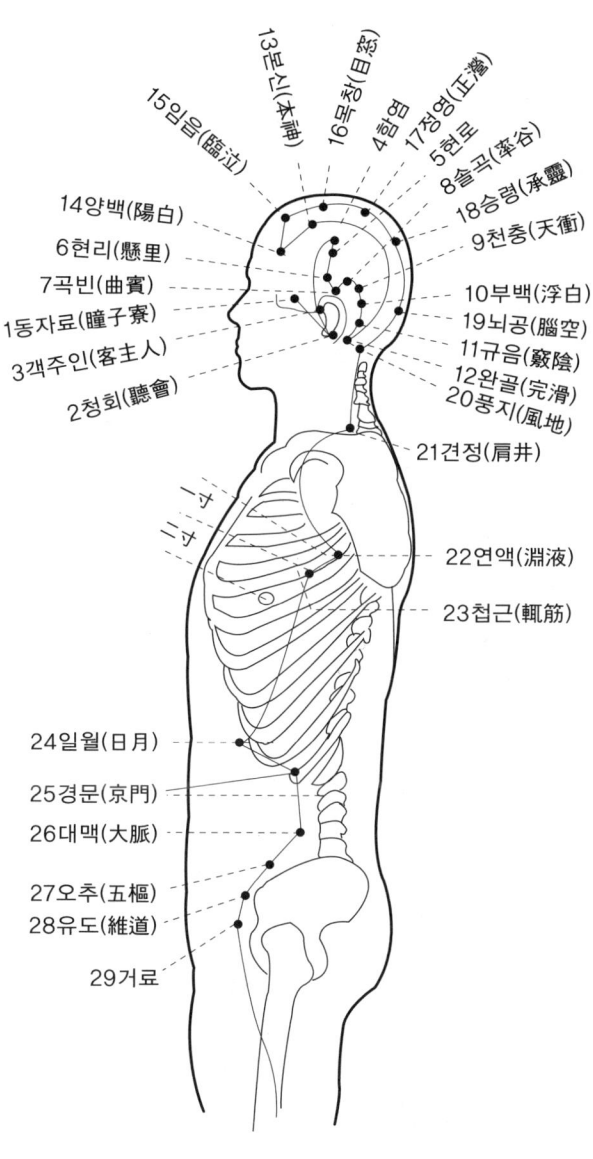

13돈신(本神)
16목창(目窓)
4함염
17정영(正營)
15임읍(臨泣)
5현로
8솔곡(率谷)
14양백(陽白)
18승령(承靈)
6현리(懸里)
9천충(天衝)
7곡빈(曲賓)
10부백(浮白)
1동자료(瞳子寮)
19뇌공(腦空)
3객주인(客主人)
11규음(竅陰)
12완골(完滑)
2청회(聽會)
20풍지(風地)
21견정(肩井)
22연액(淵液)
23첩근(輒筋)
24일월(日月)
25경문(京門)
26대맥(大脈)
27오추(五樞)
28유도(維道)
29거료

족소양담경(동자료→규음)

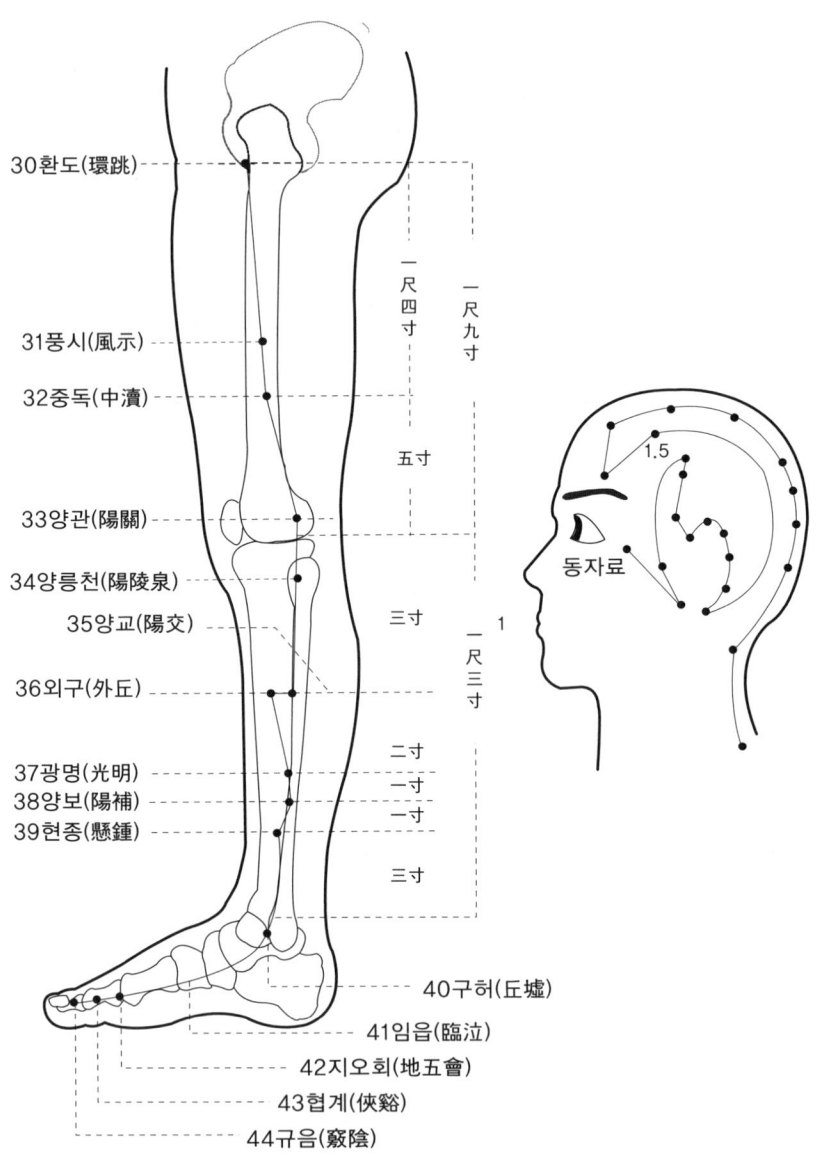

30환도(環跳)

一尺四寸

一尺九寸

31풍시(風示)

32중독(中瀆)

五寸

1.5

33양관(陽關)

동자료

34양릉천(陽陵泉)

35양교(陽交)

三寸

一尺三寸

1

36외구(外丘)

37광명(光明)

二寸

38양보(陽補)

一寸

39현종(懸鍾)

一寸

三寸

40구허(丘墟)

41임읍(臨泣)

42지오회(地五會)

43협계(俠谿)

44규음(竅陰)

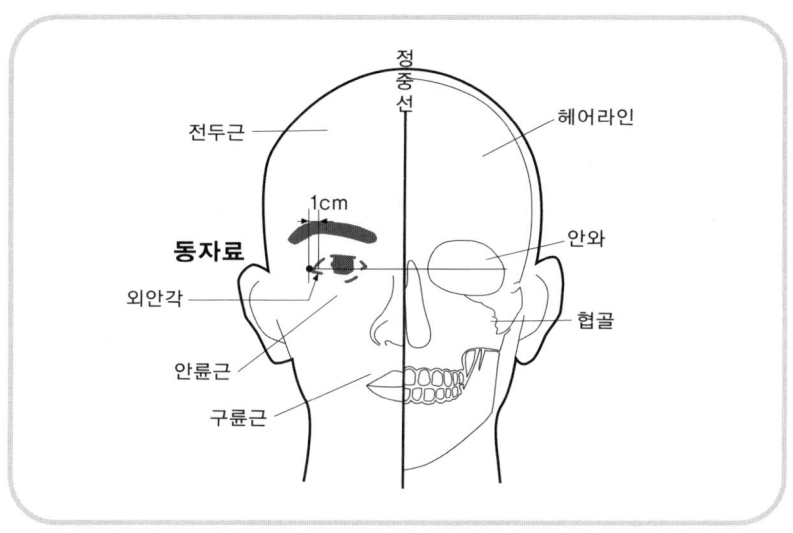

1. 동자료

눈꼬리에서 귀 쪽으로 5푼 떨어져 있다.

시력감퇴, 녹내장, 두통, 안구통 등을 개선한다.

풍열(風熱)을 제거하고, 경락을 소통시켜 눈을 밝게 하고 통증을 멎게 하며, 얼굴의 주름을 개선한다.

눈가의 주름을 없애는 데 뛰어난 효과가 있다.

사물이 흐릿하게 보이는 것은 노화의 또 다른 징후이다.

비록 나이가 불혹에 가깝더라도 동자료혈(瞳子髎穴)을 지속적으로 마사지하면 주름을 없앨 수 있을 뿐만 아니라, 눈도 밝아진다.

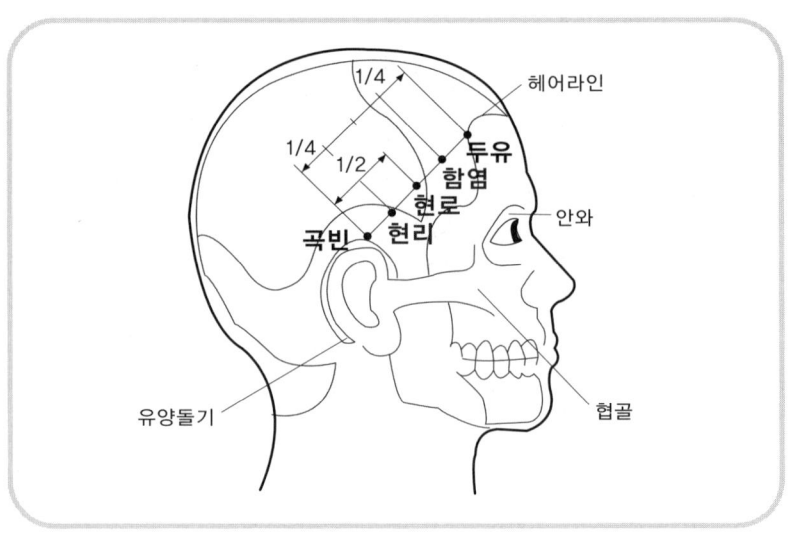

2. 청회

귀젖 앞쪽에 있다.

이명증, 안면 신경마비, 치통 등을 개선하는 혈자리다.

3. 객주인

광대뼈 위쪽에 있는 혈자리로 상관이라고도 한다.

눈병, 편두통, 어지럼증, 이명증 등을 개선한다.

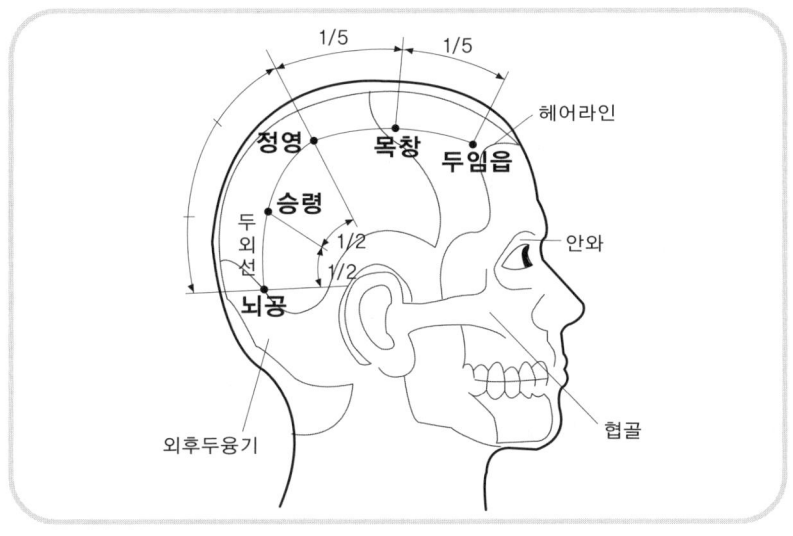

4. 함염, 5. 현로, 6. 현리, 7. 곡빈, 8. 솔곡,
9. 천충, 10. 부백, 11. 규음, 12. 완골, 13. 본신,
14. 양백, 15. 임읍, 16. 목창, 17. 정영,
18. 승령, 19. 뇌공, 20. 풍지

이 혈자리들은 머리털이 나 있는 부위에 있는 것들로, 앞머리에서 옆머리, 뒷머리에 이르기까지 산재해 있다.
주로 두통, 귓병, 눈병 등을 개선하는데 이용된다.
머릿속에 있는 혈자리이므로 일반인들은 이들 혈을 자극하기가 어렵다.

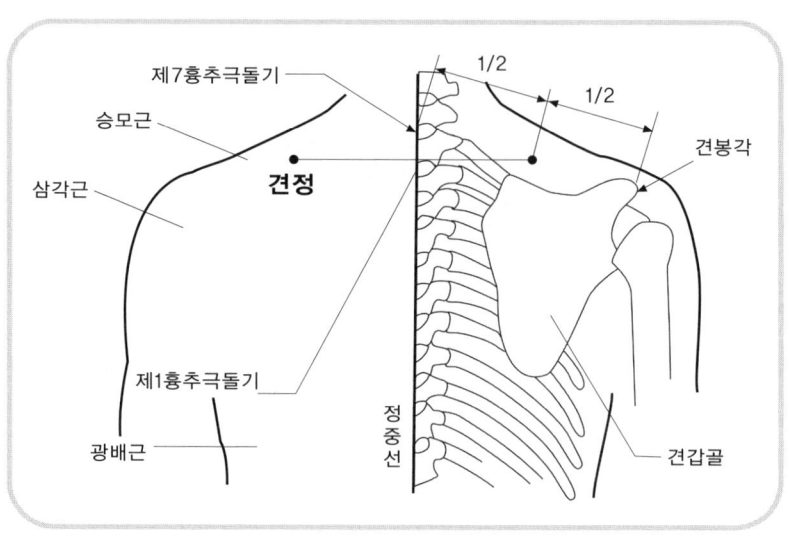

21. 견정

목과 어깨 끝의 중간 지점에 있는 혈자리다.

대추혈과 견우혈의 중간 지점에 있다.

신경쇠약, 늑막염, 중풍, 어깻죽지가 저리고 아픈 증상 등을
개선하는데 도움이 되는 곳이다.

목과 어깨와 팔이 아플때 효과가 있으며, 경락을 소통시키
고, 기를 다스리며, 담을 제거한다.

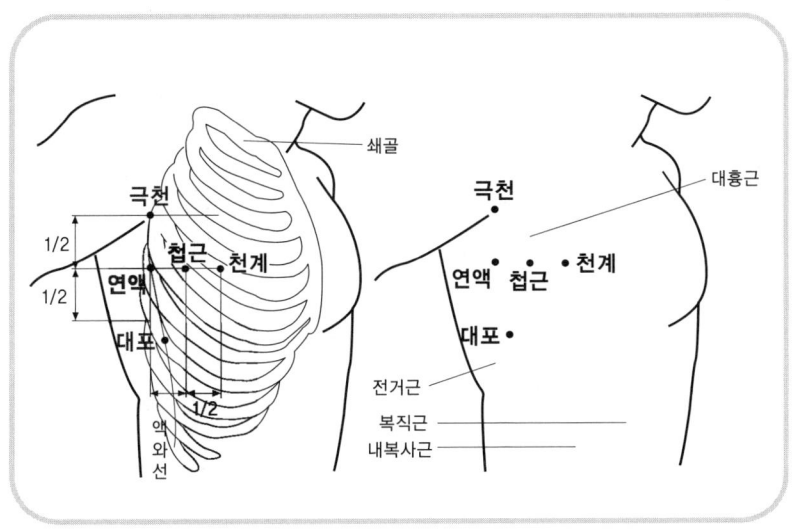

22. 연액

겨드랑이 앞쪽 가장자리에서 아래로 3치 떨어진 곳에 있다. 늑막염, 발열, 옆구리가 결리는 증상을 개선하는데 도움이 된다.

23. 첩근

연액에서 가슴 쪽으로 수평 1치 앞에 있다. 구토, 신경쇠약, 사지경련 등의 증상 개선에 도움이 되는 혈자리다.

24. 일월

아홉 번째 갈비뼈 끝 부분에 있다. 위장질환, 신장질환, 우울증, 황달 치료에 도움이 되는 혈자리다.

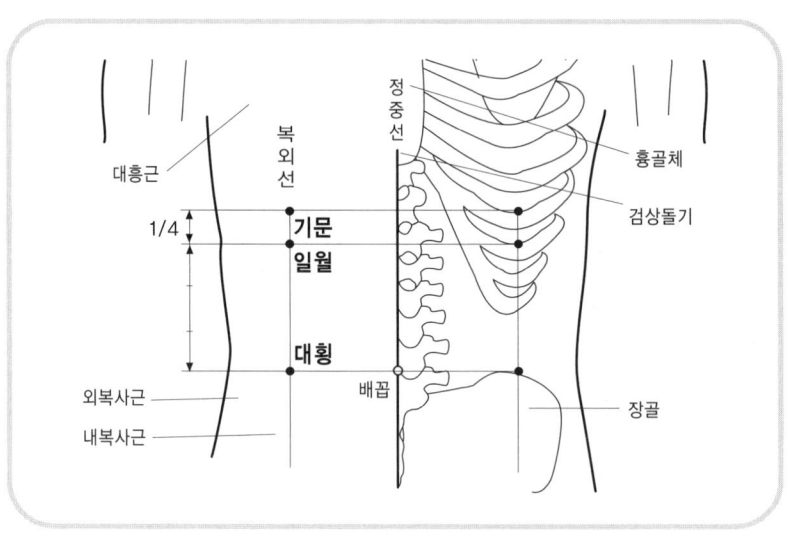

25. 경문

열두 번째 갈비뼈 끝 부분에 있다. 만성 위장병, 요통, 신장 질환, 신경쇠약, 부인병 등에 잘 듣는 혈자리다.

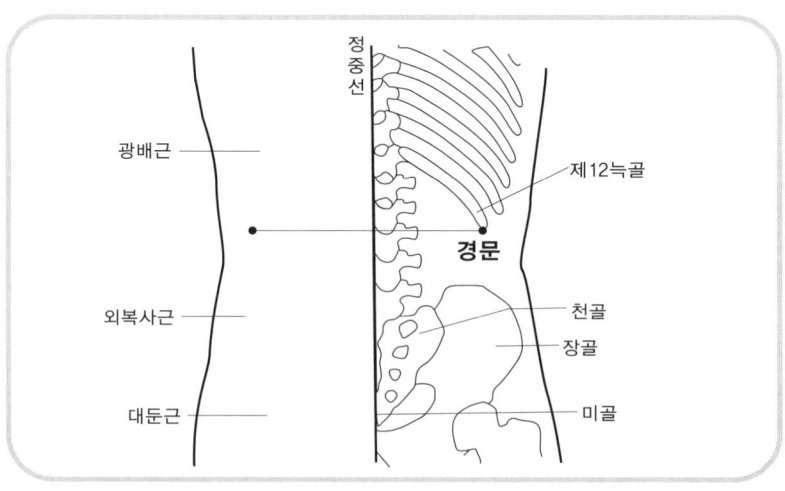

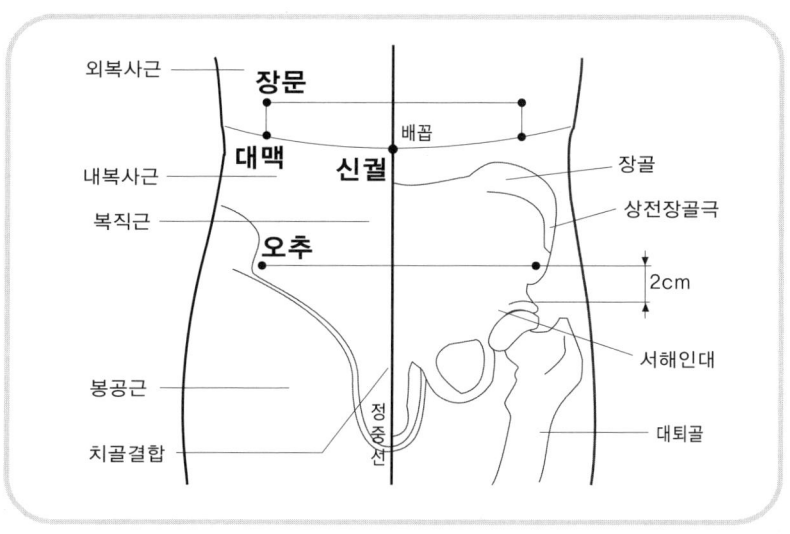

26. 대맥

경문에서 약간 비스듬하게 아래쪽으로 1.8치 떨어져 있다.
월경불순, 대하, 방광염, 요통 등을 개선하는 혈자리다.

27. 오추

대맥에서 약간 비스듬하게 아래쪽으로 3치 떨어져 있다.
위경련, 요통, 비뇨기질환을 개선하는데 도움이 된다.

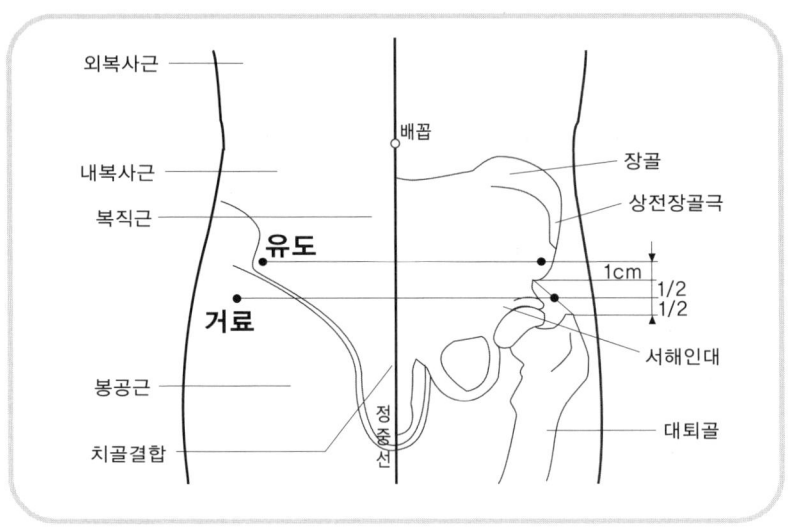

28. 유도

오추에서 5푼 아래쪽에 있다.

대하, 신장염, 충수염, 만성 변비 개선에 도움이 되는 곳이다.

29. 거료

유도에서 엉덩이 쪽으로 약간 비스듬하게 3치 아래쪽에 있다.

신장염, 요통, 자궁질환, 다리통증 등을 개선시키는 혈자리다.

30. 환도

넓적다리 위쪽 끝 부분에 있는 혈자리로, 두 발을 모으고 설때 엉덩이의 움푹 들어간 곳이다. 좌골신경통, 요통, 다리마비, 중풍 등의 질환을 개선하는데 도움이 된다.

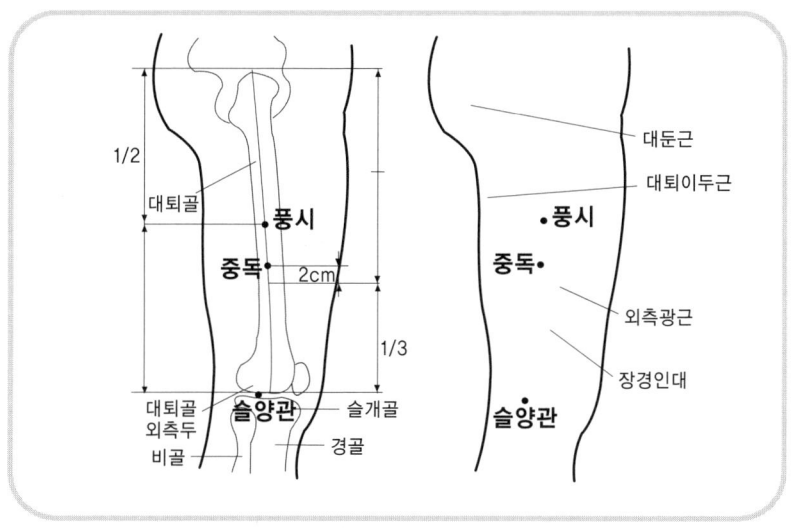

31. 풍시

똑바로 서서 손을 넓적다리에 붙였을 때 가운뎃손가락이 닿는 지점이 혈자리다. 중풍, 좌골신경통, 다리가 약한 증상 등을 개선시키는데 도움이 된다.

32. 중독

무릎 주름살 바깥쪽에서 위로 5치 올라간 지점에 있다. 다리신경통, 좌골신경통, 각기병 등의 증상을 개선하는 혈자리다.

33. 양관

무릎관절 바깥쪽에 있는 혈자리다. 무릎관절염, 반신불수, 대퇴부 외측 마비 증상을 다스리는데 도움이 된다.

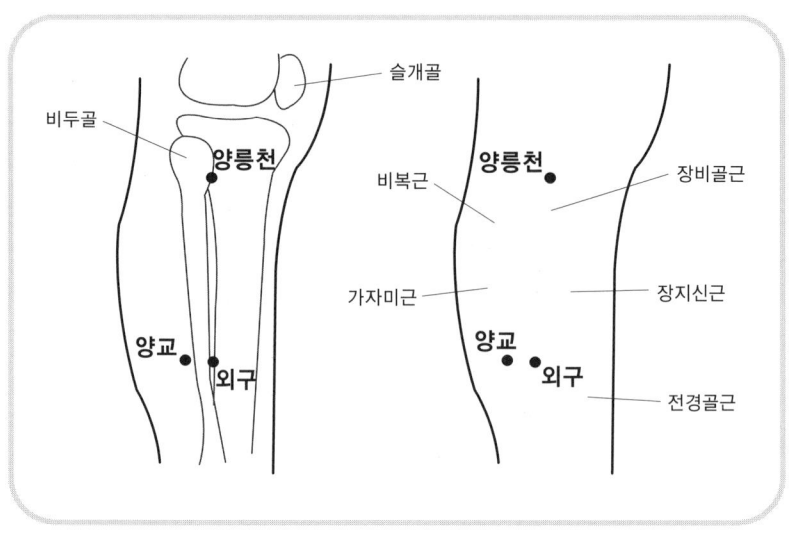

34. 양릉천

바깥 무릎 아래쪽으로 1치 떨어진 곳에 있다. 반신불수, 다리 근육 마비, 대하증, 좌골신경통을 개선하는 혈자리다.

35. 양교

바깥쪽 복숭아뼈에서 위로 7치 올라가서 뒤로 1치 떨어진 지점에 자리잡은 혈자리다. 무릎이 시큰거리고 아플 때, 얼굴 부종, 천식, 늑막염 등을 개선하는 혈자리다.

36. 외구

바깥쪽 복숭아뼈에서 위로 7치 올라간 곳에 있다. 양교의 앞쪽이다. 목이 아플 때, 흉통, 으슬으슬 추울 때, 늑막염 등을 개선하는 혈자리다.

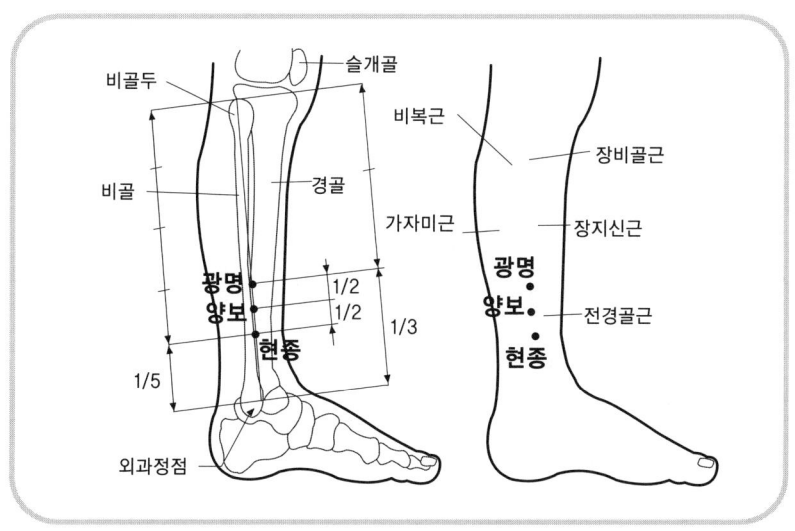

37. 광명

외구에서 아래쪽으로 2치 떨어져 있다. 눈병, 다리 신경통, 정신병 등을 개선하는 혈자리다.

38. 양보

광명에서 아래쪽으로 1치 떨어져 있다. 두통, 요통, 무릎 관절염, 허리 냉증 등을 개선하는 혈자리다.

39. 현종

양보에서 아래쪽으로 1치 떨어져 있다. 다리신경통, 치질, 요통, 중풍으로 인한 팔다리 마비증을 개선하는 혈자리다.

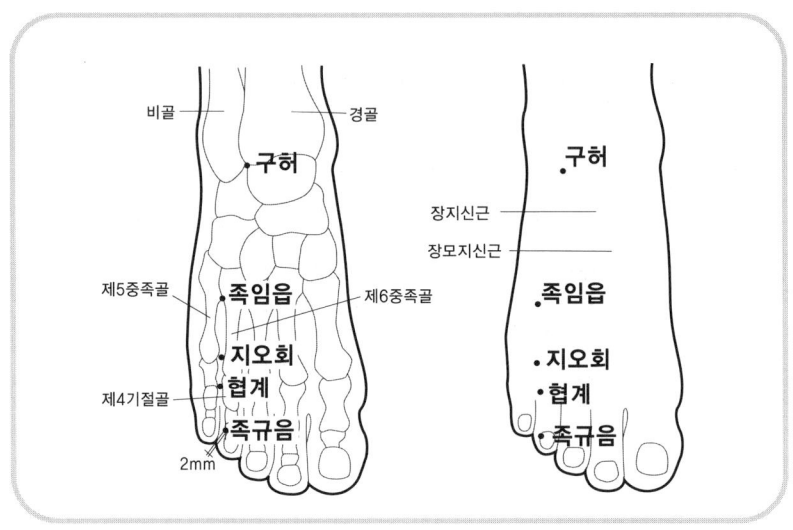

40. 구허

바깥쪽 복사뼈 약간 아래쪽에 있다. 폐렴, 늑막염, 좌골신경통, 간염 등을 개선하는 혈자리다.

41. 임읍, 42. 지오회, 43. 협계

네 번째 발가락과 연결되는 발등뼈에 자리잡은 혈자리들로 두통, 흉통, 감기, 요통 등을 개선하는 혈자리다.

44. 규음

넷째발가락 발톱 끝에 자리잡은 혈자리다. 두통, 눈병, 기침, 입이 마르는 증상 등을 개선하는 혈자리다. 공규(空竅)를 소통시키고 열사(熱邪)를 제거하며, 머리를 맑게 하고 눈을 밝게 한다.

⑫ 족궐음간경 : 간 혹은 곡간

간(肝)은 신(腎)과 더불어 사람의 생명을 유지하는데, 아주 중요한 역할을 담당하는 기관이다. 간경은 족소양담경과 연결되어 있다. 엄지발가락 끝의 태돈혈에서 시작해 가슴의 기문혈에서 끝난다. 두통, 옆구리 통증, 복부 통증 등을 다스리는데 이용된다. 한쪽에 14개의 혈자리가 있으며, 좌우 양쪽으로 28개의 혈자리를 가지고 있다.

간경에 이상이 생기면 허리 통증으로 인해서 허리를 앞뒤로 구부리지 못하거나, 인후가 건조하거나, 얼굴이 어둡거나, 혈색이 없는 증상 등이 나타난다. 간경의 간(肝)이란 말의 뜻은, 무엇인가를 담아두거나 저장하는 곳이라는 의미로, 피를 갈무리하는 곳이란 뜻이다. 푸줏간, 헛간, 곡간, 잿간, 뒷간 할 때의 우리말의 간이다. 또한 헌것을 새것으로 바꾼다는 뜻의 간으로, 피를 새롭게 간다는 뜻을 담고 있다.

간에 탈이 나면 힘줄이 뒤틀리거나 당기고, 손톱에 핏기가 없이 메마르거나 검붉거나 윤기가 없거나 하고, 음낭이 수축하거나 붓거나 하고 옆구리가 땅기거나 아프거나 하는 등의 현상은 간에 탈이 났음을 말해주는 것이다. 간에 피가 모자라게 되면 손톱에 핏기가 없고 메마르며 얇다. 간에 피가 지나치게 되면 손톱이 검붉어지고 윤기가 없게 된다.

신맛은 간을 보(補)해주는 맛인데, 지나치면 근육경련을 일으킬 수도 있고, 지라 기능을 약하게도 하기 때문에, 알맞게 먹어야 한다. 간의 빛깔은 푸른색인데, 간에 기운이 빠지면 얼굴이 파리해 보인다. 놀란 아이들은 푸른 똥을 싸게 되는데, 푸른 채소(쓴맛이 나는 채소)는 간의 열을 꺼주고 내려준다. 신맛은 수렴작용이 있고 매운맛은 발산작용이 있다. 신맛을 먹으면 침을 안으로 삼키게 되고, 매운맛을 먹으면 밖으로 불어내는 것을 보면 알 수 있다.

임신이란 없는 것에서 있는 것으로 창조하는 것이므로, 수렴하는 기(氣)인 신맛을 필요로 하는 것이다. 그러므로 임신 중에 신것이 먹고 싶고, 신맛나는 과일이나 음식을 찾는 것이다. 때문에 임신 중에는 소화제나 매운 맛은 알맞지가 않다. 소화제는 자궁속의 애기까지도 소화시켜버릴 염려가 있고, 매운맛은 발산작용이 있어서 유산의 가능성이 높아진다 하겠다. 모든 것이 알맞고 적당하면 좋고, 뭐든지 과하거나 모자라거나 지나치면 좋지가 않는 법이다.

족궐음간경(태돈→기문)

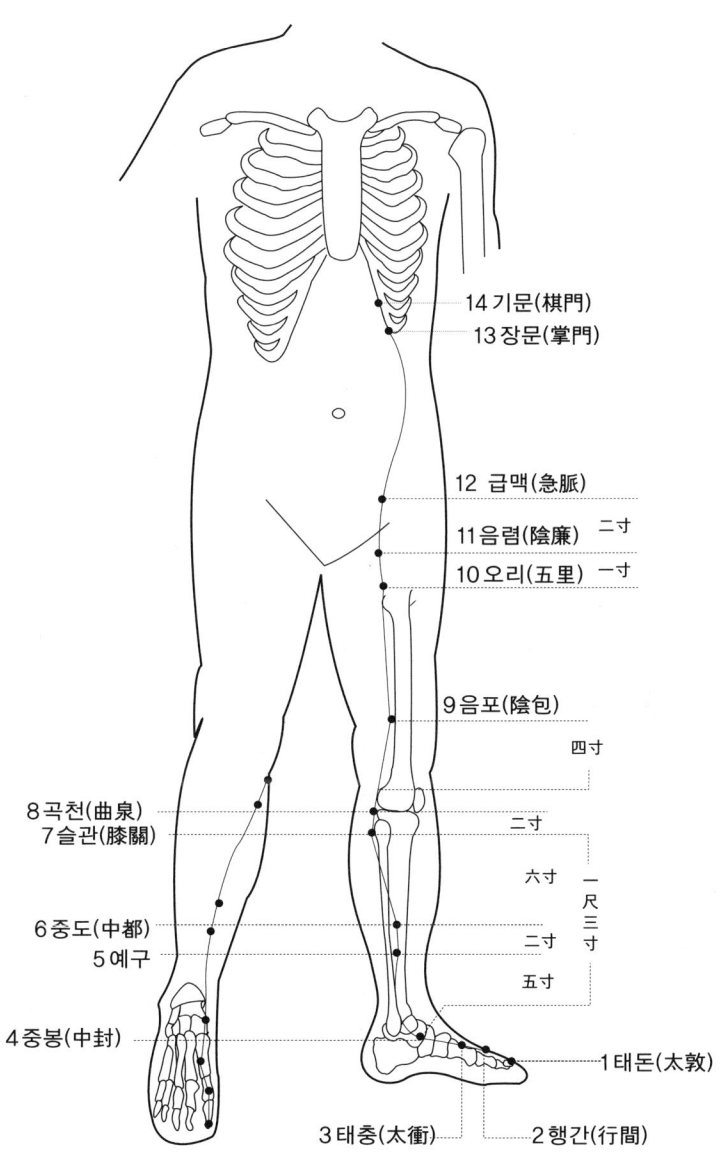

14 기문(棋門)

13 장문(掌門)

12 급맥(急脈)

11 음렴(陰廉)   二寸

10 오리(五里)   一寸

9 음포(陰包)

四寸

8 곡천(曲泉)

7 슬관(膝關)

二寸

六寸

2 一尺三寸

6 중도(中都)

5 예구

二寸

五寸

4 중봉(中封)

1 태돈(太敦)

3 태충(太衝)   2 행간(行間)

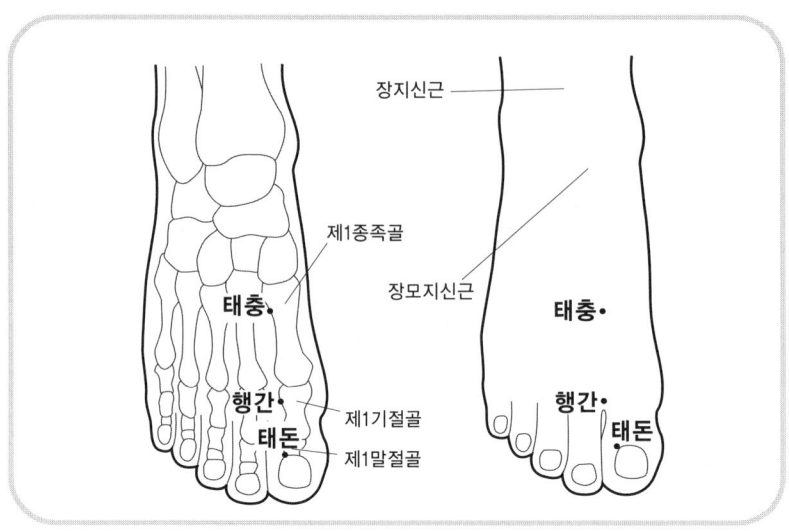

1. 태돈

엄지발가락 바깥쪽 발톱 끝에 있다.

비뇨기 질환, 야뇨증, 당뇨병, 양위 등을 다스리는데 이용되는 혈자리다. 기혈(氣血)을 다스리고, 공규(空竅)를 열어 열사(熱邪)를 밖으로 빼내며, 정신을 맑게 하고 경련을 멎게 한다. 본 혈에 지압이나 안마(마사지)를 하면 상당한 효과가 있다.

2. 행간

엄지발가락과 둘째발가락이 연결되는 움푹 파인 곳에 있다.

소아 경기, 불면증, 요통, 심계항진 등을 다스리는데 이용되는 혈자리다.

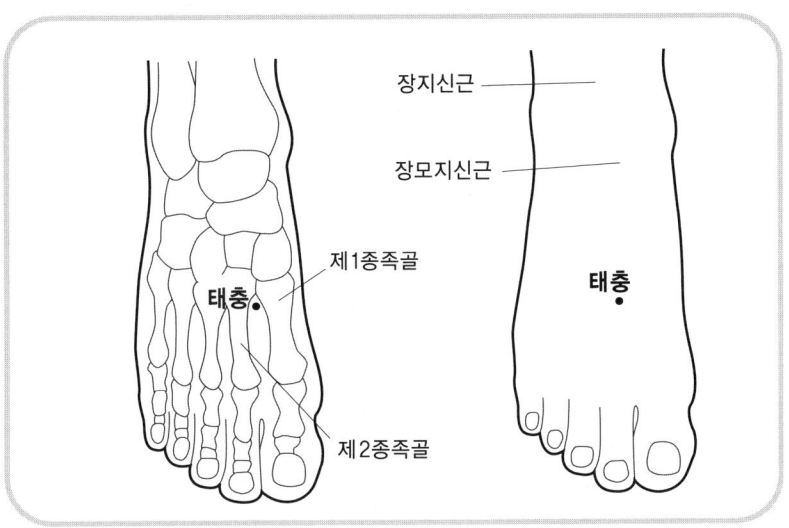

장지신근

장모지신근

제1종족골

태충

제2종족골

태충

3. 태충

행간에서 발목 쪽으로 1.5치 떨어져 있다.

위장병, 다리 냉증, 간장 질환, 하복부 통증 등을 다스리는
데 이용된다.

4. 중봉

안쪽 복숭아뼈에서 발등 쪽으로 1치 앞쪽에 있다.

방광염, 황달, 위산과다, 요통 등을 다스리는데 이용된다.

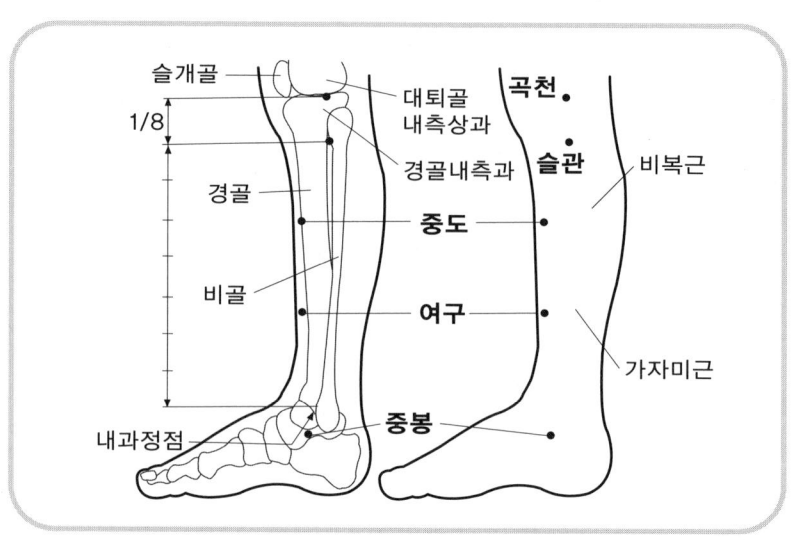

5. 여구

안쪽 복숭아뼈에서 무릎 쪽으로 5치 떨어진 곳에 있다. 대하,
생리불순, 다리마비, 자궁출혈 등을 다스리는데 이용된다.

6. 중도

여구에서 위쪽으로 2치 올라간 곳에 있다. 대하, 다리 관절
통, 자궁출혈 등을 다스리는 혈자리다.

7. 슬관

무릎 안쪽에서 발목 쪽으로 2치 떨어져 있다. 다리 신경통,
무릎 관절염, 중풍 등을 개선하는 혈자리다.

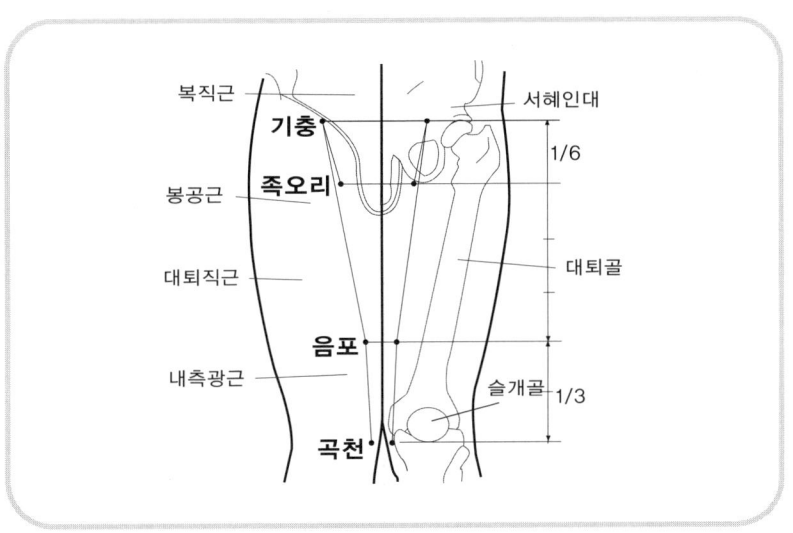

8. 곡천

무릎 안쪽에 있는 혈자리다. 하복부 통증, 무릎 관절염, 치질, 비뇨기질환을 다스리는 혈자리다.

9. 음포

무릎에서 위쪽으로 4치 떨어진 허벅지 안쪽에 있다.
허리 경련, 무릎 관절염, 월경 불순을 다스리는 혈자리다.

10. 오리

사타구니에 주름살이 접히는 부위에서 아래쪽으로 1치 떨어진 곳에 있다. 만성 감기, 동맥 경화증, 땀이 많이 나는 증상 등을 개선하는 혈자리다.

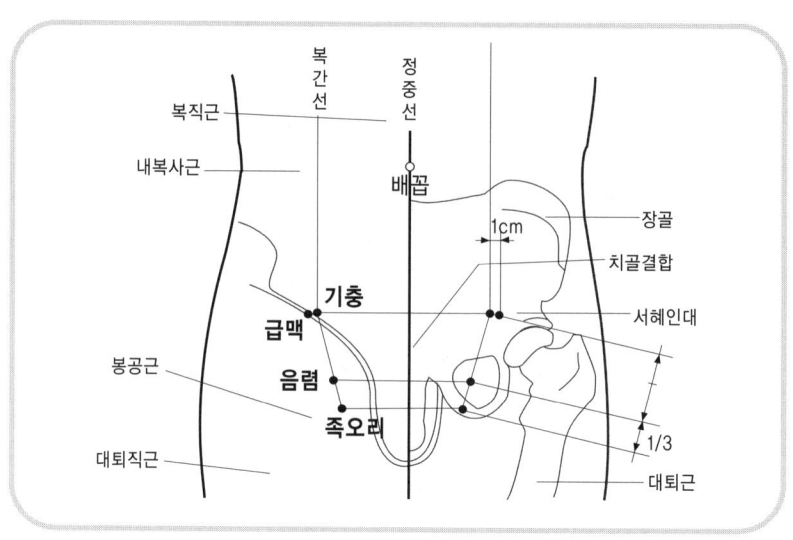

11. 음렴

사타구니에 있는 혈자리로, 오리에서 위로 1치 올라간 지점에 있다.

생리불순, 불임증, 습관성 유산, 대하증을 개선시키는 혈자리다. 고관절이나 하지가 아프거나, 혹은 다리가 당기거나, 허벅지 안쪽이 아프거나, 아랫배가 차면서 아플 때 효과가 있다.

12. 급맥

치골의 바깥쪽에 있는 혈자리로, 간을 소통시키고, 기(氣)를 다스리며, 생식기 등의 통증을 멎게 한다.

산통, 회음통, 자궁탈수, 음경통증에 효과가 있다. 히스테리 등 정신질환에도 효과가 있다.

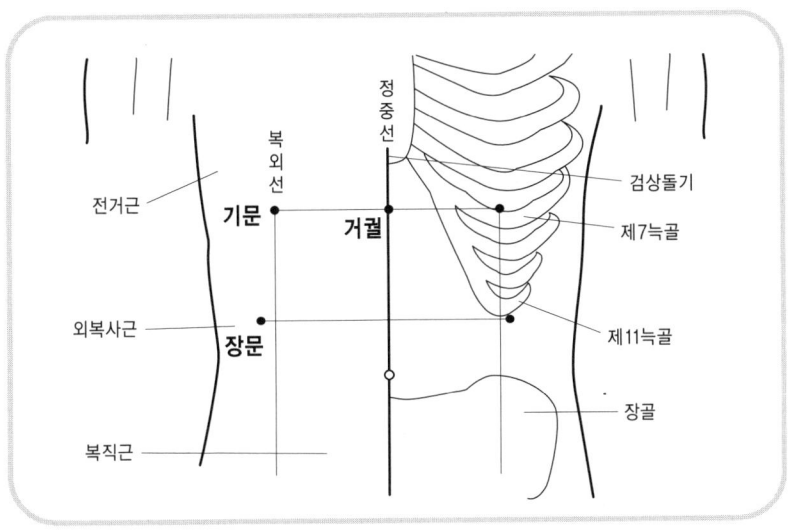

13. 장문

열한 번째 갈비뼈 끝에 있는 혈자리다. 폐결핵, 기관지염, 천식, 신경성 심계항진, 위하수 등의 질환을 개선하는데 도움이 된다.

14. 기문

6·7 번째 갈비뼈 사이에 있다. 간장질환, 황달, 신장염 등을 개선한다. 간기(肝氣)를 소통시키고, 비(脾)를 다스리며, 어혈을 제거한다.

실험 및 연구를 통해 기문혈(棋門穴)에 자침하거나 쑥뜸을 뜨면 간의 혈류량을 현저히 감소시켜 만성간염 및 조기 간경화를 치료한다는 사실이 밝혀졌다. 또한 본혈에 뜸을 뜨면 약원성조기간경변(藥源性早期肝硬便)을 치료하는데 효과적이다.

② 기경8맥(奇經八脈) 운기공부

기경8맥이란 독맥(督脈) 임맥(任脈) 대맥(大脈) 충맥(衝脈) 음교맥(陰蹻脈) 양교맥(陽蹻脈) 음유맥(陰維脈) 양유맥(陽維脈)의 총칭이다. 기(奇)는 기이하다, 특수하다는 뜻으로, 이 여덟 맥의 분포에 있어, 12경락처럼 규율적이지 않고, 별도의 통로로 운행하며, 기능에 있어서 12경락을 종합적으로 조절하는 작용함을 가리킨다.

이 여덟가지 맥은 분포에 있어서 기이하게 운행하고, 기능 상에 있어서 특수하며, 12경락과 대치를 이루는 까닭에 기경(奇經)이라고 한다. 기경8맥은 일정한 규율이 없이 분포하고, 12경락사이를 종횡으로 교차하여 12경락을 경유하며, 임맥과 독맥이외의 여섯 맥의 혈위(穴位)는 모두 12경락에 귀속된다.

기경8맥은 12경락과 같이 기혈을 운행하여, 기혈의 순환을 형성하는 것이 아니라, 마치 저수지처럼 경락의 기혈을 조절하는 작용을 한다.
기경8맥의 작용은 주로 다음과 같이 두가지 방면에서 나타난다. 12경락사이의 연계를 원활하게 한다. 기경8맥은 기능이 유사한 경락을 연계하여, 유관경맥의 기혈(氣血)을 통섭하고, 음양을 조절하는 작용을 한다. 12경락의 기혈을 조절하는 작용을 한다. 12경락과 장부의 기혈이 왕성할 때는 기경8맥에 축적되고, 인체의 기능 활동에 필요하거나, 경락의 기혈이 부족할 때는, 기경8맥이 축적한 것을 흘러 내보내어 공급함으로써, 정경(正經)의 기혈과 음양의 평형을 조절한다.

기경8맥의 운기는 대맥과 임맥과 독맥은 이미 유통시켰으므로 양교맥부터 시작하여 나머지 다섯 맥만 유통시키면 된다. 운기법은 12경락 운기와 같으며, 그림을 참고하여 순서대로 운기한다. 기경8맥에 진기가 가득차면, 만병이 저절로 치료되므로, 열심히 수련해야 한다. 기경8맥에도 좌우가 쌍을 이루고 있으므로, 좌측부터 시작한다.

12경락의 운기가 끝나면 12경락 모두가 2분내로 운기되도록 수련하고 나서, 기경8맥 운기에 들어간다. 또한 기경8맥이 끝나면 마찬가지로 기경8맥이 2분내로 운기되도록 수련한다. 그런후 또다시 12경락과 기경8맥을 아울러서 모두를 2분내로 운기한다.

12경락과 기경8맥 운기를 하다보면 예전에 수술을 했다거나 안 좋았던 부위와 장기가 치료되는 현상이 나타나므로 여유를 가지고 수련에 전념해야 한다. 치유과정에서는 수련이 더뎌지고, 고통이 수반되므로, 인내와 여유가 필요하며, 더욱더 수련에 매진해야 한다.

12경락과 기경8맥의 운기가 완성되면 우리들 온 몸에 분포되어 있던 12경락의 618개 혈자리와 기경8맥의 52개(임맥 24+독맥 28) 혈자리가 서로 서로 완전히 연결되고 유통이 된다. 때문에 전신주천이 완성되면 몸에 있어 화기(火氣)는 발아래로 내리고, 발아래의 수기(水氣)는 머리 위로 올라서, 수승화강(水昇火降)이 자유로이 이루어지게 된다.

우리들 몸에 있어 수승화강이 자유로이 이루어지면, 육장육부는 더욱더 건강하고 튼튼해지며, 우리들 사심잡념과 번뇌망상들은 지혜로운 생각으로 잘 모아지고, 희로애락애오욕 칠정의 감정들은 더욱더 순수해진다. 그렇기 때문에 12경락 기경8맥의 숨공부가 우리들 육장육부와 몸을 건강하게 하는 몸공부가 되고, 우리들 마음을 아름답게 가꾸는 마음공부가 되는 것이다.

1 양교맥
신맥(申脈, 방광경)-풍부(風府, 독맥)

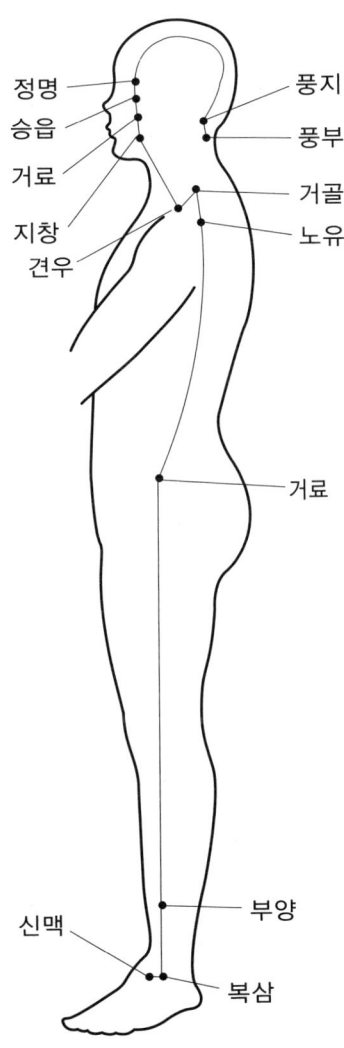

정명

승읍

거료

지창

견우

풍지

풍부

거골

노유

거료

부양

신맥

복삼

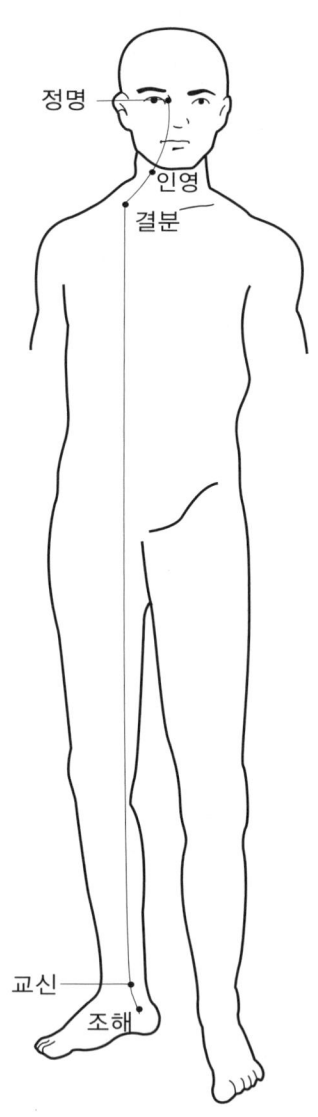

정명

인영

결분

교신

조해

3 양유맥
금문(金門, 방광경)-아문(啞門, 독맥)

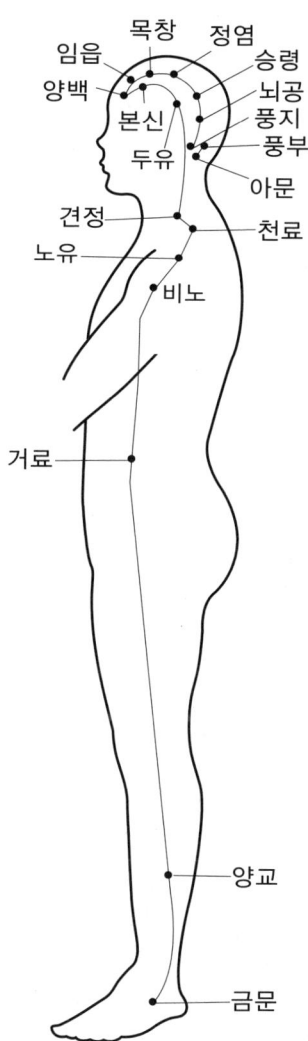

목창
정염
임읍
승령
양백
뇌공
본신
풍지
두유
풍부
아문
견정
천료
노유
비노
거료
양교
금문

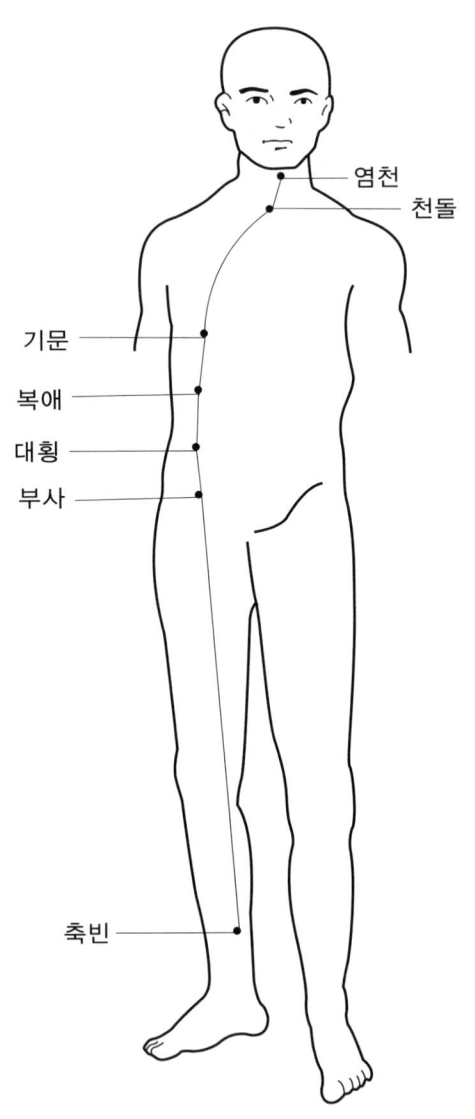

염천

천돌

기문

복애

대횡

부사

축빈

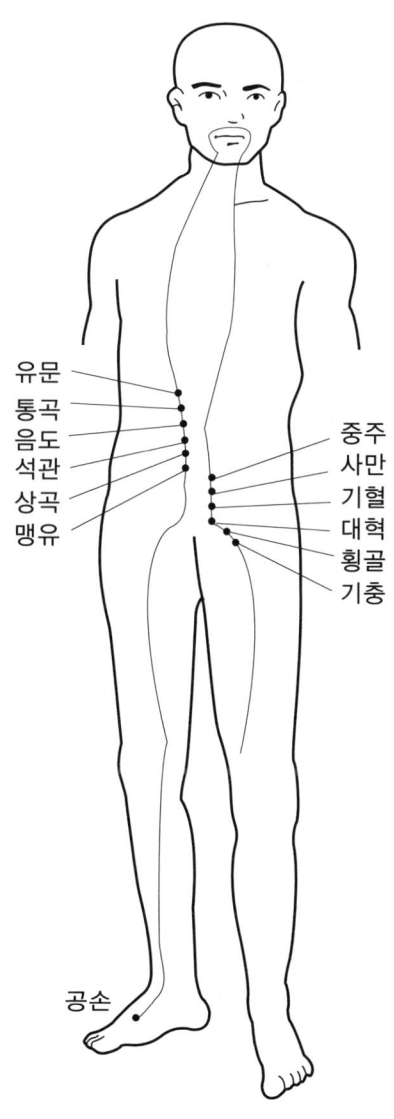

유문
통곡
음도
석관
상곡
맹유

중주
사만
기혈
대혁
횡골
기충

공손

7. 육장육부 수련법

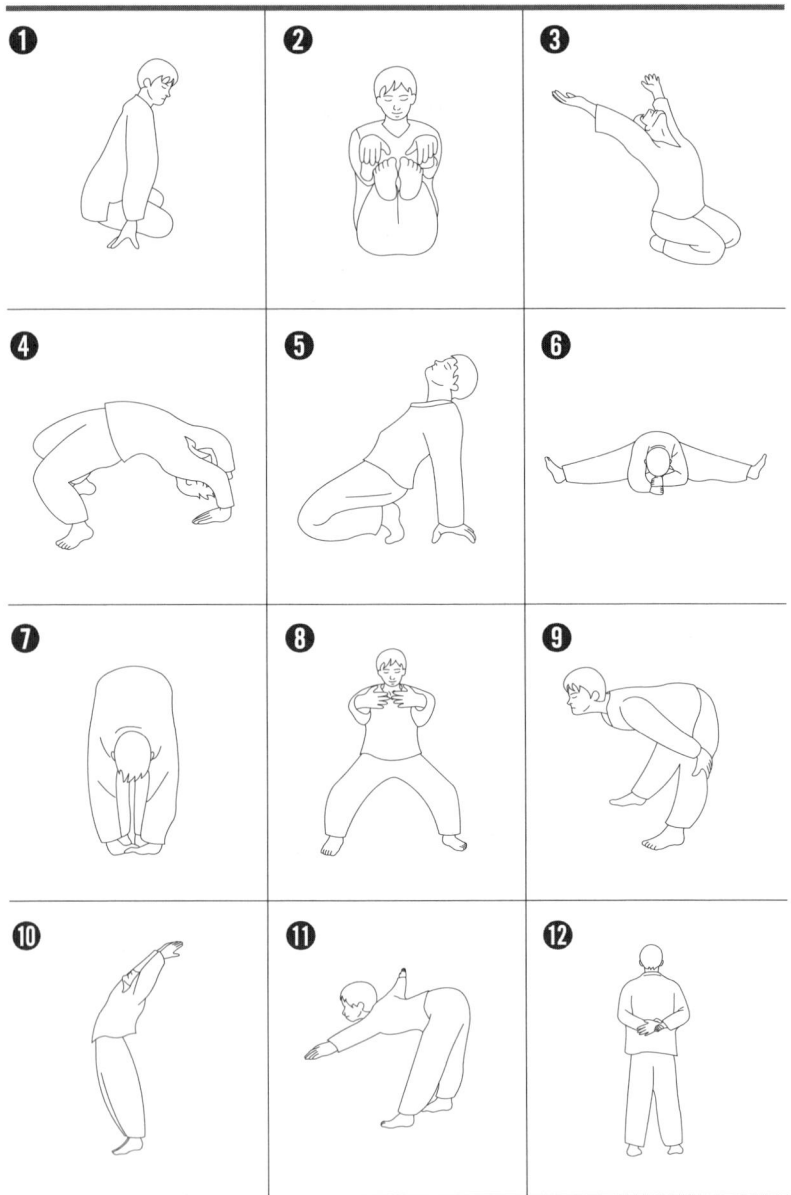

자 세	설 명
❶	오른발이 왼발 위로 오는 반가부좌 자세로 앉는다. 양손의 손가락을 허벅지 중앙부위 아래에 넣어 손가락만 바닥에 닿도록 짚는다. 이 때 양 무릎이 지면에 닿을 수 있도록 엉덩이를 들어준다. 허리를 곧게 펴고 머리끝에서 꼬리뼈까지 일직선이 되도록 하여 호흡을 한다.
❷	엉덩이 부분만 바닥에 닿도록 하고 양손은 자연스럽게 앞으로 평행으로 들며, 양발은 45°정도 올려, 발가락 끝과 양팔이 평행이 되도록 해서 호흡을 한다.

자 세	설 명
❸	양팔을 힘껏 벌리고, 목은 뒤로 젖히며, 무릎과 양발을 모아 편안히 앉은 자세에서 호흡을 한다.
❹	손바닥과 발바닥이 바닥에 닿게 하고, 아랫배 부위를 높이 쳐든 상태에서 호흡을 한다.

자 세	설 명
❺	무릎을 가지런히 붙이고, 발가락을 눌러 꿇어 앉은 자세에서 상체를 머리와 일직선을 이룬 상태로 뒤로 젖힌다. 양손은 어깨너비로 뒤로 하며, 손가락으로 바닥을 짚고 호흡을 한다.
❻	양다리를 최대한 옆으로 벌린 후, 양손은 가볍게 주먹을 쥐어 바닥에 댄 다음, 이마를 손 위에 올려 놓으며 호흡을 한다.

자 세	설 명
❼	양발을 가지런히 모으고, 양손은 서로 깍지를 끼며, 손바닥이 발등에 닿도록 상체를 구부린 상태에서 호흡을 한다.
❽	양발을 기마자세로 하고, 양손은 평행으로 하여 가운뎃손가락 끝이 서로 닿도록 살포시 끌어 안듯 하면서 호흡한다.

자 세	설 명
❾	양발은 넓게 11자로 벌리며, 등을 꼿꼿이 펴고 시선은 전방에 두고 두손으로 뒷 무릎을 잡고 엉덩이를 힘껏 들면서 호흡한다.
❿	양발을 11자로 나란히 모으고, 양손은 머리 위로 합장하여 허리와 고개를 힘껏 뒤로 젖히면서 호흡을 한다.

자 세	설 명
⓫	양발을 어깨너비로 벌리고 상체는 앞으로 90°가 되게 굽히며, 고개를 든 상태에서 양팔을 바닥과 평행이 되도록 하여 호흡을 한다.
⓬	서서 뒷짐을 진 자세로, 왼손으로 오른손목을 감싸 쥐고 명문혈(命門穴)에 댄다. 엉덩이를 안으로 밀어 넣어 아랫배 단전부위가 지긋이 앞으로 나올 수 있게 하여 호흡을 한다.

Chapter 8

항문호흡(肛門呼吸) 공부

1 항문호흡 공부

항문호흡이란 기경8맥중 임맥과 독맥이 하나로 만나서 하나의 맥이 되게 하는 통맥(通脈=圓通원통)공부다.

항문호흡을 통하여 항문으로 공기(산소)가 한방울도 새어나오지 않도록 단단히 조여진 상태에서 생활하게 되면, 번뇌망상이 말끔히 사라지고, 사심잡념이 깨끗이 지워진다. 그리하여 우주와 한몸이 되고(宇我一體=우아일체), 영혼의 숨결을 느끼게 된다.

항문호흡을 하기위해서는
임맥과 독맥이 하나로 만나지도록, 회음혈을 중심으로, 항문을 단단히 조이는 공부를 해야 하는데, 이것을 긴찰곡도

(緊紮穀道=항문조이기)공부라 한다.

항문을 단단히 조이고 의식과 기운과 마음과 호흡을 회음혈을 중심으로 집중하게 되면, 석문혈과 명문혈이 서로 만나게 되며, 회음혈과 명문혈 사이에, 양초의 심지처럼 서로 연결이 된다.
또한 회음혈을 중심으로 항문호흡을 오래도록 하게되면, 철심(鐵心)과 같은 심지는 사라지고, 명문혈이 완전히 회복된다.
항문호흡인 회음운동(케겔운동)이 원활히 이루어지면, 직장(直腸)과 대장이 저절로 튼튼하여지고, 허리가 바로 서며, 뼈대가 튼튼해져서 골격이 잡혀지고, 오장육부가 제자리를 찾아 건강해진다. 특히 회음운동인 항문조이기는 요실금과 똥실금 치료에 효과가 크다.

◑ 결가부좌 자세

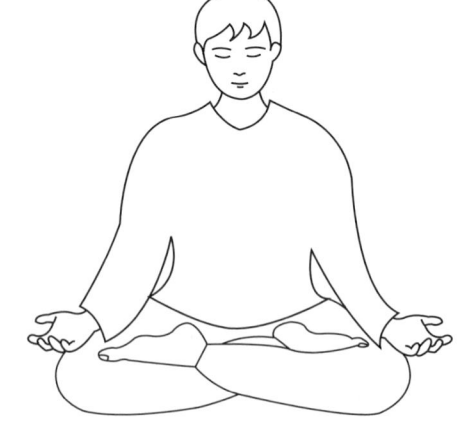

긴찰곡도 공부는

결가부좌(結跏趺坐), 혹은 항마좌(降魔坐)를 할 수 있어야 한다. 결가부좌 자세로, 1시간이상을 유지하기 위해 꾸준히 몸을 부드럽게 잘 관리해야 한다. 결가부좌 공부의 기본은 몸을 만드는 공부라 할 수 있다.

결가부좌를 통하여 항문을 단단히 조이고 허리를 똑바로 세워서(腰骨竪立=요골수립), 발바닥의 용천혈(콩팥혈)에서 숨을 쉬듯 해야 한다.

항문호흡을 통하여 신간(콩팥과 간)이 편안해지면, 신진대사작용(新陳代謝作用)이 원활히 이루어지고, 심신작용(몸과 마음)이 원만해져서 건강과 지혜가 샘솟고, 깊은 입정(入定)에 들 수가 있다.

그리하여 마침내는, 우리의 영혼이 아름답게 빛나게 된다. 사람의 씨앗인, 우리의 영혼이 알차게 영글어 간다.

② 고체산소 공부

고체산소 공부란 진기환(眞氣丸) 수련으로, 지금까지 쌓아온 진기를 고체화(固體化)하여 환(丸)으로 만드는 공부다. 산소인 기체를 진기인 액체로 만들고, 또다시 진기인 액체 산소를 고체산소로 만드는 숨공부가 바로 고체산소 공부요, 진기환 수련인 것이다.

고체산소 공부란 우리 몸속의 진기를 고체화한 작고 딱딱한 구슬을 말한다. 사람들은 고체화한 진기를 진기단(眞氣丹), 혹은 채약(採藥)이라고도 한다. 왜냐하면 진기로 환을 만들어 12경락과 기경8맥을 운기하게 되면, 몸과 마음에 큰 변화를 가져오기 때문에 채약(혹은 단약)이라 한 것이다.

항문을 단단히 조이고 임맥의 석문혈과 독맥의 명문혈이 서로 한지점에서 만나지도록 숨공부를 해야 한다.
회음혈을 중심으로 한 명문혈에 의식과 기운과 마음과 호흡을 집중한 상태에서, '진기환을 만든다.'는 심법을 걸고, 진기가 다른 곳으로 흘러가지 못하도록 의식을 한 곳에 강하게 고정시킨후 회음혈을 중심으로 한 명문호흡을 한다.
이렇게 하면 엄청난 양의 진기가 허리부분의 회음혈과 명문혈에 집중되기 때문에 서늘한 한기(寒氣)마저 느껴지게 된다.

이렇게 서늘하고 차가운 느낌이 들기 시작하면, 항문호흡을 통하여 명문혈에 고정시킨다.
이렇게 계속적으로 수련을 하다보면, 석문혈의 배부분과 허리부분의 명문혈은 더욱더 차갑게 변하여, 딱딱하게 굳어지기 시작한다.

진기환이 완성되기도 전에 고정시켜둔 진기가 저절로 움직이는 경우도 있지만 그럴수록 더욱더 의식을 집중하여 계속적으로 명문혈에 잡아두어야 한다.

이렇게 오래도록 명문혈을 중심으로 진기환 수련을 하게 되면, 명문단전이 만들어지게 된다.

진기환이 명문단전에서 처음 굳어질 때에는 크기가 크지만, 수련이 진행되면 될수록 진기환은 작아지게 된다. 아울러 작아질수록 차고 딱딱한 느낌은 비례하기 때문에 서두르지 말고 느긋한 마음으로 수련을 지속해야 한다.

이렇게 하여 완전히 딱딱히 굳어서 고체화되면 진기환은 완성된다.

진기환이 완전히 이루어지는 순간을, 수련자 스스로가 느낄 수가 있다. 마치 손바닥에 놓여있는 투명한 구슬처럼 느껴지는 것이다.

진기환이 완전히 만들어지면 진기를 대신하여 진기환으로 운기를 처음부터 해 준다. 맨처음 진기환으로 운기를 하면 여간 껄끄러운 것이 아니다.

마치 서릿발이 서린 것처럼 껄끄럽다.

진기환을 대맥 임맥 독맥과 대주천 통로와 12경락 기경8맥을 운기해주면, 몸과 마음은 더욱더 건강하고 가벼워지며, 수련은 한층 더 깊어진다.

어느 경락이든 일주하는데 2분이 될 때까지 수련을 계속하면, 다음 단계의 수련에 들어가게 된다.

❸ 빛산소 공부

빛산소 공부란 지금까지 쌓아온 액체산소인 진기를 고체화하고, 또다시 고체화한 고체산소를 빛(神-신)으로 변화시키는 기화신(氣化神) 공부다. 진기환인 고체산소를, 또다시 광체(光體)인 빛산소로 점화(點火)하는 수련인 것이다.

진기를 고체산소로 만들어서, 빛으로 변화시키는 기화신 수련을 하지 않는다면, 밝음의 마음공부가 매우 더디고 어렵다. 기화신 수련은 육신의 몸을 빛의 몸으로 변화시키는 공부이기 때문에, 언제 어디서나 수시로 결가부좌 자세로 수련을 할 수 있도록 몸을 만들어야 한다.

수련에 들어가면 먼저 결가부좌 자세를 취한 후, **온몸의 모든 기운을 명문혈에 집중한다**는 심법을 걸고 수련을 한다. 명문혈을 중심점으로 하여 명문단전을 만들어야 하는 것이다. 이처럼 여러 날을 꾸준히 수련하면 기화신이 이루어진다. 석문혈과 명문혈이 만나는 지점에서 흰빛을 발하게 되는 것이다. 대맥을 중심으로 흰 빛이 쌓이게 된다.
항문을 단단히 조이게 되면 회음혈에서 명문혈까지가 마치 초의 심지가 박혀지듯 생겨나고, 명문혈의 지점에서 불을 밝히듯 밝아지는 것이다.

마치 마른 장작에 불을 지피면, 흰연기가 나듯, 고체산소인 진기환을 빛산소로 변화시키는 과정에서, 흰 빛이 명문단전을 중심으로 퍼지게 된다. 때문에 기화신수련은, 그 어떤 수련보다도 강한 집중력이 필요하고, 결가부좌자세가 가장 이상적이다.

그래서 기화신 수련을 잘하기 위해서는 결가부좌자세로 오랫동안 수련을 할 수 있도록, 충분히 몸을 유연하고 건강하게 만들어야 하는 것이다.

기화신은 정기신명(精氣神明)의 원리에 입각해서, 정이 기가 되고, 기가 신이 되어 결국은 정신이 밝아지게 되는데, 이를 신명(神明)이라 한다. 육신의 몸이, 빛의 몸으로 변화되는 것이다.

신(神)이 밝아지면 우리들 온 몸이 신체(身體)로 변화되기 때문에, 수련에 많은 진전이 있게 된다.

기화신 수련을 하다보면 명문혈을 중심으로 명문단전이 만들어지게 되고, 명문단전을 중심으로 흰 빛의 무리가 넓고 둥글게 형성되는 것을 발견하게 되는데, 이것은 기화신의 수련이 완성되어 간다는 징후이다.

한층 더 수련에 박차를 가하면, 밝음의 둥근 흰 빛 가운데에서 밝은 빛을 발견하게 된다.

명문혈에서 밝음의 빛이 발현되는 것이다. 마치 성냥불이 밝혀지듯, 불꽃이 피어나게 된다.

마침내 기화신 수련이 마무리되는 순간이다.

8. 항문호흡(肛門呼吸) 수련법

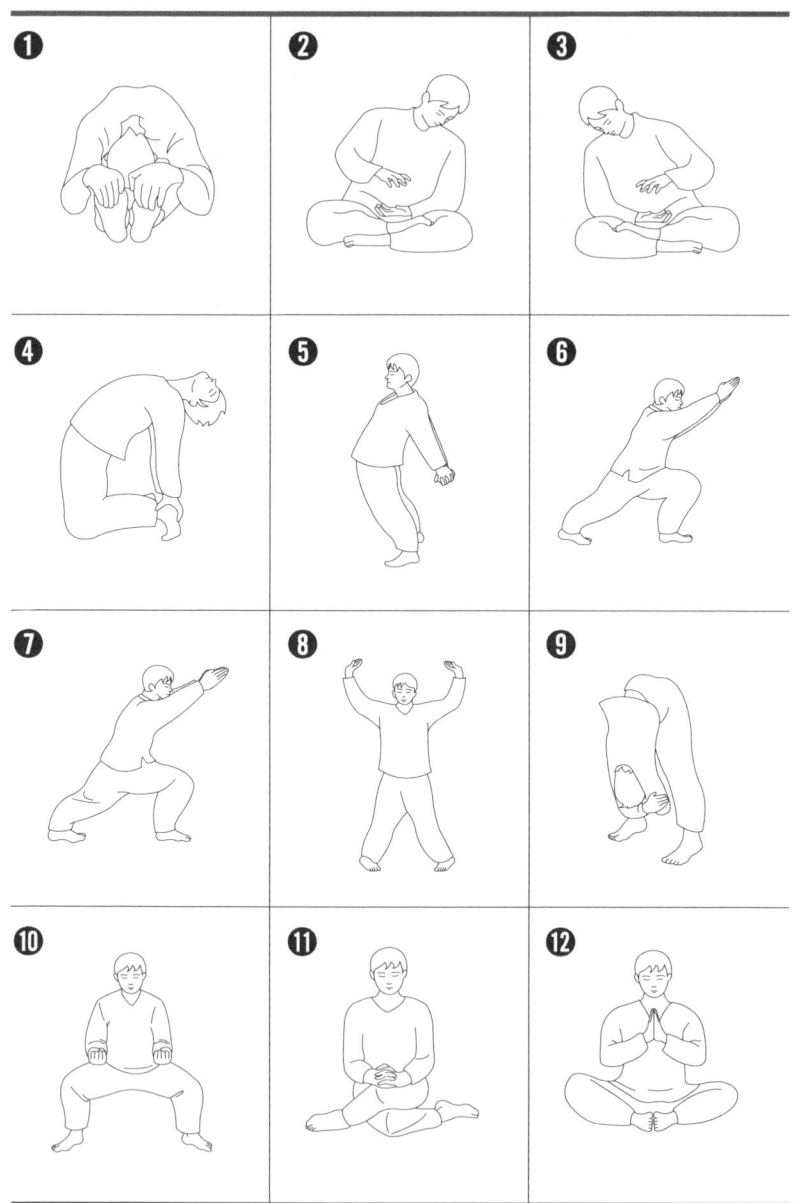

자 세	설 명
❶	자연스럽게 양발을 펴고, 상체를 최대한 앞으로 숙여 양손으로 발가락을 모두 감싸서 잡고 호흡을 한다.
❷	오른발이 왼발 위로 가는 반가부좌 자세로 앉는다. 왼손을 아래로 가게 하여 양손으로 작은 공을 잡는 자세를 취한다. 이 때 양손과 몸 사이의 거리는 대략 주먹 하나 정도이다. 허리를 좌측으로 기울여 시선은 작은 공을 옆에서 비스듬히 바라보듯이 한다. 이 때 작은 공을 비스듬히 바라볼 수 있는 공간이 생기도록 오른손 끝을 정면에서 좌측방향으로 45° 틀어주며 호흡을 한다. 상체를 기울이는 방향을 기준으로 남좌 여우.

자 세	설 명
❸	2번과 반대로 하여 호흡을 한다.
❹	무릎을 바닥에 세우고 앉은 자세에서 발뒤꿈치를 두손으로 잡고 상체를 뒤로 넘긴 후 호흡을 한다.

자 세	설 명
❺	양발을 어깨너비로 벌리고, 양손은 뒤로 하여 깍지를 끼며, 손바닥이 서로 벌어지지 않도록 하여 상체를 뒤로 젖힌다. 아랫배를 앞으로 최대한 내밀어 호흡을 한다.
❻	왼발을 앞으로 내밀어 앞굽이 자세를 취한 후, 몸 전체를 45° 정도로 앞으로 기울이고, 가볍게 합장을 한 양손을 뻗어 호흡을 한다. 나가는 발을 기준으로 남좌 여우.

자 세	설 명
❼	6번과 좌우 반대로 하여 호흡을 한다.
❽	말을 탄 듯 엉덩이를 낮추고, 두 무릎을 안으로 모아 안짱다리 자세를 취하며, 양손은 45° 정도로 벌려 손바닥이 밖을 향하게 약간 구부려서 호흡을 한다.

자 세	설 명
❾	양 다리를 어깨너비로 벌린 후 상체를 밑으로 깊숙히 구부려주고, 양 팔은 팔짱을 끼고 팔꿈치가 바닥에 닿는 느낌으로 최대한 구부려주며, 허리를 최대한 앞으로 당겨서 호흡을 한다.
❿	양발을 기마자세로 하고 서서, 양손은 주먹을 가볍게 쥐고, 손등을 아래로 하여 허리에 가볍게 대고 호흡을 한다.

자 세	설 명
⓫	양손은 자연스럽게 깍지를 끼어 무릎 위에 올려놓고, 머리와 허리를 바르게 세워 양발가락과 머리가 삼각형이 유지되도록 하여 호흡을 한다.
⓬	엄지발가락을 붙이고, 가능하면 두 발 모두 회음까지 당긴다. 허리는 반듯이 펴고, 옥당혈 앞에 주먹 하나 정도의 거리를 두고 양 팔을 합장한다. 이 때 합장한 손끝이 하늘을 향하도록 하여 호흡을 한다.

Chapter 9

명문호흡(命門呼吸) 공부

1 명문호흡 공부

명문호흡이란 독맥의 명문혈을 중심으로
명문단전을 만들어, 명문호흡을 하는 것이다.
명문혈은 우리들 영혼의 출입문으로, 영혼의 숨결을 느끼는
공부요, 영혼을 아름답게 가꾸는 호흡법이다.

우주의 빛을 백회로 받아 명문단전을 중심으로,
온몸에 가득 채우게 되면, 영문(靈門)이 열리고, 우리의 영
혼이 아름답게 빛나게 된다.
사람의 씨앗인 우리의 영혼이 알차게 영글어 간다.
명문단전을 중심으로 깊은 숨을 쉬다보면, 너도 없고, 나도
없고, 숨을 쉬는 것 자체도 못느끼게 되는데, 이때가 바로
자기자신(自神)이 빛의 몸인 광체산소로 변화되는 것이다.

명문호흡은 백회와 노궁과 회음과 용천이 하나로 연결되고
통맥이 되게 하여, 온몸으로 숨쉬는 호흡법이다.
명문호흡은 온몸호흡으로, 우주의 중심이 되고, 우주와 한
몸 한마음 한삶임을 깨닫게 하는 수련법이다.

독맥의 명문혈에 우주의 빛을 계속적으로 쌓게 되면,
허리는 자연스럽게 똑바로 서게 되고, 온몸의 세포들은 더
욱더 안정을 가져와 고요한 침묵의 세계에 들며, 몸과 마음
에 안정과 평화가 깃들게 된다.

회음혈을 중심으로 항문을 단단히 조이고,
명문단전으로 우주의 빛을 받아, 온몸에 쌓게 되면,
석문단전을 중심으로한 석문호흡은 사라지고,
뼈대로 형성된 골격(骨格)만 남게 되어,
명문단전(명문혈)이 온몸의 중심점이 된다.
몸과 마음과 호흡의 중심점이, 석문단전에서 명문단전으로
옮겨오게 된다.

명문호흡으로 우리의 뼈대가 튼튼해지고,
뼛속의 골수(骨髓)가 충실해지면,
몸속의 혈액(피)이 더욱더 맑고 깨끗해진다.
우리의 몸속 피가 깨끗해지고 세포들이 건강하게 바뀌면,
우리의 오장육부도 따라서 건강해지고
우리의 마음과 영혼도 따라서 아름답게 빛난다.

② 지혜(智慧) 공부

지혜공부란 신(神=빛=슬기) 공부요, 자성(自性=性品-성품) 공부요, 신성회복(神性回復=靈性-영성) 공부요, 자기자신을 찾는 공부다.
신성회복 공부란 우리들 영혼의 모습을 완전히 회복하는 공부요, 자신의 영혼을 아름답게 가꾸는 공부다.

사람들은 빛수련을 양신출신(陽神出身)공부라 하는데, 양신이란 신명(神明)과 같은 의미로 우리들 육신(肉身)의 몸을 빛(神-신)의 몸으로 바꾸는 공부요, 신체(身體)에서 신체(神體)인 신명(=양신)으로 바뀐다는 뜻이다. 양신(養神)공부인 것이다.

지혜공부란 우리들 영혼을 보다 더 밝고 보다 더 아름답게 가꾸어 가는 공부다.
우리가 지혜공부를 오래 오래 계속하게 되면 몸에서 광체(光體)가 나고, 신명(神明)이 된다.
신명이란 우리들 생명의 근원이요, 우리들 영혼의 혼불이다.
지혜공부란 말 그대로 육신의 몸을 빛의 몸으로 가꾸는 공부이며, 마음공부의 시작이라 하겠다.

지혜공부는 정신의 집중이 가장 중요하다.

마음이 흩어 지거나 마음이 흔들리게 되면, 우주의 빛을 끌어 올 수가 없게 된다.

지혜공부를 할 때에는, 눈에 보이는 현상이라든가, 빛의 변화에 조금도 끌림이 없어야 하고, 무심히 바라보기만 해야 한다.

일심(一心)인 온전한 마음이 흩어지지 않도록 주의하고 조심해야 한다.

결국 보려고 하면 보이지 않고, 보려고 하지 않는 가운데 홀연히 나타나게 해야 한다.

지혜공부의 방법은 다음과 같다.

먼저 의식을 사용하여 **우주의 빛을 백회로 받아서 명문단전에 모은다.** 수련을 할 때에는 결가부좌 자세가 가장 이상적이나, 신체조건 상 결가부좌가 어려울 때에는 평좌로 한다.

우주의 빛이란 우주안에 존재하는 일월성신과 풍운우로상설과 세상만물과 일체생령들의 조화로운 빛을 말한다. 음양상승(陰陽相勝)의 조화로운 기운을 말하는 것이다.

우주의 빛이란 우주 만유의 빛이요, 우주 만유의 근원적 존재 에너지요, 음양조화의 원동력이다. 우주안에 존재하는 밝음과 어둠과 따뜻함과 차가움의 조화로운 기운과 빛을 말한다.

우주의 빛이 명문단전에 모이게 되면, 여러 가지 형상이 나타나게 되는데, 이때 절대로 형상에 의식을 빼앗기지 않도록 주의하여야 한다. 오직 관망만 해야 한다.

만일 의식이 빼앗기게 되면, 갑자기 빛의 공급이 끊기게 되어 수련에 방해가 되기 때문이다.

이렇게 관망만하면서 우주의 빛을 명문단전으로 계속 보내면, 수련이 더욱 깊어지게 된다.

수련자가 각고의 노력으로 우리들 몸 속을 계속적으로 밝게 비추게 되면 우리들 몸 속 세포 생명체들 하나 하나 속에서 자신의 모습을 발견하게 된다.

세포 생명체들 하나 하나가 참 나임을 깨닫게 된다.

지혜공부를 계속하게 되면, 우리들 몸 안의 육장육부와 세포 생명체들 하나 하나가 모두 참 나요, 참 나의 모습임을 깨닫고, 우주와 내가 둘이 아니라, 한 몸 한 마음임을 알게 된다.

❸ 광명(光明) 공부

광명공부란 명(明=마음) 공부요, 신명(神明) 공부요, 우리들 마음을 지혜롭게 닦고, 밝게 밝혀서 신명나게 사는 공부요, 자기의 마음을 자기 마음대로 잘쓰는 용심(用心)공부다.
광명공부란 이 우주 안에 존재하는 크고 작은 모든 것들 하나 하나 속에서 우주를 보고, 道를 찾고, 자연의 섭리를 깨치는 공부다.

신(神) 공부가 신체(神體)를 만드는 공부라면, 광명공부는 광체(光體)를 만드는 공부로, 마치 신체는 가로등을 설치하는 공부라면 광체는 가로등에 불을 환하게 밝히는 공부다.
광명공부란 언제 어디서나 자기의 마음을 자기 마음대로 잘 쓰는 공부인 것이다.
광명공부는 어둠의 빛속에서 한다.
밝음의 빛보다, 어둠의 빛이 더 맑고 고요하기 때문이다.
마음공부는 일심(一心)공부요, 일직심(一直心)공부로, 맑음과 고요함으로부터 시작한다.

광명공부는 **옥당혈을 중심으로 우주의 빛가운데 어둠의 빛을 받아서 회음혈에 쌓는다.**
어둠의 빛이 온몸에 가득 채워지면, 우리들이 그동안 기뻐하고 화내고 슬퍼하고 즐거워하고 사랑하고 미워하고 욕심내며 아옹다옹 살아왔던 칠정의 감정들 하나 하나가 아름다운 빛의 마음으로 변화된다. 오욕칠정의 감정들이 아름다운 영혼의 마음으로 변화되는 것이다. 우주의 숨결을 느끼며, 자연의 마음으로 돌아간다.

그리하여 우리들 생각 하나 하나가 모두 참 나의 모습이요, 우리들 마음 하나 하나가 모두 참 마음이 되어, 보고 듣고 느끼고 생각하고 행동하는 모든 것들이 다 참 나로, 참 마음으로 참 삶으로 화하게 된다.

보되 보지 않고 보고, 듣되 듣지 않고 듣고, 숨을 쉬되, 숨을 쉬지 않고 쉬는 공부다.

기도(氣道)를 통하여 숨을 쉬되, 숨을 쉬지 않은 듯이 숨을 쉬면서, 수련을 계속 하다 보면 우리들 생각 하나 하나와 우리들 감정 하나 하나와 우리들 세포 생명체들 하나 하나와 우리들 참 마음 하나 하나가 서로 서로 조화를 이루어 완전한 참 나로, 크나큰 참 나로 변화된다.

자연의 나로, 우주의 나로 변하는 것이다.

광명공부로 참 나를 완전히 회복하고 보면 우리들 삶, 하나하나가 모두 자성광명(自性光明)으로 화하고, 우리들 내면의 세계에 잠아 있던 신성(神性)이 완전히 회복되며, 불리자성(不離自性)의 삶이 되어, 하늘과 땅과 만물과 자연과 사람이 모두 둘이 아니게 된다.

정신수양이란 원래 정(精)과 기(氣)와 신(神)과 명(明)으로,

정을 단련하고, 기와 신을 수련하여 마음(心=明)을 지혜롭게 밝힌다는 뜻이요, 정과 기를 수련하여 신과 명을 수양(修養)한다는 말이다.

사람들은 대체로 영문(靈門)도 모르고 이 세상에 왔다가 영문도 모르고 살며, 영문도 모르고 간다.
사람이 왜 태어나서, 왜 살며, 어디로 가는지도 모르고 죽는다. 광명공부란 왜 태어나서 어떻게 살며, 어디로 가는지를 아는 공부다.
우리들 영혼을 더 맑고 더 밝고 더 아름답게 가꾸는 공부가 바로 밝음 공부요 신명공부요 광명공부요 마음공부다.

사람들이 말하는 수양력(修養力=法力-법력)이란 곧 빛(神明=밝음의 빛)의 크기와 빛의 색깔과 밝기에 따라 천차만별 천층만층으로, 그 사람이 아니면 그 사람을 모르고, 그보다 훨씬 더 수양력이 높아야만 알아 볼 수가 있다.
수양력이란 우리들 혼불의 크기와 밝기에 따라 수양력의 정도를 알아 볼 수가 있다.

우리가 수련을 통하여 신성을 회복하고 참 나를 찾아서
道에 맞게 잘 살려면, 하루 아침에 한두번으로 완전하게 잘 되어지지가 않는다.

수없는 시행착오와 끊임없는 반복으로 살얼음 밟듯이 조심하고 주의하며 살아가야 한다.

언제 어디서나 우리들 마음을 보다 더 깊고, 더 넓고, 더 높고, 더 크고, 더 지혜롭게, 더 자비롭게, 잘 가꾸어 가야 한다.

마음이란 참으로 미묘한 것이어서 마음을 잡고 주의하면 있어지나, 방심을 하거나 주의심을 놓고 보면 자취를 감추어 버린다.

때문에 항상 주의하고 조심하면서 참 나와 참 마음으로 더불어 잘 살아 숨 쉬어야 한다.

우리가 찾던 참 마음이나 참 道는, 그 자체가 우리들 최종 목적지가 아니다.

우리가 그토록 찾고 갈망하던 참 마음이나 참 道는, 우리들 몸과 마음과 생활의 건강을 간절히 원한다.

언제나 행복하게 잘 살기를 간절히 바란다.

우리들 살아 숨쉬는 곳곳마다에 자유와 평등과 평화가 깃들길 간절히 꿈꾼다.

모든 생명체들은 모두가 다 오래도록 건강하고 행복하게 잘 살아가기를 간절히 원한다.

사람들은 언제 어디서나, 건강하고 지혜롭게 잘 살아 숨쉬는 나로, 혹은 목숨의 숨이 잘 숨어있는 영혼의 나로, 잘 태어났다 잘 죽었다하면서, 오래도록 잘 살기를 원한다.

9. 명문호흡 수련법

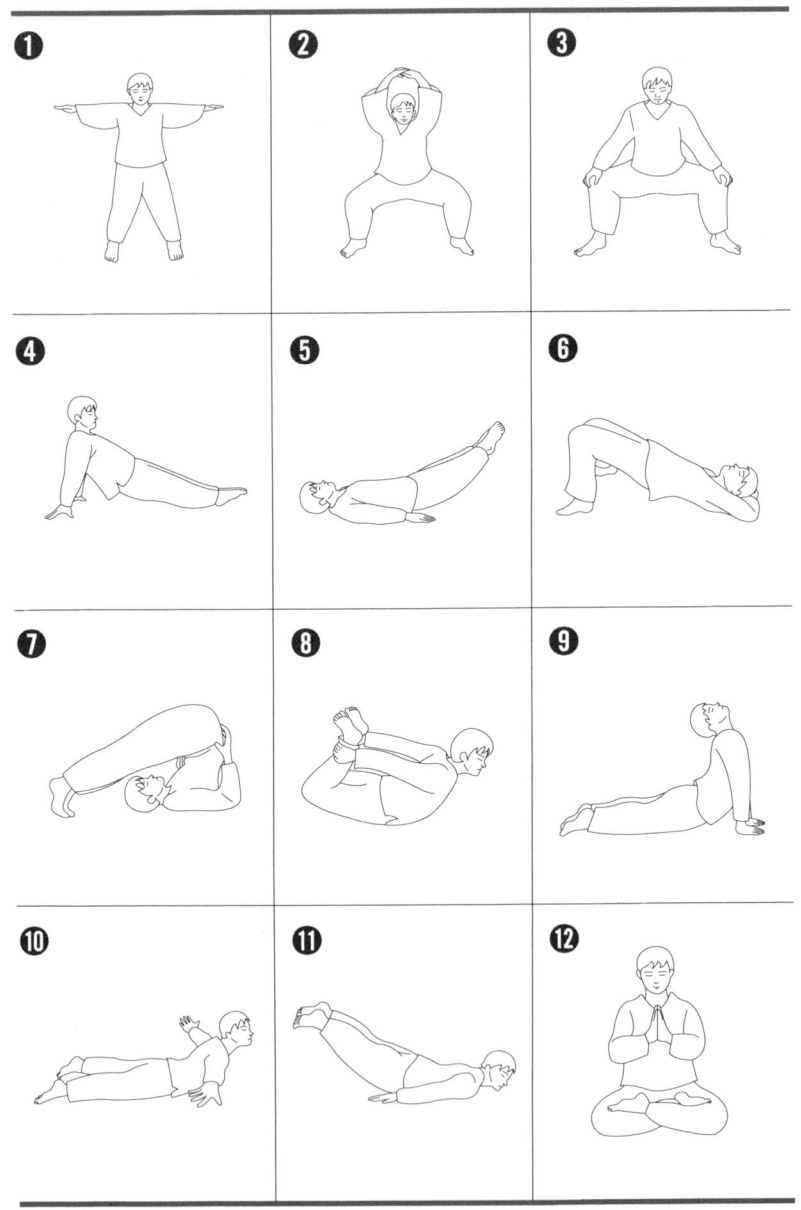

자 세	설 명
❶	양발을 어깨너비로 벌리고, 양손은 손바닥이 아래로 향하게 평행으로 들며, 엉덩이에 힘을 주어 아랫배가 떨리도록 하여 앞으로 내밀며 호흡을 한다.
❷	양발을 기마자세로 하고, 양손은 머리 위로 하여 깍지를 끼어 엄지와 서로 맞대고 힘껏 들어올리면서 호흡을 한다.

자 세	설 명
❸ 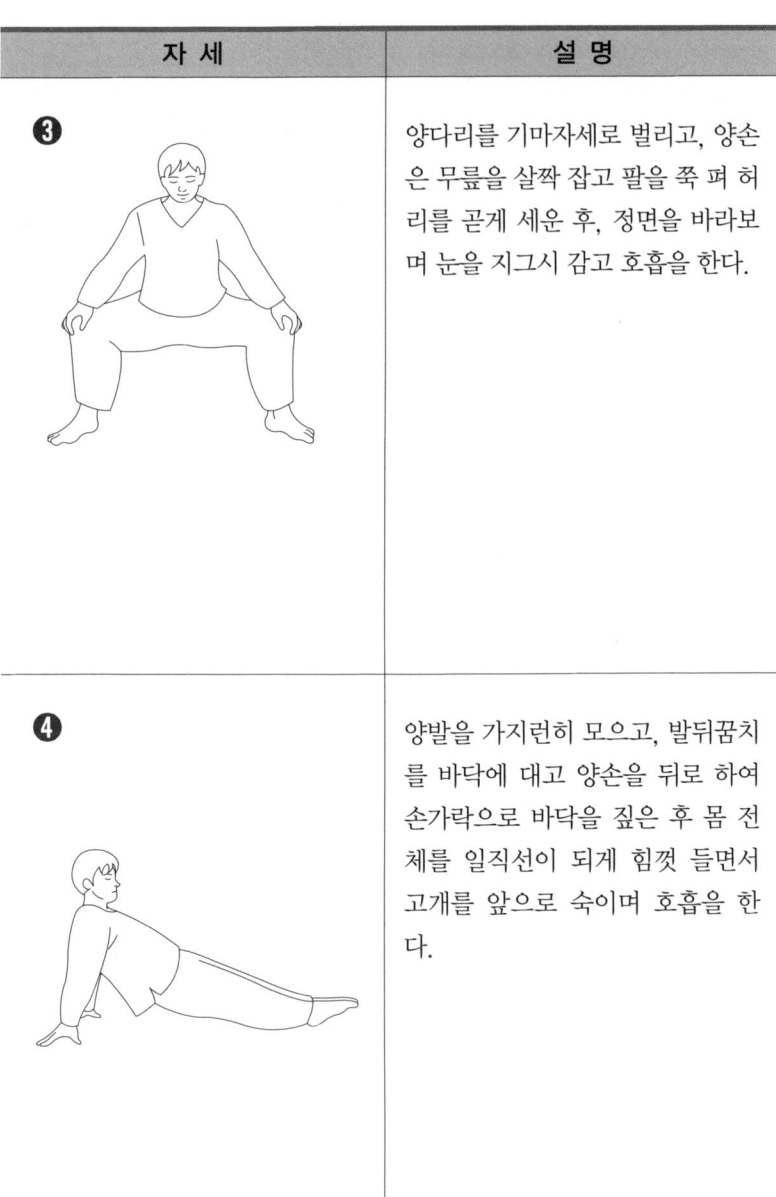	양다리를 기마자세로 벌리고, 양손은 무릎을 살짝 잡고 팔을 쭉 펴 허리를 곧게 세운 후, 정면을 바라보며 눈을 지그시 감고 호흡을 한다.
❹	양발을 가지런히 모으고, 발뒤꿈치를 바닥에 대고 양손을 뒤로 하여 손가락으로 바닥을 짚은 후 몸 전체를 일직선이 되게 힘껏 들면서 고개를 앞으로 숙이며 호흡을 한다.

자 세	설 명
❺	편안히 누운 자세에서 양발을 모아 45° 정도 들어 올리고 양손은 자연스럽게 손바닥이 바닥 쪽을 향하게 하여 발가락에 힘을 주면서 호흡을 한다.
❻	편안히 누운 자세에서 양발을 어깨너비로 벌리고, 무릎과 허벅지는 90°가 되도록 하며, 양팔은 뒷 머리에 깍지를 끼어 받치고, 양팔과 어깻죽지만 바닥에 닿게 하여 호흡을 한다.

자 세	설 명
❼	반듯하게 누운 자세에서 양손바닥으로 허리를 받친 후 양 쪽 다리를 곧게 뻗어 머리 위로 넘기고, 발가락이 바닥에 닿게 하여 호흡을 한다.
❽	자연스럽게 엎드린 자세에서 양손을 뒤로 하여 양발목을 잡고, 아랫배 부분만 바닥에 닿도록 하여 호흡을 한다.

자 세	설 명
❾	양발을 가지런히 붙이고, 발등은 바닥에 닿도록 하며, 양팔은 어깨너비로 벌려 짚고, 상체를 힘껏 세우며, 하늘을 바라보며 호흡을 한다.
❿	엎드린 상태에서 양팔을 가슴 양 옆으로 힘껏 펴고, 상체는 최대한 들어올리며, 하체가 바닥에서 떨어지지 않도록 해서 정면을 바라보며 호흡을 한다.

자 세	설 명
⑪	편안히 앞으로 엎드린 자세에서 상체와 손바닥이 바닥에 닿도록 하며, 하체는 양발을 가지런히 모아 양발가락에 힘을 준 상태에서 45° 정도까지 최대한 들어올려 호흡을 한다.
⑫	결가부좌 자세에서 합장을 한 후, 손이 가슴에 닿지 않도록 한 상태에서 호흡을 한다.

Chapter 10

태식호흡 공부

1 태식호흡 공부

어머니의 자궁속 태아들은, 영혼이 주인이다. 때문에 영혼의 숨결로 오장육부와 새몸을 새롭게 만들며, 새로운 인생을 살아가는 것이다. 그래서 태아호흡은, 영혼의 숨결이다.

태식호흡이란 어머니 뱃속에서의 태아호흡이며, 태어난 후 어머니의 젖을 먹는 아가들의 애기숨이다.
태아호흡이란 우리 인생에 있어서 가장 편안하고 가장 행복하고 가장 아름다운 호흡이다.
태식호흡은 우리의 영혼을 보다더 아름답게 가꾸는 농사법이며, 우리의 영혼을 더욱더 지혜롭게 향상시키는 수련법이다.

숨공부는 결국 태식호흡에 이르러야 하는데, 태식호흡이란 무호흡이요, 명문호흡으로 마음공부의 시작이라 하겠다.

태식호흡을 하기 위해서는 명문단전(命門丹田)을 만들어야 하는데, 명문단전은 항문호흡으로부터 시작한다.

태식호흡은 자수자각(自修自覺)하고, 자문자답(自問自答)하며, 스스로 찾아가는 노력이 필요하다.

태식호흡은 체득(體得)이므로, 스스로 찾고, 스스로 닦고, 스스로 깨닫고, 스스로 묻고, 스스로 답하며, 온 몸으로 익히고 온 몸으로 느끼며 온 몸으로 깨달아야 한다.

태식호흡은 보고 듣고 생각하며 글로 머리로 입으로 하는 것이 아니라, 온몸으로 체득(體得)하고, 온몸으로 증득(證得)하는 것이다.

태식호흡은 온몸으로 우주의 빛을 받아서 명문단전을 중심으로 가득 채운다. 우주의 빛을 명문단전을 중심으로 우리들 피부의 모공 하나 하나로 받아서 온몸에 가득 쌓는다.

우주의 빛을 온몸 피부로 받아서 명문단전에 계속 쌓게 되면, 우리들 몸속 세포 생명체 하나 하나가 모두 빛으로 화하게 된다. 신체(身體)가 광체(光體)로 변화하는 것이다.

태식호흡은, 기경8맥중 독맥의 명문단전을 중심으로한 뼈호흡이다. 뼈호흡은, 온몸피부의 숨구멍으로 숨을 쉬되, 온몸의 206여개의 뼈대로 숨을 쉬게 하여, 골수를 깨끗하게 정화하고, 피를 맑히는 것은 물론, 우리의 영혼을 아름답게 가꾸어 준다.

태식호흡이란 결국 우리의 코를 대신해서 피부가 숨을 쉬어 주고, 우리의 폐(허파)를 대신해, 오장육부로 숨을 쉬는 호흡법이다. 우리가 명문혈을 통하여 숨을 쉬고 있다는 느낌으로 숨을 쉬며 살게 되면, 영문(까닭=지혜)이 저절로 열리게 되어, 건강과 지혜가 스스로 찾아온다.
태식호흡은 영혼의 숨결을 느끼고, 오장육부를 느끼고, 세상만물을 느끼고, 자연을 느끼고, 해와 달과 별들과 지구와 우주를 느끼는 공부며, 아울러 함께 더불어 숨쉬고 공감하며 살아감을 깨닫는 공부다.

태식호흡을 오래오래 계속하게 되면, 코로 숨을 쉬는 자기 자신은 사라지고, 독맥(척추)의 명문혈로 숨쉬고 있음을 발견하게 되는데, 이때 온몸에 고요함과 평온함이 깃들게 된다. 명문혈을 중심으로 의식과 기운과 마음과 호흡이 하나가 된다. 숨이 곧 목숨이 되고, 목숨이 곧 숨이 되어, 비로소 태아호흡에 이르게 된다. 숨과 목숨과 영혼이 하나가 된다. 결국 숨쉬는 산소로 인하여 자연이 되고 우주가 된다. 마침내 아름다운 혼불이 되어, 빛나는 영혼이 된다.

태식호흡공부란 우리의 일상생활을 보다 더 건강하고 지혜롭게 살아가는 공부요, 우리의 영혼을 보다 더 아름답게 빛나도록 가꾸는 공부며, 생로병사를 따라 영원히(永生=영생)

살아가는 공부다.

태식호흡공부란 결국 우리의 몸이 건강하고, 우리의 마음이
지혜롭고, 우리의 삶이 행복하고, 우리의 사회가 평화롭도
록 하는 공부인 것이다.
자기 자신이 우주안에서 한 존재임을 알아가는 공부요, 자
연의 변화속에서 건강하고 지혜롭게 살아가야하는 한 생명
체임을 자각하는 공부요, 지구마을의 공동체속에서 한 일원
으로 조화롭고 슬기롭게 잘 살아가야함을 깨닫는 공부요,
자기 자신의 영혼을 아름답고 빛나게 끊임없이 진화시키는
공부다.

2 영문(靈門)을 여는 공부

태식호흡법은, 우리의 몸을 보다더 건강하게 변화시키고,
우리의 마음을 보다더 지혜롭게 이끌어주며, 우리의 영혼을
보다더 아름답게 향상시켜준다. 우리가 태식호흡을 통하여,
영문을 열고보면, 우리가 어디에서 왔는지도 알고, 왜 사는
지도 알고, 어떻게 살아야 하는지도 알고, 어디로 가야하는
지도 알 수 있다. 명문단전을 중심으로, 온몸호흡을 하게되
면 신령스러운 앎(영식=靈識)이 쌓이고 쌓여, 자연스럽게
영문이 열리고, 영문을 알게 된다. 우리가 영문을 알게되면,
까닭있는 인생이 된다. 불생불멸(不生不滅)의 영혼으로, 선

인선과(善因善果)의 복락을 누리게 된다. 생로병사를 초월한 영혼의 삶을 살게 된다. 영생의 길이 열리게 되는 것이다. 때문에 태식호흡은, 우리의 영혼을 아름답게 가꾸는 공부요, 영문을 열고 영문을 아는 공부며, 신령스러운 앎을 스스로 체득하는 공부다.

우리의 명문단전은, 의식과 기운과 마음과 호흡과 오장육부의 중심점이 되고, 지구와 우주의 중심점이 되기때문에, 명문단전을 중심점으로 태식호흡을 하게되면, 우리의 영혼이 아름답게 빛난다.
우리의 몸속에 영혼이 깃들었다고 하는 것은, 배꼽(신궐=영혼의 집)속에서, 영혼이 잠자고 있기 때문이다. 그런데 비록 잠을 자고는 있으나, 모든것을 다 알고 있다. 그래서 잠자는 영혼을, 영혼이라하지 아니하고, 영식(靈識)이라고 한다. 영혼이 주인이 되어, 신령스러운 앎으로 살아가기 때문이다.
우리가 한생을 마치게 되면, 우리의 영혼은 다시 깨어나, 영문을 열고 혼불이 되어, 새로운 부모를 찾게 되는데, 잠을 자고 있는 우리의 영혼에도, 산소와 수분이 필요하다. 때문에 석문혈을 통하여 액체산소를 만들어 주어야하고, 또한 밝음의 빛이 필요하기 때문에, 명문혈을 통하여, 빛산소를 만들어서 공급해 주어야 하는 것이다. 만일에 잠자는 영혼에, 액체산소와 빛산소를 공급해주지 않게되면, 넋(영혼)이 나가거나, 얼이 빠지거나, 정신머리를 잃게 된다.

우리의 영혼을 아름답게 가꾸고, 자기자신의 영적향상과 발전을 위해서는, 반드시 석문혈을 중심으로 단전호흡을 해야 하고, 더 나아가 명문혈을 중심으로 명문단전을 만들어서, 태식호흡을 해야하는 것이다.

우리가 태아숨인 애기숨으로 돌아가면, 누구나 다 아름다운 영혼으로 영원히 빛난다. 영생(永生)의 길이 열린다. 영혼의 숨결로, 영원히 잘 살 것이다. 환영받는 영혼으로, 길이 길이 빛날 것이다.

❸ 영혼을 아름답게 가꾸는 숨공부

우리의 탯줄은 어머니의 뱃속에서, 어머니와 소통하는 유일한 통로였으나, 세상밖으로 나오면서, 탯줄의 임무와 역할은 마치게 되므로, 죽은 혈이 된다. 때문에 배꼽은 670여개의 혈자리 가운데, 유일하게 죽은 혈로, 우리의 영혼은 그곳에서 살아있음의 존재로 머물게 된다. 혹은 빛으로, 혹은 투명한 산소의 결정체로, 신궐혈속에서 잠을 자는 것이다. 우리가 태어나는 순간, 잠을 자는 것이다. 우리가 태어나는 순간, 숨통은 열리고 탯줄의 문은 닫히는데, 우리의 영혼은 이때부터 목숨이 숨질때까지, 배꼽에 머물게 된다.

우리가 명문단전을 중심으로 강력하게 온몸호흡을 하게되면, 마치 도자기를 굽는 가마의 아궁이에 불을 지피는 것처럼, 우리의 영혼은 더 밝고, 더 크고, 더 아름답게 빛난다. 우리의 영혼을 아름답게 가꾸게 되는 것이다. 아름다운 영혼에 의한 빛나는 영혼의 삶을 살게 된다.

유무(有無)와 생사(生死)와 고락(苦樂)과 거래(去來)를 초월한, 살아있음의 자유로운 영혼이 된다. 우리들 스스로가, 우리의 영혼을 아름답게 가꾸는 농사꾼이 되는 것이다. 명문단전이 마치 태줄처럼, 태중호흡이 이루어진다. 영혼의 숨결을 느끼면서 영혼의 삶을 살게 된다. 마치 우리가 아주 깊은 잠을 잘때, 꿈도 없고, 숨쉬고 있는 것도 잊고, 살아있는 것도 잊게 되는 것과도 같다. 우리의 숨과 목숨과 영혼이, 하나가 되는 것이다.

우리의 명문단전이 자기자신의 탯줄처럼 느껴질때, 세상만물과 소통이 되고, 우리의 배꼽(신궐)은 포근한 안식처(安息處)가 된다. 때문에 우리가 태중호흡을 오래 오래 하게되면, 생로병사의 변화와 생사거래에 자유와 평화가 깃들게 된다. 마치 헌옷을 벗어버리고 새옷을 갈아입는 것처럼, 생사거래에 기쁨과 행복이 머물게 되는 것이다. 그래서 우리의 일상생활을, 명문단전을 중심점으로하여 살게 되면, 우리의 영혼은 더욱더 빛나고, 더욱더 아름답게 가꾸어진다.

영생의 길이 열리게 되는 것이다. 빛나는 영혼으로, 영원히 잘 살게 된다.

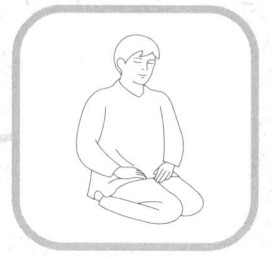 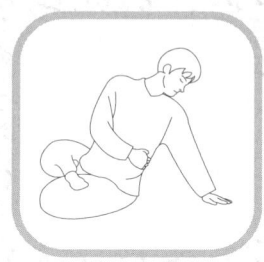 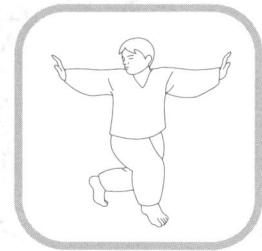

태식호흡
108행선 수련법

108개 행선을 한 동작에 2분씩,
216분(3시간 36분)동안
연속적으로 쉼없이 수련을 한다.

1. 와선(臥禪) 수련법

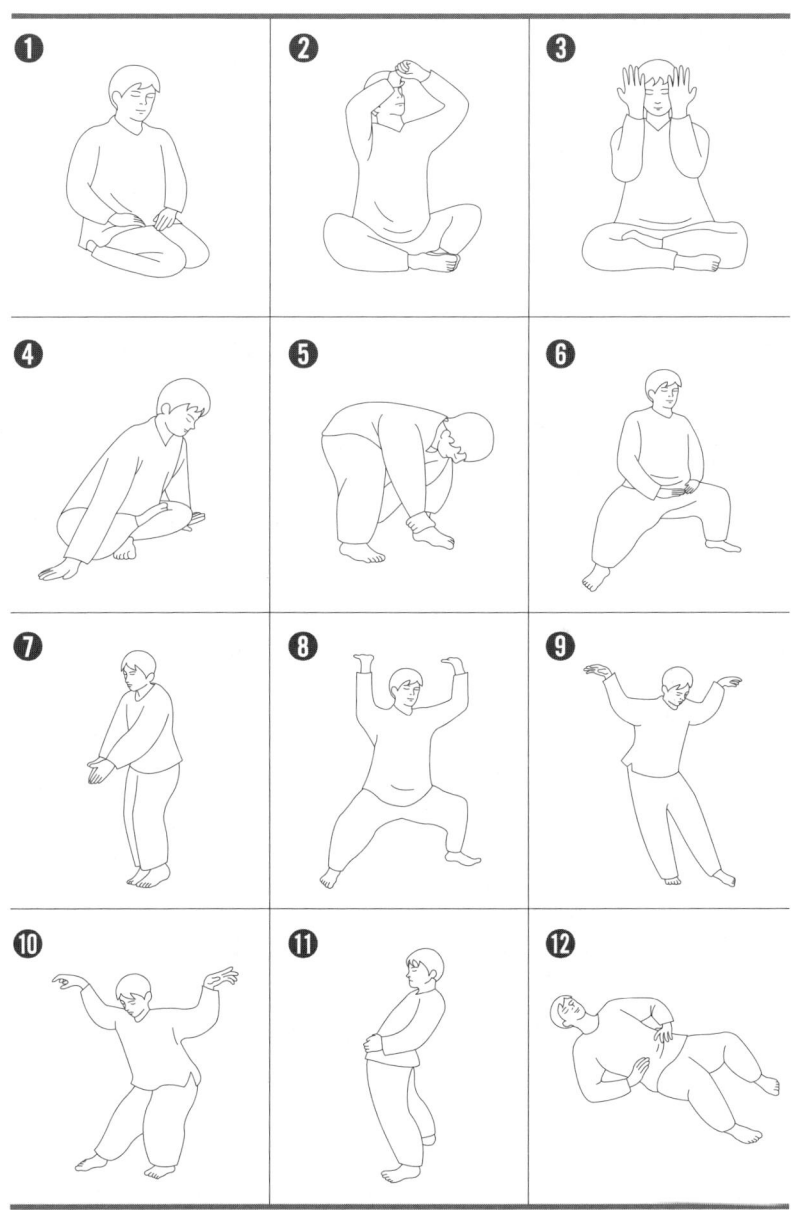

2. 대맥(帶脈) 수련법

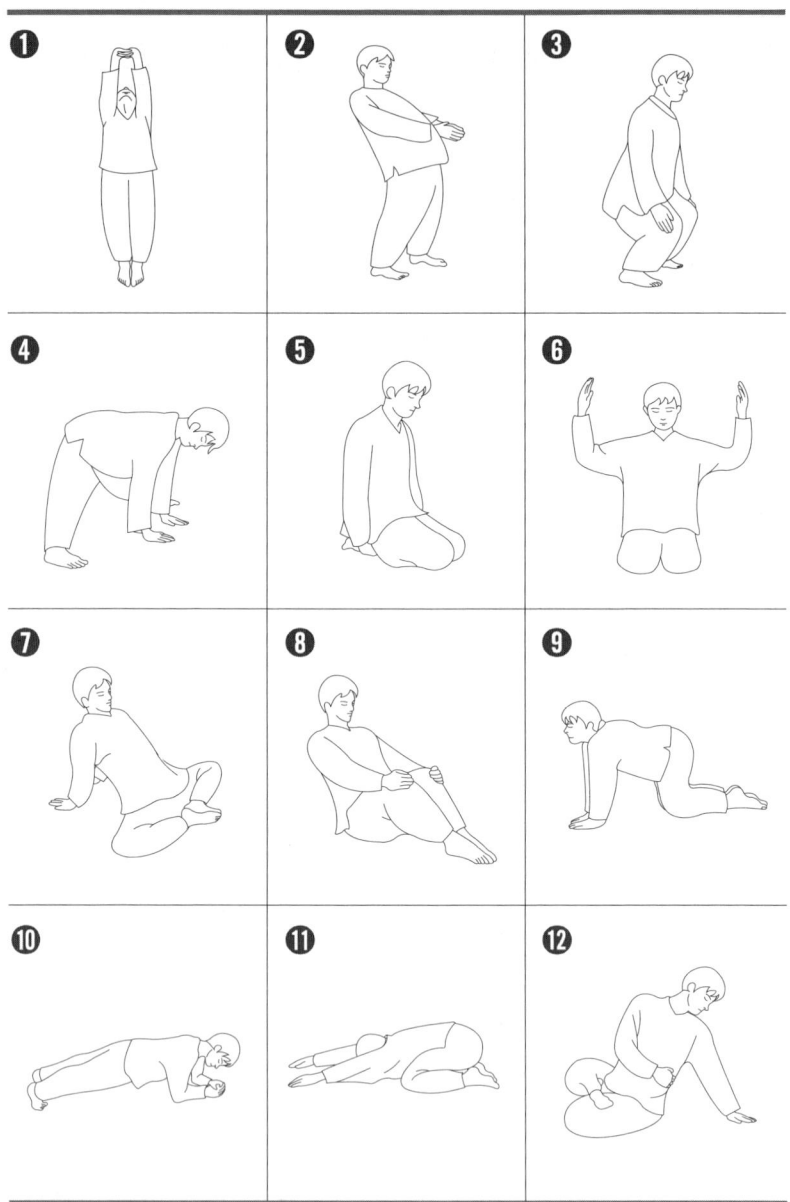

3. 임맥 · 독맥 수련법

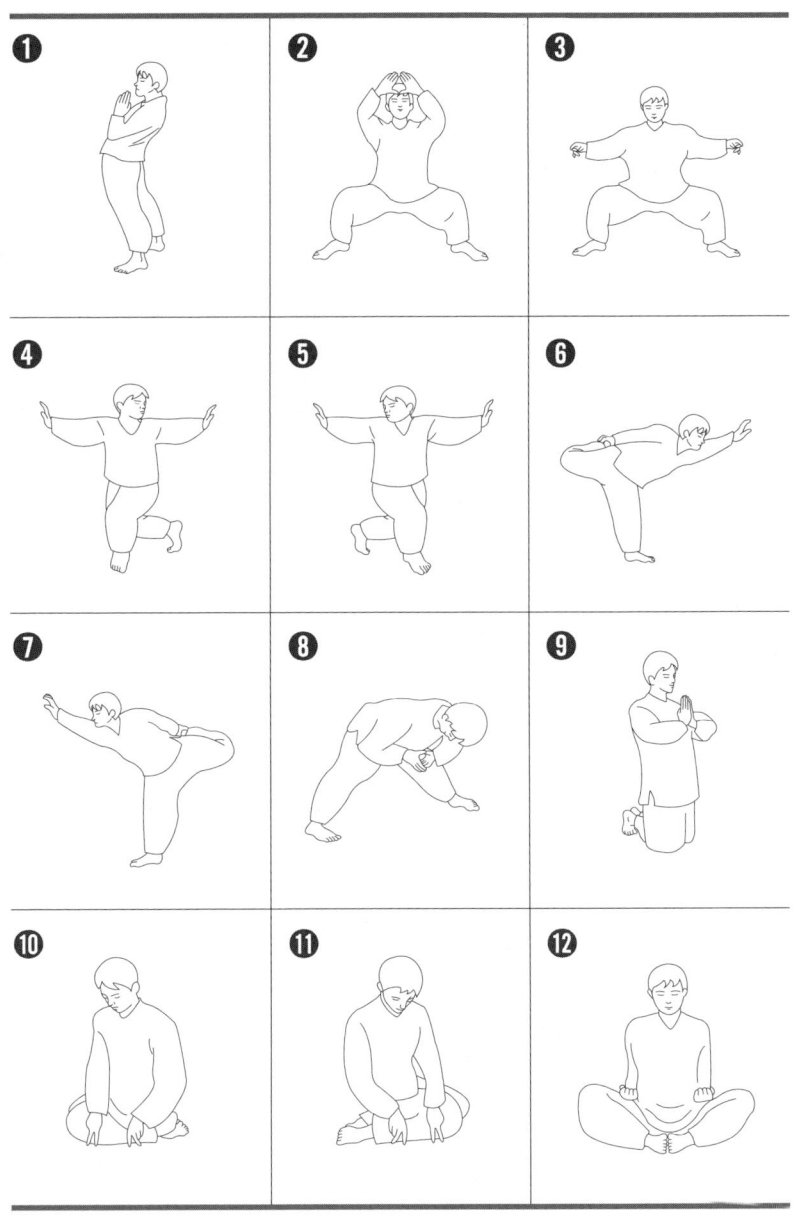

4. 냉욕(冷浴) 수련법

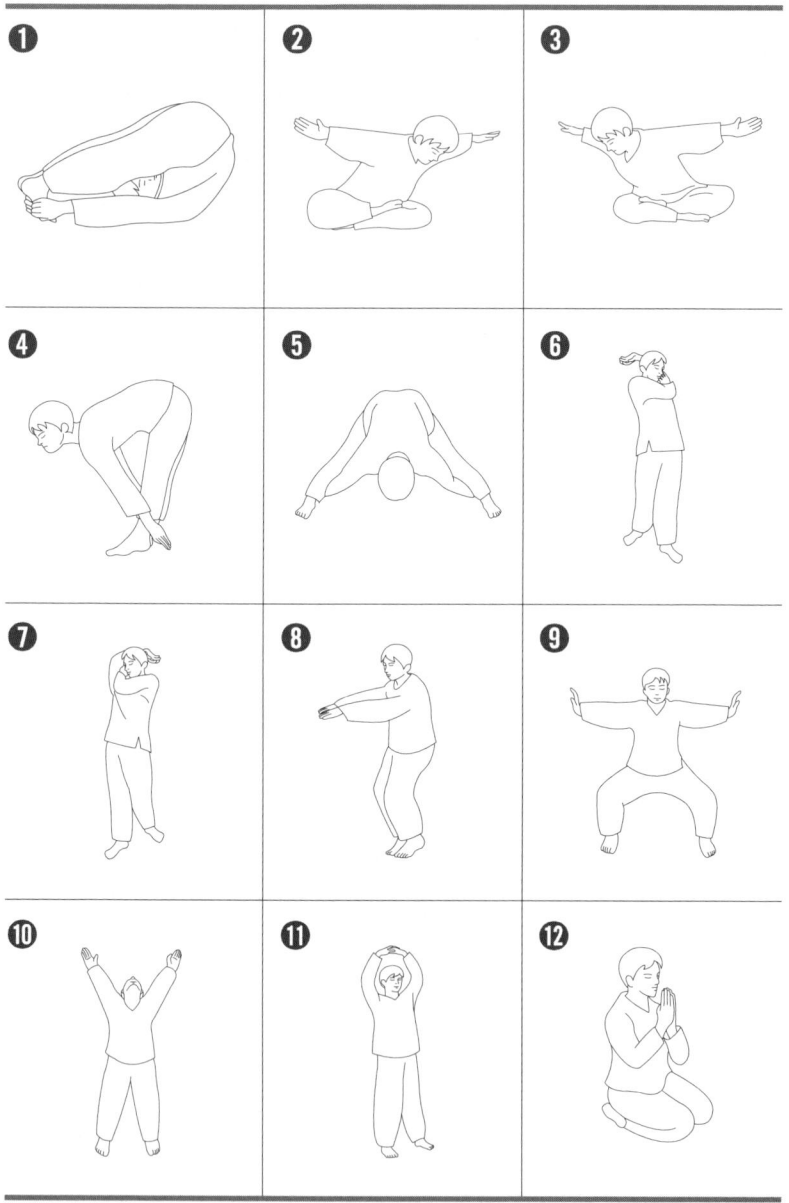

5. 뼈호흡 수련법

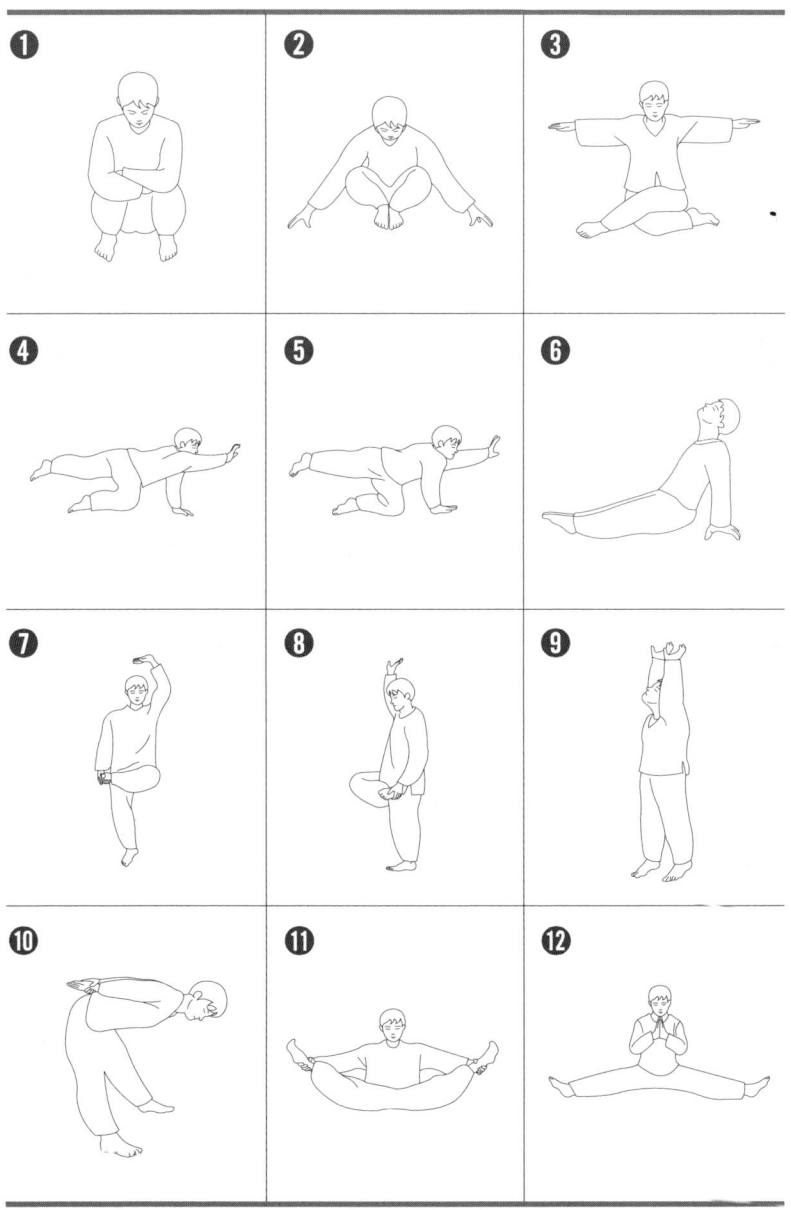

6. 피부호흡 수련법

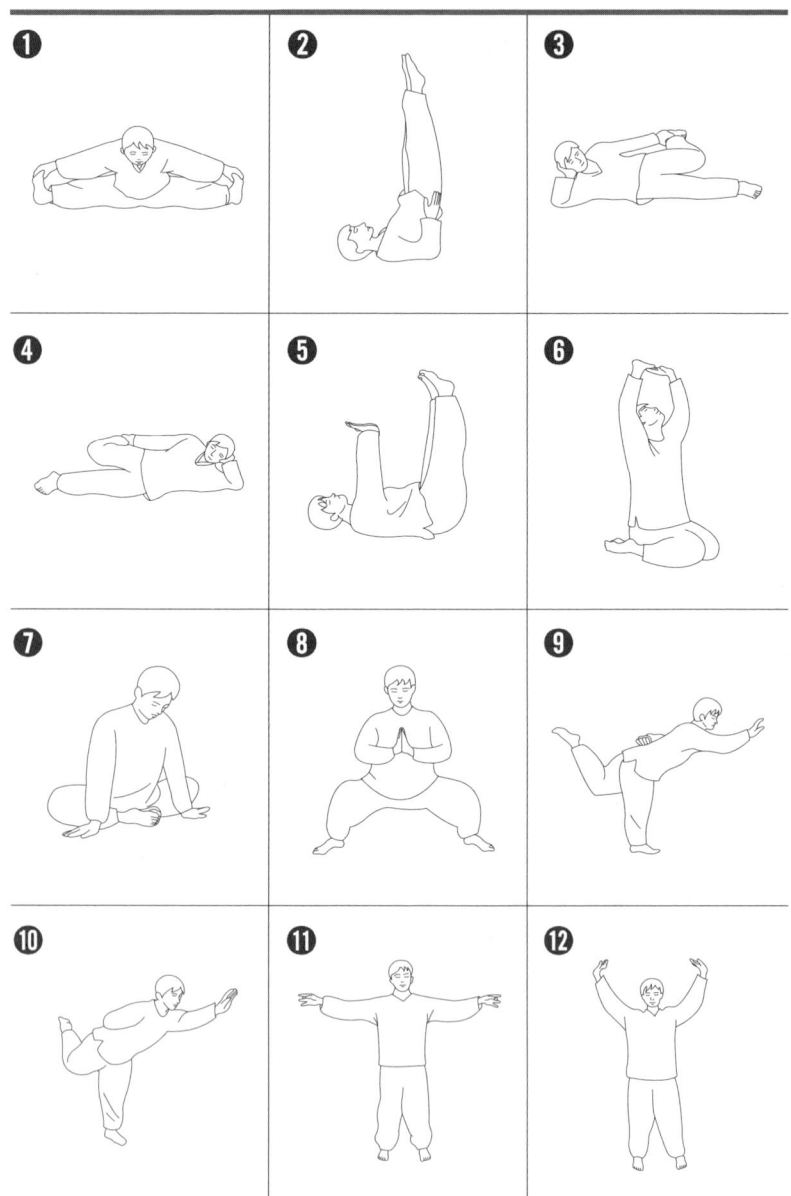

7. 육장육부 수련법

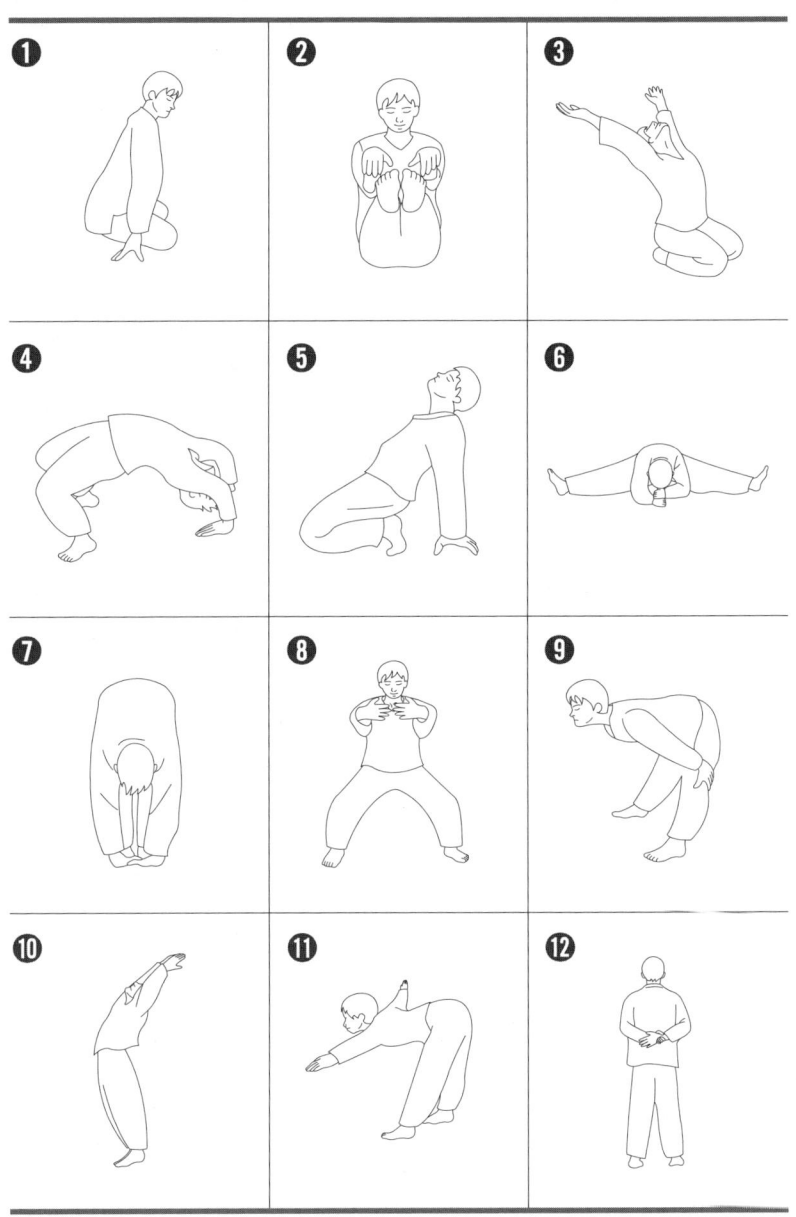

8. 항문호흡 수련법

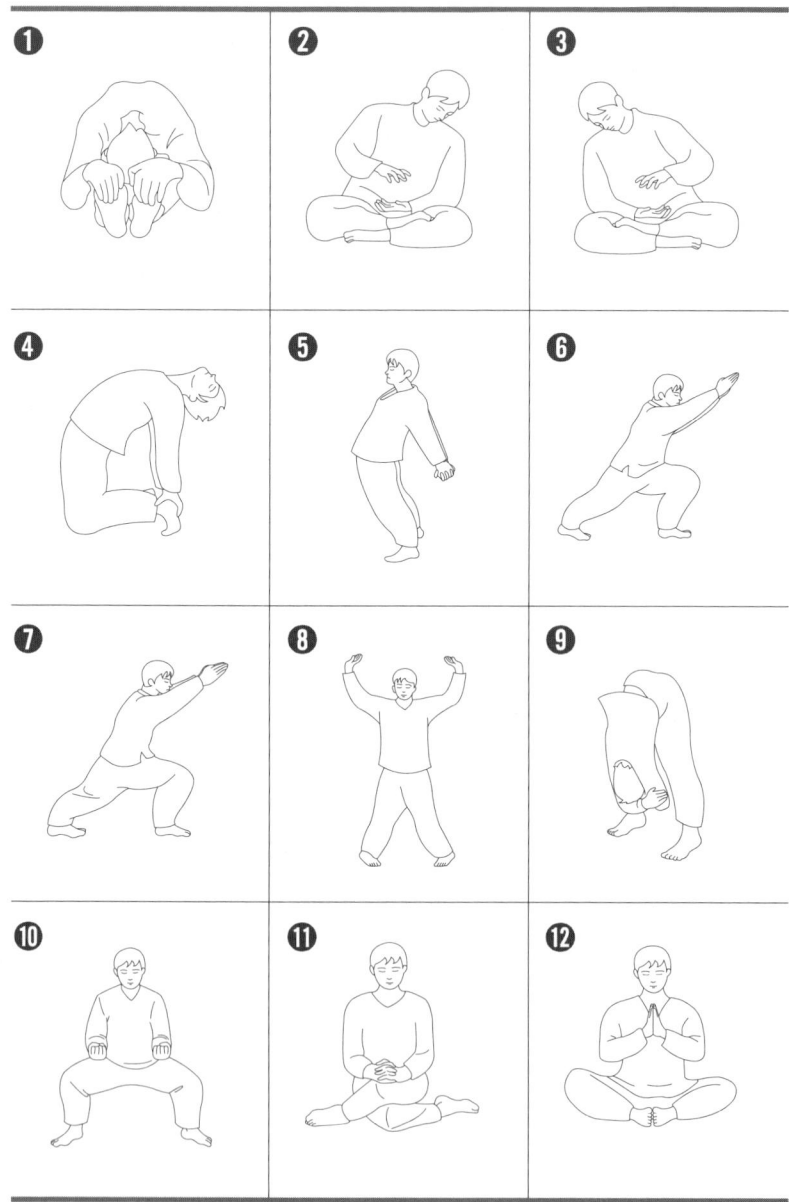

9. 명문호흡 수련법

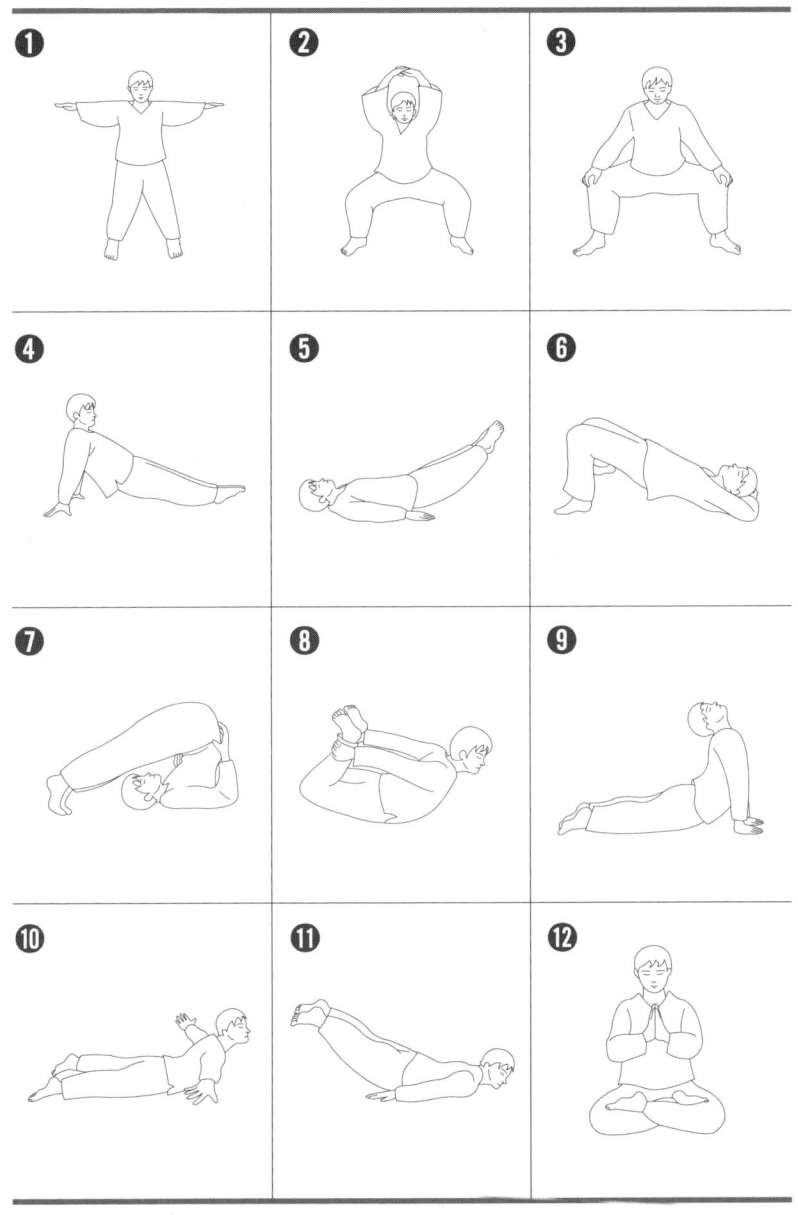

Chapter 11

정리운동

정리운동은 말 그대로 몸 전체를 고르게하고, 부드럽고 화
(和)하게 하여 건강을 증진해주는 운동이다.

수련을 마치고 나면 마지막으로 정리운동을 통하여 마무리
를 한다.

11. 정리운동

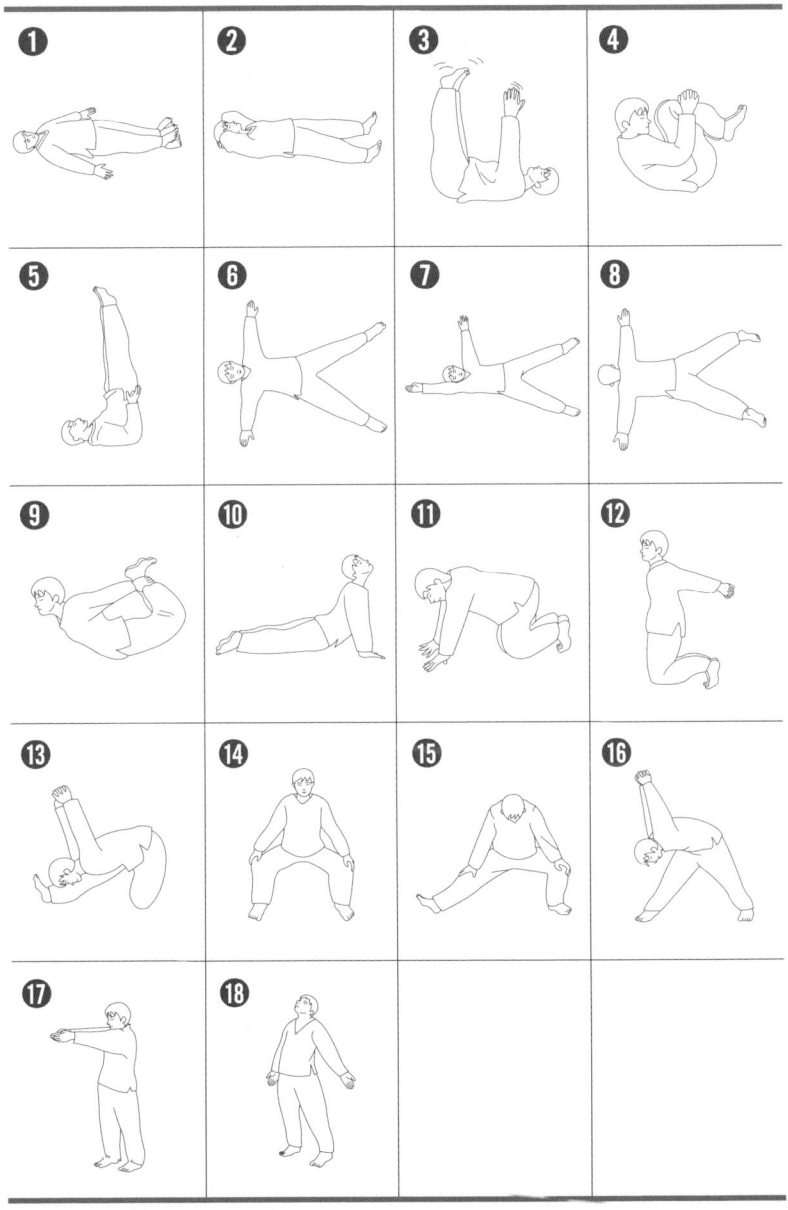

자 세	설 명
❶	• 편안히 누워서 기지개를 힘껏 켜 준다. • 양발을 자연스럽게 흔들면서 서 로 부딪쳐 준다.
❷	• 양손을 머리 뒤로 하여 깍지를 끼고, 상체를 좌우로 힘껏 흔들 어 준다. • 상체를 들어 왼쪽 팔꿈치를 오른 쪽 바닥에 닿게 한다(좌우 반복).

자 세	설 명
❸	• 손과 발을 들어 흔들어 준다. • 손목과 발목을 동시에 돌려준다 (좌우로). • 손가락과 발가락을 힘껏 쥐었다 폈다 한다. • 다시 흔들어 준다.
❹	양손으로 무릎을 감싸 잡고, 척추 마디 마디를 자극하며 힘껏 앞뒤로 구른다.

자 세	설 명
❺	• 양손으로 허리를 받치고 양발가락이 머리 뒤 바닥에 한번씩 닿도록 교대로 올렸다 내렸다 반복한다. • 양발을 좌우 교차로 벌려준다. • 자전거 타기를 한다. • 다시 머리 뒤로 양발가락이 닿게 한다. • 편안히 숨을 고른다.
❻	• 양발을 최대한 벌리고, 양손은 180°가 되도록 일자로 벌린다. • 왼발이 오른손에 닿도록 하고, 시선은 왼손 끝에 둔다. • 반대로 오른발이 왼손에 닿도록 하고 시선은 반대로 한다.

자 세	설 명
❼ 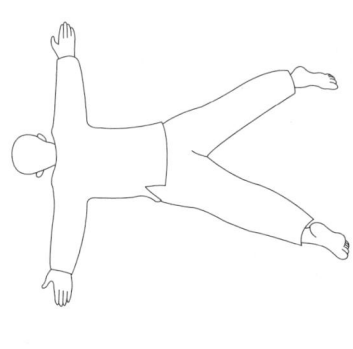	• 양발을 최대한 넓게 벌리고, 오른손은 머리 위로 하여 왼손과 90°가 되도록 한다. • 왼손을 들어 오른쪽 바닥에 가슴이 닿도록 하고, 양발은 바닥에서 떨어지지 않도록 주의 하며, 시선은 높이 든 왼손 끝에 두고 움직임을 따라간다. • 반대로 한다.
❽	• 큰 대(大)자로 엎드린 후, 배가 바닥에 닿도록 하여 왼발이 오른손에 닿도록 한다. 시선은 왼손 끝에 둔다. • 반대로 한다.

자 세	설 명
❾	• 배가 바닥에 닿도록 누워서 양손으로 발목을 잡고 앞뒤로 흔든다. • 좌우로 뒹군다.
❿	• 양발을 가지런히 붙이고 양손은 어깨너비로 벌려 바닥을 짚으며, 상체를 최대한 들어올려 배꼽 아래부분이 바닥에 닿도록 한다. • 상체를 좌우로 틀어올리며 하늘을 본다.

자 세	설 명
⑪	양무릎과 양손가락은 바닥을 짚고, 배가 바닥에 닿지 않도록 해서 원 운동을 3-5회 한다. 이 때, 허리 부분과 배 부분이 원을 크게 만들 도록 한다.
⑫	• 양무릎은 어깨너비로 벌리며, 발 가락을 꺾어 세운 후, 양손은 뒤 로 하여 깍지를 끼고, 좌우로 상 체를 흔들어 준다. • 깍지를 풀고 자연스럽게 좌우로 흔들어 준다. • 양손으로 발뒤꿈치를 잡고 가슴 을 활짝 펴서 상체를 최대한 뒤 로 숙인다.

자 세	설 명
❸	• 왼발을 왼쪽으로 쭉 뻗고 오른발과 90°가 되도록 하며, 양손은 뒤로 깍지를 끼어 상체를 왼발쪽으로 힘껏 숙이고, 깍지를 낀 양손을 힘껏 들어 올려 좌우로 흔들어 준다. • 반대로 한다.
❹	• 기마자세로 서서 양손은 무릎을 짚고, 몸 전체를 좌우로 흔들어 준다. • 상체를 좌우로 힘껏 틀어준다.

자 세	설 명
⓯	• 쭉 뻗은 왼발 무릎을 짚고 눌러서 펴준다. • 반대로 한다.
⓰	• 양발을 넓게 벌리고, 상체는 왼쪽으로 숙이며, 양손을 깍지낀 채로 좌우로 높이 쳐든다. • 앞으로 상체를 숙여 팔을 좌우로 흔든다. • 상체를 바로 세우고 서서 좌우로 흔든다. • 깍지를 풀고 양손을 자연스럽게 좌우로 흔들어 준다.

자 세	설 명
⑰	• 양발을 어깨너비로 벌리고 서서 양손가락을 서로 마주하여 힘껏 좌우로 동시에 벌렸다 붙였다를 5회 정도 반복한다. • 엄지손가락을 붙이고 하고, 손등을 붙이고 하고, 새끼손가락을 붙이고 한다. • 엄지손가락을 중부혈에 대고 좌우로 엇갈려 가슴을 펴준다. 양손을 쭉 뻗어 힘껏 돌려준다(반대로). • 목을 좌우로 자연스럽게 돌려준다.
⑱	편안한 자세로 서서 심호흡을 3~5회 정도 자연스럽게 하면서 마무리한다.

맺음말

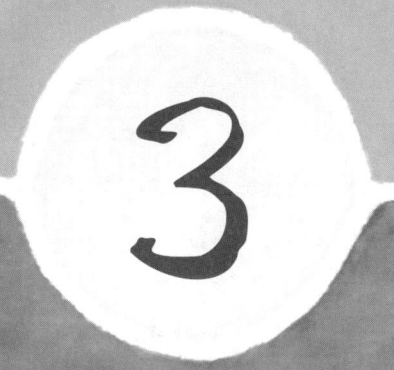

3

사람은 죽어서
어디로 돌아 갈까.

육신과 혼불이 분리된,
우리의 목숨(숨=호흡)이 숨어 있는
영혼으로 돌아 간다.

태식호흡은, 영혼의 숨결이다

우리가 지금 이 순간에, 무엇을 가장 바라고 원하는 걸까.
그것은 다름아닌 건강이요, 행복이요, 평화다. 그렇다면 지
금 이 순간에 어떤 모습으로 살아 있어야 하는 걸까.
젖먹이 아이들의 잠자는 모습을 보라.
얼마나 편안하고... 얼마나 행복하고... 얼마나 아름다운지
를... 젖먹이 아이들은 누구나 다 태식호흡을 하고 있기 때
문이다. 영혼의 숨결을 느끼고 있기 때문이다.
누구나 다 태식호흡에 이르고 보면, 건강과 행복과 평화가
찾아온다.

태식호흡은 평화요 행복이다.
태식호흡은 우리들 영혼의 숨결이다.
태식호흡은 우리들 영혼을 빛나게 한다.
태식호흡은 우리들 영혼을 보다더 밝고 아름답게 가꾸어 준

다.

태식호흡이란 어머니 뱃속에서의 호흡이요, 젖먹이 아이들의 호흡이다.

젖먹이 아이들의 숨속엔 태아 호흡이 살아 있다. 때문에 태식호흡은 우리들 영혼의 숨결이다.

태아들은, 영혼이 주인이다. 때문에 영혼의 숨결로 새몸을 새롭게 만들어 간다. 그래서 태아호흡인 태식호흡은, 영혼의 숨결이다. 태아숨으로 돌아가면, 영혼이 빛나고, 아름다운 인생이 된다. 태아들은 코와 폐와 오장육부가 없다. 때문에 영혼의 숨결로 새로운 인생을 살아간다. 그래서 태아들에게는, 태아교육인 태교(胎敎)가 절실히 필요하다. 태중에서의 태교가 일생을 좌우하기 때문이다.

우리들 숨과 우리들 목숨과 우리들 영혼은, 하나다.

우리들 숨이 곧, 영혼이다.

태식호흡이 곧, 영혼의 숨결이다. 태식호흡이 곧, 영혼을 빛나게 한다. 우리의 숨속에는 우리의 목숨과 영혼이 숨어있고, 우리의 목숨속에는 우리의 숨과 영혼이 숨어있으며, 우리의 영혼속에는 우리의 숨과 목숨이 숨어있다. 태식호흡인 애기숨으로 돌아가면 평화가 찾아온다. 애기숨을 닮고 배우면 행복해진다. 태식호흡은 영원하다. 들숨과 날숨으로 영원히 숨쉰다. 숨의 숨음(=죽음)과 숨의 목숨(삶)으로 영원하다. 영혼의 숨결을 따라서 영원히 살아 숨쉰다.

태식호흡을 통하여 영문을 열게 되면, 목숨은 죽음으로, 죽음은 목숨으로, 생(生)은 사(死)로, 사(死)는 생(生)으로, 영식(靈識)은 영혼(靈魂)으로, 영혼은 영식으로 돌고 돌며, 영원히 살게 된다.

육신이 살아 숨쉬는 목숨으로, 혹은 육신이 없는 영혼으로 돌고 돌며, 영원히 살아간다. 영생(永生)을 하는 것이다.

우리들 영혼의 근본씨앗은 변함이 없고, 오직 몸과 환경만 바뀔 뿐이다.

전생의 나와 금생의 나와 내생의 나는, 하나의 영혼이다. 얼굴의 모양과 남여의 성별과 부모와 살아가는 환경만 바뀔 뿐, 영원히 살게 된다.

그래서 전생의 내 삶은 금생의 내 모습이요, 금생의 내 삶은, 다음생의 내 모습을 만드는 것이다.

때문에 죽음이란 새로운 삶의 시작이요, 삶이란 새로운 나를 개척하고 창조하는 것이다.

오직 영적 향상과 영적 진급을 위해서 우리의 영혼을 잘 가꾸며 살아간다면, 누구나 다 건강하고 지혜롭고 행복하게 잘 살 수 있다.

우리는 칠정(七情)의 감정을 따라, 기뻐하기도 하고, 슬퍼하기도 하고, 화를 내기도 하고, 즐거워하기도 하고, 사랑하기도 하고, 미워하기도 하고, 짜증을 내기도 하면서 영원히 살아간다.

우리는 흥망성쇠를 따라 잘 살기도 하고, 망하기도 하고, 성공하기도 하고, 타락하기도 하면서 영원히 살아간다.

우리는 생로병사를 따라 사람으로 또다시 태어나, 병들어 늙기도 하고 또다시 죽음을 맞이하기도 하면서 영원히 살아간다.
우리는 풍운우로상설과 춘하추동의 변화를 따라 진급도 하고, 강급도 하고, 은인을 만나기도 하고, 원수를 만나기도 하면서 아옹다옹 오손도손 영원히 살아간다.

우리는 해와 달과 별들과 세상만물과 더불어 함께 숨쉬며 영원히 살아간다. 밝음의 빛을 따라, 어둠의 빛을 따라 밤과 낮을 따라, 하루하루를 살아간다. 영원히 살아간다.

순간속에 영생이 있고, 영생속에 영혼이 숨쉰다.
순간속에서 영생을 살고, 순간속에서 영혼의 숨결을 느껴라. 순간이 영생이요, 영생이 순간이다. 순간과 영생은 하나다. 영혼이 목숨이요, 목숨이 영혼이다. 목숨과 영혼은 하나다. 순간과 영생이 함께 살아간다. 목숨과 영혼이 함께 숨쉰다. 영생은 씨줄로, 순간은 날줄로, 서로서로 하나되어, 인생이 되고, 영생이 된다. 영원히 살아간다.
지각이 열린, 깨어있는 사람들은 영생을 알기 때문에, 영생을 위해서 살아간다. 우주의 변화와 자연환경을 따라서 진급의 길을 간다. 순간속에서 영생을 사는 것이다. 생(生)함도 없고 멸(滅)함도 없는 불생불멸(不生不滅)의 삶을 사는 것이다. 지각이 열린 사람들은 생사(生死)를 초월하는 것이다. 생사초월의 삶을 사는 것이다.

생사(生死)가 둘이 아니요, 생(태어남)은 사(죽음)로, 사는 생으로, 끊임없이 돌고 돌며(生死去來=생사거래), 영원히 살아간다. 태어났으되 태어난 바 없고, 죽었으되 죽은 바가 없으며, 오직 숨을 쉬었다 멈추었다 할 뿐이다. 오고(來) 감이(去) 오직 영혼으로 왔다 갔다 할 뿐이다. 참 나는 생과 사를 변화로 알고, 오직 참 나를 아름답게 가꿀 뿐이다.
와도(來) 그 일이요, 가도(去) 그 일이요, 오매(來) 온(來) 바가 없고, 가매(去) 간(去) 바가 없이, 오직 참 나를 빛나게 닦을 뿐이다. 오직 참 나로 살 뿐이다. 참 나는 영혼으로, 영혼은 참 나로, 영원히 살아간다. 참 나는 참 삶으로, 참 삶은 참 나로, 영생(永生)을 한다.

참 나는 살아있음으로 영원하다. 참 나는 산소요, 생명이요, 목숨이요, 영혼이다. 산소가 없으면 나도 없고, 생도 없고, 사도 없고, 영혼도 없다. 숨은 산소로, 산소는 숨으로, 숨은 목숨으로, 목숨은 영혼으로, 돌고 돌며 영원하다. 산소는 생명으로, 생명은 목숨으로, 목숨은 영혼으로, 영원하다.

영혼이 나의 씨앗이라면, 태식호흡은 영혼의 숨결이요, 산소가 나의 목숨이라면, 태식호흡은 우주의 숨결이다. 태아의 숨(태식호흡)은, 이 세상에서 가장 아름다운 생명이다. 태아의 목숨은, 이 세상에서 가장 빛나는 영혼이다. 태아의 영혼은, 이 세상에서 가장 깨끗한 참 나다. 참 나는 태식호흡으로 아름답게 빛난다. 참 나는 태식호흡으로 영원히 빛난다.

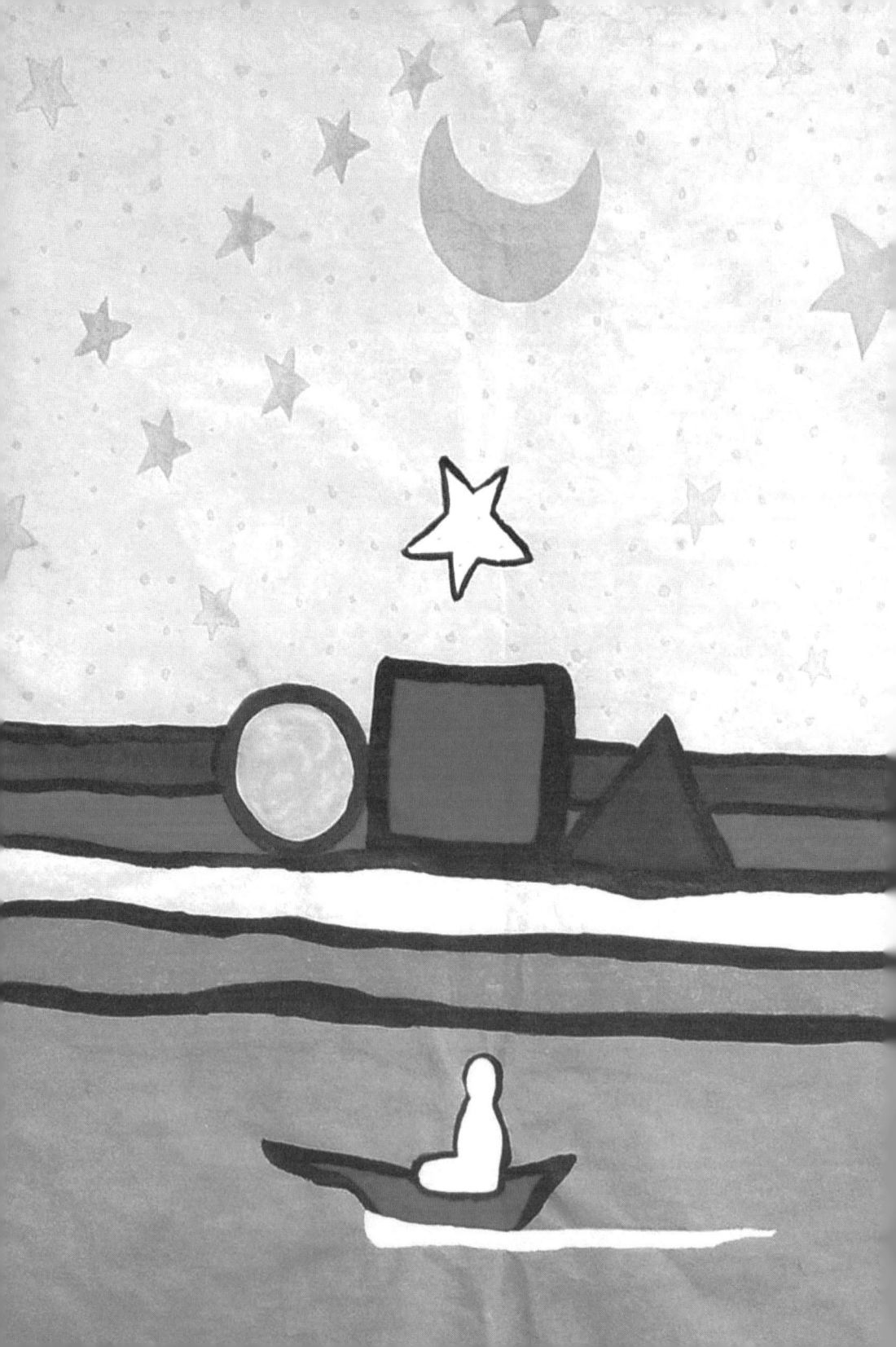